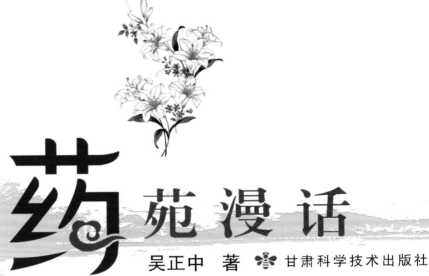

药苑漫话

吴正中 著  甘肃科学技术出版社

图书在版编目（CIP）数据

　　药苑漫话 / 吴正中著． -- 兰州 ：甘肃科学技术出
版社，2015.8（2021.8 重印）
　　ISBN 978-7-5424-2223-1

　　Ⅰ.①药… Ⅱ.①吴… Ⅲ.①中国医药学 — 普及读物
Ⅳ.①R2-49

　　中国版本图书馆CIP数据核字（2015）第181038号

药苑漫话

吴正中　著

责任编辑　马婧怡　左文绚
封面设计　徐晋林

出　版　甘肃科学技术出版社
社　址　兰州市读者大道568号　730030
网　址　www.gskejipress.com
电　话　0931-8125130（编辑部）　0931-8773237（发行部）
京东官方旗舰店　https://mall.jd.com/index-655807.html

发　行　甘肃科学技术出版社　　　印　刷　三河市华东印刷有限公司
开　本　787毫米×1042毫米 1/16　印　张　17　插　页　5　字　数　268千
版　次　2015年11月第1版
印　次　2021年8月第2次印刷
印　数　3151~3900
书　号　ISBN 978-7-5424-2223-1　定　价　98.00元

出版工作统筹委员会

编辑人员

序

得知吴正中老先生《药苑漫话》付梓，不胜欣喜。受托写序，倍感荣幸和激动。吴老为我辈的老师，治学严谨，授业不倦，为人谦和诚恳，耄耋之年仍伏案著作，一生为我辈之榜样。

吴老的文章行如流水，娓娓而谈，虽然引经据典，也不觉得滞涩；有插图、有故事，深入浅出，且不失真知灼见。譬如《趣谈何首乌》一文，叙及何首乌名称、性味、功效，其间所引传说、故事、医案，无不引人入胜，最后连何首乌的栽种办法都交代得颇为仔细。

全书叙及近20种中药或药用植物，丰富有趣的内容和流畅的讲述把本来枯燥的药学知识变得生动、有趣，读起来津津有味。甘肃是中药大省，具有深厚的中医药文化底蕴，吴老对部分中药的考证立足于有"千年药乡"之称的甘肃陇南，有理有据，很有研究价值。此外，对于文中涉及但未及充分展开的内容，作者在文末做了详尽的注释以作补充。全书兼顾文学性、趣味性、学术性、知识性，吴老的学识和文字功底由此可见一斑。

一直以来，市面上关于中药专业知识的书籍主要是两种，一是古代文献，都用文言文写成，如若阅读，需经研究者用现代汉语转述或者经过一定的语言训练；二是现代学术论著，术语多、专业性强，对一般读者而言阅读难度较大。目前，针对普通读者或者中医爱好者的中药科普类书籍仍然非常有限，也有的由于过分追求市场而忽视了知识的专业性和科学性，粗制滥造者亦不

1

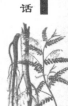

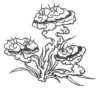

在少数。《药苑漫话》是一个平衡专业性和可读性的很好尝试，即使对于从事中药学术研究的人，也能从作者的叙述中得到很多启发。

　　希望越来越多像《药苑漫话》这样"文以载药"的书能够出现，以生动的语言和丰富的内容，助推中医药文化知识的传播，给读者以知识，给后学以启迪。

　　　　　　　甘肃中医药大学副校长
　　　　　　　甘肃中医药大学附属医院院长

2014 年 9 月 20 日

自　序

承蒙厚爱，感念不已。在酷爱中医药学并身体力行的甘肃省卫计委主任、党组书记刘维忠的热情关怀下；在甘肃省中医药管理局甘君培尚局长与崔君庆荣副局长的积极策划和运作下；在甘肃中医药大学李君金田校长和史君正刚副校长的鼎力支持下；我的两本著作将要由甘肃科学技术出版社出版。对此，我在病榻上除向支持出版的诸领导表示一个八十二岁老人的诚挚感谢外，还想说一些有关的话：

出版上述书籍是甘君培尚多年的心愿，荣任局长后一直惦念不已；为官一任，造福一方，他是想让更多的中医药后学从中受益。就出版社而言，秉承二十世纪老一代出版家张元济先生心愿，原甘肃人民出版社郭耀中、王季瑜二君，对《中药学》一书都颇为关爱，从设计到出版，煞费苦心，尤其是王君。在恩师尚坦之先生罹病后，我接受大任，从体例到内容，在原书 17 万字的基础上，拓展为 44.6 万字，整整一年时间，足不出户，废寝忘食，协编者石长拴君亦出力不少。出书之日，恩师点头发话，要将我擢升为主编。此书之特点显著，尤以"释名"、"按语"诸项为最，画龙点睛，引人入胜；其中"化学成分"、"药理作用"两项，使其实用性更强，被广大中医药学人员当作工具书。此书共收药 374 种，恰为明代伟大的中医药学家李时珍《本草纲目》较蓝本宋·《证类本草》的药物增加之数。笔者考古证今，发时珍之所未发，扬《纲目》之所未扬，如对"火麻仁"一名称之考证等，对"本草学"

1

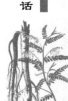

药苑漫话

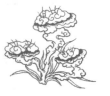

多有贡献。爱生甘君培尚，慧眼识书，每每谈起，赞不绝口，现在终于如愿以偿。由于影响所及，此《中药学》随后收载于《甘肃省志·第六十七卷·医药卫生志》中，兹将原文载录如下：

三、《中药学》

该书系甘肃省西医学习中医的教材。全书分总论与各论两大部分，总论概括地阐明了中药的性能、用法与炮制。各论分18章，共收载常用中草药374味。编写体例采取对古典医著的条目进行新的归类，临床各科则求"以证为主，以证带病，病中辨证，病症结合"的方法。

作者：尚坦之（1919—1980年），河北省三河市人，曾任甘肃省中医院中医师、甘肃省新医药学研究所主任中医师。

吴正中，甘肃省靖远县人，1933年生，1958年毕业于兰州大学中文系，1973年在甘肃省新医药学研究所从事中草药研究工作。

第二本书《药苑漫话》，缘于原甘肃人民出版社的胡亚权先生。胡先生目中有人，看上我的文化功底、欣赏我的文笔，邀我写一本40余万字较为厚重的中药科普著作。后来由于胡君工作变动，改任《读者文摘》杂志编辑，原约稿出书之事随之搁浅；于是，我将文稿与插图等资料全部抽回，迳寄给在北京西苑医院进修的挚友李振英先生，请他代送中国科学普及出版社审阅。天无绝人之路，西方不亮东方亮；该出版社的编辑罗羽东先生，慧眼识文，阅后大为赞赏，来信敦促我速交馀稿以便尽快出版。《畅销书要览》一书中，兹将原文载录如下：

药苑漫话

吴正中　著

【内容摘要】本书是一部介绍中药知识的科普著作。详细介绍了款冬花、何首乌、党参、当归、银杏、冬虫夏草、天麻、杏子、西瓜、冬果梨、啤酒花、马齿苋、食醋等近20种中药、药用食物的性味、功效及其临床价值，尤注重古今本草的考证，使读者知其来龙去脉，是非真伪。文中穿插有许多富有情趣的传说、典故、医案和医话，文以载药，药以敷文，生动活泼、引人入胜。

【作者简介】吴正中，男，56岁，甘肃中医学院医古文副教授，张仲景国医大学名誉教授。从事医古文教学，古代汉语、文字学、民间文学，中医学研究工作。著作有：《中药学》、《药苑漫话》、《医古文注译解析》3本书。发表有关古代汉语、文字学等方面论文及散文、游记、杂文、人物传记20多篇。

李金田先生和戴恩来先生主编之《甘肃中医药文化》一书由甘肃科学技术出版社出版发行；其第七章以"药苑漫话，人文昭彰"为标题，专章对《药苑漫话》进行了洋洋洒洒万言的长篇点评，篇首高度评价其"借水行舟，以文说药"的行文模式，并称作者是"当代医古文和中药学专家"。感谢李、戴二君的厚爱，布衣自知盛名之下，其实难副。

我，一生看重文化，对于中医药学之药学犹然。暮年以来，若伏枥老骥，仍壮心不已，志在千里。然，淡泊明志，宁静致远，沉下心来，静下心来，决心在上述两书之基础上，再写一本更为精到的中药科普书，名曰《走近神奇的中药王国》，让世人用放大镜审视神奇奥妙的中药。因为工程浩大，时间又不等人，从2011年开始，与甘肃中医药大学附属医院之杨锡仓先生、吴志成先生、张兆芳先生于每周二、四晚间一起切磋琢磨，探赜（zé）索隐，钩深致远，发古证今；截至今日已完稿22万言；赖时代进步，科技创新，其中许多中药系编著者实地拍摄，色彩精美，逼真生动，使本书具有图文并茂、引人入胜之特点。"立德、立功、立言"，古人谓之"人生三立"；天下文章大事情，马虎不得，谈何容易？主任中药师杨锡仓君，是一位大材，栋梁之材，他的学养是那样深厚、他的知识是那样渊博、他的文笔是那样讲究、他的治学态度是那样一丝不苟，真正是一位有真才实学的主任中药师。孔子曰："三人行，必有我师焉，择其善者而从之，其不善者而改之。"编著者四人之间相互取长补短，为是书成功之关键。斯书一出，必当令读者耳目一新，国药之神奇奥妙可窥见一斑。

甘肃，本华夏文化之发祥地、丝绸之路之要塞，岐黄文化底蕴深而且厚，陇南又是举世闻名的"千年药乡"；该书冠名用"中药王国"一词寓意深远。

药苑漫话

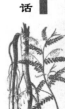

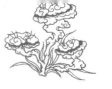

今蒙省卫计委、省中医药局、甘肃中医药大学领导之关爱，在我有生之年推出以上三书，感慨良多，在此致敬！再三致谢！书成之日，对于为本书写了一篇很好的《再版序》的李应东先生、录文插图、再版校订以及责任编辑杨锡仓、韩静、左文绚诸君亦尤再一致谢！

吴正中

2014 年 6 月 16 日于甘肃中医药大学稼穑斋

前　言

中国是中医药学的发祥地，古今医药学典籍，浩如烟海，无穷无尽，历代本草，古自《神农本草经》，今至《中华人民共和国药典》，已蔚为大观，读其什一，则有"如入金谷之园，种色夺目；如登龙君之宫，宝藏悉陈"之感。其间李时珍之《本草纲目》，集古代药学之大成，且文字简洁优美，读之朗朗上口，记之铭铭于心。

笔者于学习并赞叹之余，决心"勤求古训，博采众方"，试撰此《药苑漫话》。通过一些富有情趣的神话、传说、故事，对中药名称、性味、功效诸方面均作一一探究，同时褒扬历代杰出的医药学家的岐黄业绩，俾使广大读者开阔视野，于增进健康之际，学习中草药知识。于是在讲求科学性、知识性之同时，亦留意于趣味性，不致使读者味同嚼蜡，昏昏欲睡。但绝不因此而忽视其学术价值，尤注重于古今本草之考证，民间灼见之收录，以期药界同仁，知其来龙去脉，是非真伪。

值本书出版之际，对责任编辑左文绚、录文插图者杨锡仓、出版校订者韩静诸君表示感谢。并对绘制动植物插图的曹宗钧、制作药苑插图的谷月、缮写文稿的马琳茹、脱承德、金之群、姜文熙、曲红诸君，一一表示诚挚的感谢。

作者　于甘肃中医药大学

2015 年 6 月

目　录

赞李时珍精神
　　——从红藤编草鞋的故事谈起 ……………………… 1
话说"文"与"远"之关系
　　——从李时珍及其著作《本草纲目》谈起 ………… 10
冬花礼赞 ………………………………………………… 18
我爱合欢花 ……………………………………………… 23
趣谈何首乌 ……………………………………………… 33
说古道今话党参 ………………………………………… 49
"当归之乡"话当归 …………………………………… 62
"杏林佳话"说杏子 …………………………………… 77
"瓜果之城"说西瓜 …………………………………… 97
"瓜果之城"颂冬果 …………………………………… 107
"银杏之国"赞银杏 …………………………………… 123
"逢人说项"马齿苋 …………………………………… 133
南国红豆最相思 ………………………………………… 139
有草名含羞，人岂能无耻？ …………………………… 144
啤酒花香飘万里 ………………………………………… 149
薇菜不"微"名天下 …………………………………… 163

药苑漫话

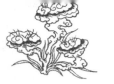

臭椿不"臭"用途广 ……………………………………………… 174

奇特的生物

　　——冬虫夏草 …………………………………………… 183

艰难困苦　玉汝于成

　　——天麻漫话 …………………………………………… 189

漫谈食醋和她的神通妙用 ………………………………… 217

附录

　（1）一枝红杏出墙来

　　　——评介《药苑漫话》 …………………………… 239

　（2）杏林吐芳发新枝

　　　——《药苑漫话》简介 …………………………… 242

　（3）一篇欣赏科学的好辞

　　　——《我爱合欢花》赏析 ………………………… 244

　（4）药苑漫话　人文昭彰 …………………………… 248

赞李时珍精神

——从红藤编草鞋的故事谈起

英国大哲学家弗兰西斯·培根（Francis Bacon，1561—1626 年）说："史鉴使人明智，诗歌使人灵秀，数学使人周密，博物使人深沉，伦理之学使人庄重，逻辑与修辞使人善辩。"这一段至理名言说得多精辟！它揭示了学习各种学科的重要意义，举凡历史、诗歌、数学、博物（包括动物、植物、矿物）、伦理、逻辑与修辞，对人一生的成就无不具有极其重大的影响，对于"以古为镜，可以知兴替"的历史来说，尤其不可低估与忽视。笔者早年学文，重视文学史的学习，学习了中国现代文学史，了解了鲁迅（1881—1936年）在中国现代文学史上的非凡地位；后来借文学药，又特别注重药学史的学习，学习了中国药学史，认识了李时珍（1518—1593 年）在中国药学史上的杰出贡献。

自从学药之后，十多年来，常常想看一下鲁迅先生对祖国医药学——尤其是李时珍及其著作《本草纲目》——的评论，于是乎在读《鲁迅全集》之时，便特意留心于此方面的文字，稍有所得，即欣喜若狂。记得一些好心的朋友曾说：鲁迅幼年时因父病而常常去当铺变卖衣物、首饰等买中药，几乎倾家荡产而终莫救，于是对中医药抱有很大的偏见。难道真的是这样吗？非也！伟大的文学家、思想家和革命家鲁迅先生，对于那些眼高手低，志大才疏，夸夸其谈，不学无术的庸医，确实是极尽辛辣嘲讽之能事，如在《呐喊》自序中说的："……再到一样高的柜台上给我久病的父亲去买药。回家之后，又须忙别的事了，因为开方的医生是最有名的，以此所用的药引也奇特：冬

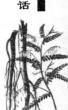

药苑漫话

1

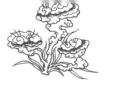

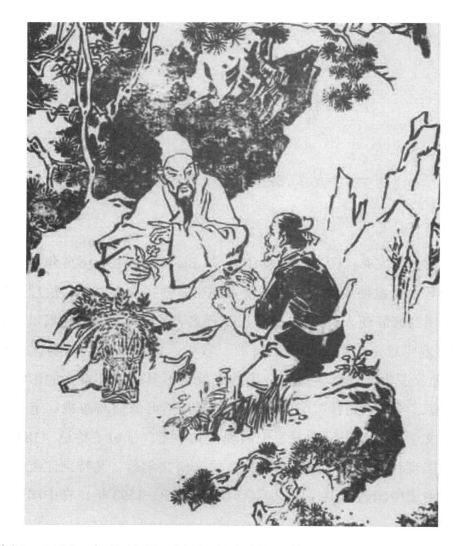

天的芦根，经霜三年的甘蔗，蟋蟀要原对的，结子的平地木，……多不是容易办到的东西。……""我还记得先前的医生的议论和方药，和现在所知道的比较起来，便渐渐悟得中医不过是一种有意的或无意的骗子，同时又唤起了对于被骗的病人和他的家族的同情；而且从译出的历史上，又知道了日本维新是大半发端于西方医学的事实。"但是对于李时珍及其鸿篇巨制，这位独具慧眼的伟人却是给了高度的评价的。

1933年6月12日，正当百花竞妍，万木葱茏之长夏，各种中草药生长的旺季，弃医从文的鲁迅先生，在他的《经验》（见《南腔北调集》）一文中写道："古人所传授下来的经验，有些实在是极可宝贵的，因为它曾经费去许多牺牲，而留给后人很大的益处。""偶然翻翻《本草纲目》，不禁想起了这一点。这一部书，是很普通的书，但里面却含有丰富的宝藏。……"

这一部"含有丰富的宝藏"的书，字里行间，渗透着的、充满着的，无不是李时珍精神。管中窥豹，单从该书草部第十八卷所收载的"省藤"一药，就可略见一斑。

省藤，又名赤藤、红藤、血藤、大血藤、大活血、活血藤。为大血藤科（木通科）大血藤属植物大血藤 [*Sargentodoxa cuneata*（Oliv.）Rehd.et Wils.]。

据李时珍考证，此药最早收载于唐开元年间陈藏器之《本草拾遗》（公

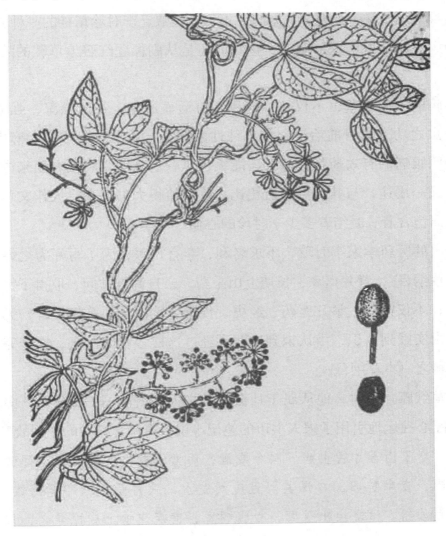

药苑漫话

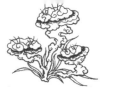

元 739 年。下同）一书，距今已有一千二百多年之历史。可是，在今日南京药学院编著的《药材学》一书中，却把最早之本草记载，安在宋仁宗嘉祐七年（1062 年）苏颂编纂的《图经本草》一书头上①；而中国医学科学院药物研究所等六家编著的《中药志》，成都中医学院主编的《常用中药学》，以及南京药学院新编的《中草药学》等三书，却均把最早之本草记载，冠在清初吴其濬（1789—1847 年）之《植物名实图考》一书头上②。辗转相抄，以讹承讹，不仅张冠李戴，而且，前者向后推迟了三百二十多年，后者向后推迟了一千一百余年。这样一来，把我们祖先远在盛唐年间就对人类作出贡献的科研成果，一下子推迟了数百年或一千余年。

这难道仅仅是一个时间问题吗？不！这是缺乏李时珍精神的一种表现。

为了更好地说明这一问题，让我们还是从副标题红藤编草鞋的故事谈起吧！

红藤的木质藤茎，不仅可供药用，有活血通经，祛风除湿，强筋健骨，利尿杀虫之功，为目前治疗急性单纯性阑尾炎，风湿关节疼痛、麻木拘挛，妇女经闭腹痛的有效药物，而且还能编织草鞋。从综合利用方面来讲，这是红藤的又一用途，与其药用价值相比，并不值得大书特书、大作文章，但须知这里面饱含着、凝结着多少李时珍的心血！

杰出的医药学家李时珍，不求名利，弃官行医，为了写好为之终生奋斗的《本草纲目》，背井离乡，长期上山采药，亲自调查访问，取得了大量第一手资料；不仅如此，举凡医药、经史、传奇、笔记，凡有相关者，无不仔细研读。由实践到认识，由认识到实践，经过这样多次的反复，终于完成了跨多种学科之《本草纲目》。

在写红藤一药时，他从属于社会科学之人文科学——文学——中得到了启发，匠心独运地引用了宋人洪迈的笔记小说《夷坚志》中的一则故事：

> 赵子山苦寸白虫病。医令戒酒，而素性耽之。一日寓居邵武天
> 王寺，夜半醉归，口渴甚。见庑间瓮水，映月莹然，即连酌饮之，
> 其甘如饴。迨晓虫出盈席，心腹顿宽，宿疾遂愈。皆惊异之，视所

饮水，乃寺仆织草履，浸红藤根水也。

寥寥数语，仅仅八十五字，就栩栩如生地勾画出一幅有血有肉的图像，将红藤之驱虫效果写到了拍案叫绝的地步，实在是一则极妙的医话。洪迈写得好，李时珍引得好，《本草纲目》中之红藤一药，经这则短小精悍的故事的插曲，如春兰秋菊，相得益彰，读者无不交口称誉。

李时珍并在其附方红藤治五淋涩痛中，以斩钉截铁般的语气注解道："赤藤，即做草鞋者。"

事过境迁，《本草纲目》（1590—1596年）问世已经三百八十多年了，在今天，有谁一个来证实李时珍的引证与红藤之间的关系确凿不移呢？更有谁一个来考证《本草纲目》与《药材学》及《中药志》《常用中药学》《中草药学》诸书中关于此药最早之本草记载的谁是谁非呢？

《本草纲目》固然是世界名著，而《药材学》与《中药志》等书均系有关院校、科研单位等专门教学、科研机构之编著，为今日教学、科研、临床、生产等部门重要用书及参考书，影响确实不小。在此种情况下，权衡这些古今巨著的孰是孰非，岂不是一场颇为难断的笔墨官司？

为了断好这场官司，笔者除查证了一些资料外，还曾去甘肃文、康二县，在教学、采集标本之余，对此专门进行了一番实地的调查研究，虽然仅仅是一得之功、一孔之见，但在澄清上述这一问题时，倒很值得，也有必要向读者作一介绍，借以赞赞杰出的医药学家李时珍。

文、康二县，地处陇南山区，气候温暖，雨量充足，山大沟深，森林茂密，为我国有名的药材产地之一。在和山区老乡相处的那些诗情画意般的日子里，我们从老药农、老草医那里，学到了许多从前见所未见、闻所未闻的知识、学问及红藤的故事，深深感到：力量在群众之中，智慧在群众之中，广大劳动人民群众真正是我们的好老师。

在红藤故乡，深山老林里的红藤，一架连一架，一株挨一株，这种落叶的大型木质藤本缠绕植物，有的可长达十余米，有的直径足有十厘米那么粗，把一株株树紧紧地缠住，正如打民歌的歌手们所唱的那样："进山看见藤缠

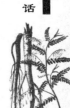

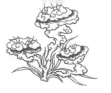

树，出山看见树缠藤，树死藤缠缠到死，藤死树缠死都缠。"真有点像难分难解的白头鸳鸯似的。或者蜿蜒而上，或者俯挂半空，或者悬崖吊壁，或者飞沟越涧，红藤藤，绿叶叶，黄花花，蓝果果，黑子子，真是神奇。圆柱形而扭曲的藤茎，深红色而稍带褐色，故有"红藤"、"赤藤"之名。山里人善用砍刀，飞快的砍刀一砍，流出一滴滴的红色液汁，像血液似的，这就是"大血藤"名称的来历。这时你看她横断面的放射状花纹，太好看了，活像九月间独傲秋霜的菊花瓣瓣，难怪浙江人称她为"红菊花心"。在这天然的大药库中，取之不尽，用之不竭的红藤，坚韧而美丽，为山区人民创造大量的社会财富提供了极为丰富的源泉。

在红藤故乡，我们亲眼见到用她的藤茎大量编织草鞋的铁一般事实，并饶有兴味地购得两双可脚的佳品，以作陇南之行的纪念。靠山吃山，勤劳勇敢而又心灵手巧的山区手工业者，大都是一些擅长编织的农民，从祖先们手里就学得了这门好手艺，代代相传，以至于今。他们将红藤之茎或根，砸烂水浸或沸水煮过，搓为绳索，经纬交错，编成草鞋，颜色通红，质地坚韧，耐穿耐用，且有常年见水不朽的优点。劳动人民的铁脚板，穿上红藤鞋，水里来，泥里去，上山不滑坡，蹚水不脱鞋，真是一种水陆两用的"宝贝鞋"，深受山区广大劳动者的欢迎，作为一种民间美术工艺品，亦别具一格。当地人民不仅用她编织草鞋，还用来拴牛，捆柴，其经济实惠远远为麻绳、棕绳及其他草绳所不及，与《本草拾遗》的作者陈藏器所讲的"皮赤，大如指，堪缚物"的记载不谋而合。他们亲切地称她为"红藤子"、"红赤葛"，并与之结下了不解之缘，手里提着红藤绳，脚下穿着红藤鞋。红藤，红藤，她成了山区劳动人民的亲密朋友。

至于作为药用之红藤，其驱虫效果，早已为临床经验所证实，各地医家屡试屡效，百验百应，古今文献多有记载，此处就不再赘述。而浸红藤之水，味微涩而甜，作为"日夕倒载归，酩酊无所知"（《晋书·山简传》），口干舌燥、大渴欲饮之人喝之，有"其甘如饴"之感，自然十分符合情理，更不在话下。

6

读着《本草纲目》，想着红藤草鞋，心潮澎湃，思绪万千，古往今来，作为一家之言，在本草著作方面，有何著作曾超越过此呢？就红藤而言，从洪迈——李时珍——文、康二县之农民，从福建邵武——湖北蕲州——甘肃文、康二县，从《夷坚志》——《本草纲目》——流传在文、康二县农民中关于红藤编草鞋的种种故事，无论从时间上、空间上来说，就《本草纲目》的记载而言，都起到了承先启后、继往开来的作用。

这是一种什么精神？这是李时珍精神。没有这种精神，能写出《本草纲目》吗？不能！李时珍，他，正如其子李建元在《进〈本草纲目〉疏》中所写的那样："……耽嗜典籍，若啖蔗饴。考古证今，奋发编摩；苦志辨疑订误，留心纂述诸书。伏念本草一书，关系颇重；注解群氏，谬误亦多。行年三十，力肆校雠；历岁七旬，功始成就。……"以一种顽强的写作精神，孜孜不倦地：废寝忘食订正诸家医学谬误，夜以继日，摘录古今经史传奇；以一种实地考察的精神，风尘仆仆地：跋山涉水，出没于幽岩隐谷之间，访采四方，求教于野老田夫等辈。不断地"有所发现，有所发明，有所创造，有所前进"，终于"岁历三十稔，书考八百余家，稿凡三易"，写成了举世闻名的收载药物一千八百九十二种（其中新增加者三百七十四种），采方一万一千零九十六个，插图一千余幅，辑成五十二卷，洋洋一百九十万多言的空前宏伟巨著——《本草纲目》。

这是一种什么精神？这是李时珍精神。这是一种深入实际、注重实践的精神；这是一种虚心学习、不耻下问的精神；这是一种尊重客观、实事求是的精神；这是一种考古证今、务求其本的精神；这是一种不务虚名、讲求实效的精神。读万卷书，行万里路，李时珍的精神是调查研究，实践理论的精神；"勤求古训，博采众方"，李时珍的精神是"凡有相关，靡不备采"的精神；渔猎群书，搜罗百氏，李时珍的精神是阙者补之、讹者绳之的精神；为山九仞，不亏一篑，李时珍的精神是坚韧不拔，持之以恒的精神；不畏艰苦，知难而进，李时珍的精神是敢于斗争、战而胜之的精神。

没有这种精神，就没有《本草纲目》；没有这种精神，也就没有李时珍的

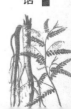

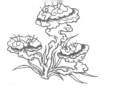

贡献。难怪在《本草纲目》一经印行问世后，民间辗转翻刻三十余次，遍及全国各地，随后于 1607 年传入日本，不久，又先后译成拉丁、法、德、英、俄等国文字，流传于亚、欧、美三大洲各国；难怪十九世纪的英国生物学家达尔文（1809—1882 年）在建立进化论学说时，曾援引了《本草纲目》等著作及我国其他有关古代生物学成就，作为论证他的学说的历史证据。

在赞李时珍精神时，缅怀前贤，对于我们土地辽阔、寒暖适宜、宝藏遍地的伟大祖国，对于我们非常聪明、非常勤劳、非常勇敢的伟大人民，以及在这英雄国度里所孕育出来的许多杰出的科学家和无数能工巧匠，以及由他们所创造的灿烂的古代科学文化，在历史的长河中，像千千万万颗晶莹耀眼的宝石一样，永远光彩夺目、闪闪发光，激励着自己的儿女前进。我们将作如何感想呢？难道不觉得像李时珍及其著作《本草纲目》等，不正是我们国家与民族的骄傲和自豪吗？

在赞李时珍精神时，缅怀先辈，想想三百多年前李时珍所处的时代，看看二十世纪八十年代人类社会进展到如此崭新的今天，科学在发展，技术在飞跃，作为生长在李时珍等杰出的科学家国度里的科技工作者、教育工作者和风华正茂的青少年一代，应该从李时珍及其著作《本草纲目》中得到些什么启示呢？答曰：“在科学上没有平坦的大道，只有不畏劳苦沿着陡峭山路攀登的人，才有希望达到光辉的顶点。”（马克思语）

【注释】

①《药材学》在大血藤一药的“历史”项下写道：“大血藤在宋《图经》称血藤。至于《本草纲目》所载‘红藤’，则为‘省藤’（《拾遗》）的别称，和现今商品是不同的。《植物名实图考》所载大血藤，就是江西产品‘大活血’。”

短短一段文字，由于同物异名之原因，把一种药材当成了三种，又加之缺乏调查研究，与《中国药学大辞典》犯了类似性的错误，即把同名异物之棕榈科省藤属植物省藤（*Calamus platyacanthoides* Merr.），与此处所讲的红藤混为一谈，殊不知《本草纲目》所讲的省藤正系红藤，李氏在“释名”项下分明注解道：省藤，即赤藤、红藤。是不容置疑的。

②因《本草纲目》未言形态，又无插图，故《中药志》、《常用中药学》与《中草药学》依据吴其濬《植物名实图考》中之文字描述与插图，就认为红藤最早收载于该书。其中南京药学院之新作《中草药学》，在红藤一药之"历史"项下，彻底推翻了该院十六年前之旧作《药材学》之有关内容，将红藤之最早本草记载由宋之《图经本草》改为清初之《植物名实图考》。

吴氏之《植物名实图考》，在描写红藤一药时，转载罗思举《简易草药》说："大血藤……雌雄二本，治筋骨疼痛，追风健腰膝，今江西庐山多有之，土名大活血，蔓生紫茎，一枝三叶，宛如一叶擘分，或半边圆，或有角而方，无定形，光滑厚韧，根长数尺，外紫内白，有菊花心，掘出曝之，紫液浸润酒一宿红艳如血。"其形态特征、功效及插图，均与大血藤相符。

这样一来，后人就断定红藤之最早本草记载当属《植物名实图考》，此乃未将《本草纲目》仔细研读，对李氏所引宋人洪迈《夷坚志》中红藤编草鞋、杀灭寸白虫的故事，更未引起足够注意之故。

附记：本文写成后，又幸读到中国医学科学院江苏分院中药专题研究小组编著的《本草推陈》（江苏人民出版社，1960年2月第1版）一书，细读《省藤》、《大血藤》二文，发现亦将大血藤（红藤）之最早本草记载安在《植物名实图考》一书头上，与《中药志》、《常用中药学》、《中草药学》之说法一致，并在《大血藤》一文"备注"项下写道："中药材市上供应的'红藤'有同名异物的两种：一为'省藤'，见《本草纲目》卷十八，别名'赤藤'，系产于海南岛及南方热带地区之棕榈科植物，入药用为驱虫剂，与本品之用为活血利气、治痛等功效及原植物科属都是不同的，但商品均以'红藤'为名。……"现附记之。

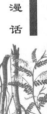

药
苑
漫
话

9

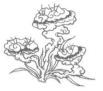

话说"文"与"远"之关系

——从李时珍及其著作《本草纲目》谈起

我平素酷爱文艺，尤喜曹雪芹（约1715—1764年）之《红楼梦》，岂止爱不释手，简直若啖蔗饴，复读数遍之后，每每掩卷深思，对于"为伊消得人憔悴"之林黛玉，"别有幽情暗恨生"之贾宝玉，"留得罗襟前日泪"之晴雯，无不抱有深切同情之心，虽不至于"看《红楼（梦）》，掉眼泪——替古人担忧"，但对曹氏之大手笔，却实在叹服不已，一个个活生生的人物，确有呼之欲出、招之若来之感。用文学批评家的话来说，真是：如闻其声，如见其人，惟妙惟肖，绘声绘影，其思想性与艺术性之高超，确实达到了炉火纯青、水乳交融的境界。难怪后世学者如此推崇，奉为中国古典小说的经典与高峰，并谓虽不至于绝后，但确实是空前的。

后来由于笔者兴趣之转移，借文学药，"晴空一鹤排云上，便引诗情到碧霄"，对于浩如烟海的中草药如获至宝。在这个"伟大的宝库"中，时而"踏遍青山人未老"，心情如烂漫之山花怒放，时而"细睹芳菲夜攻关"，对杰出的医药学家李时珍敬佩得五体投地。我原先以为大凡自然科学，其著作大抵都是些干巴巴的抽象教条、逻辑概念，毫无生动形象可言，万万没想到被鲁迅先生所赞颂的"里面却含有丰富的宝藏"①的《本草纲目》，竟然如此琳琅满目，美不胜收，丰富多彩，耐人寻味。

话说到此，笔者认为对于这位杰出的天才人物的成长，以及他的《本草纲目》巨著是如何问世的，很有必要进行一番探讨与研究。

李时珍的故乡，即今之湖北省蕲春县蕲州镇。这个已有一千多年历史的古老城镇，以水隈多蕲菜（即冬葵）而得名。蕲州南滨长江，北背大别山脉，舟车交错，地形险要，素有"吴头楚尾，荆扬交会"之称。镇内岗峦起伏，湖泊纵横，城内有麒麟与凤凰两座小山，城东有大泉山和盘龙山，城东北又有平顶山、北障山、龙峰山、缺齿山……山上长满了花草树木和多种野生药材，飞奔着许多飞禽走兽。1518年（明正德十三年），誉满全球的"医圣"李时珍就诞生在这块山清水秀、花草繁茂的土地上。古镇的迷人风光，李时珍的鼎鼎大名，使人们不由得从心底发出"地灵人杰"之赞叹！他出生在蕲州东门外瓦硝坝一个世医家庭里，祖父是个走方郎中，父亲李月池是蕲州一带的名医，到他这一辈，可谓三代祖传名医。李时珍从小喜爱花草虫鸟，幼年时虽然体弱多病，但由于刻苦学习，十四岁即考上秀才。由于当时把医生看成是"下九流"的职业，父亲就一再督促他到武昌去考举人，但因他厌恶作毫无生气的刻板教条八股文章，乡试三次都名落孙山。李月池不得不让他跟上自己行医。李时珍对于普济众生的医药学有浓厚的兴趣，更加之"读书十年，不出户庭，博学无所弗睹"的勤奋努力，正式行医不久，就治好了不少疑难病证，既有医德，又有医术的李时珍，医名即很快大扬。1555年，当李时珍三十八岁时，明朝皇室在武昌的楚恭王朱英㷿的儿子得了一种"暴厥"的怪病，百医无方。楚王听说李时珍医术高明，便接至府中。李时珍药到病除，妙手回春，使楚王大为震惊与兴奋，立即任命这位年轻的医生为掌管祭祀礼节的"奉祠正"，兼管良医所，并"荐于朝，授太医院判"。"两耳不闻窗外事，一心专攻医药书"的李时珍，哪里有这个心思呢？过了一年即告归故里，在雨湖北岸的红花园盖了一幢称作"莳所馆"的新居。他那被誉为东方医药学巨典的《本草纲目》，就是在这里字斟句酌，心殚厘定的。

为了写好《本草纲目》，他阅读和参考了八百多种书籍，还多次到河南、河北、江西、安徽、江苏和湖北等许多峰峦叠嶂、穷山僻壤的地方采集标本，收罗药材，调查访问，细心研究，并亲自栽培、炮制，进行科学实验，掌握了大量第一手资料，积累了上千万字的札记，实践，认识，再实践，再认识，得到不断升华后，终于"岁历三十稔，书考八百余家，稿凡三易"，写成了举

药苑漫话

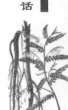

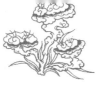
世闻名的宏伟巨著《本草纲目》。

非凡的环境孕育了杰出的人物，伟大的学者写成了不朽的著作。

"不受一番冰霜苦，哪得梅花弄清香"，可贵者，精神也。这种精神，可称作"李时珍精神"。构成李时珍精神的因素固然是多方面的，但他的文学才华与"渔猎群书，搜罗百氏。凡子史经传，声韵农圃，医卜星相，乐府诸家，稍有得处，辄著数言"、"上自坟、典，下及传奇，凡有相关，靡不备采"、"书考八百余家"的治学态度却是至为重要的。

李时珍的文学才华是很高的，凡他所立之医案或所引之医话，简直可以说是一篇优美的散文故事，叙述层次分明，交代得清清楚楚，描写淋漓尽致，形容得有声有色，举凡叙事抒情，状物写人，无不活灵活现，栩栩如生，给人以亲临其境之感。现举一二例以供读者鉴赏：

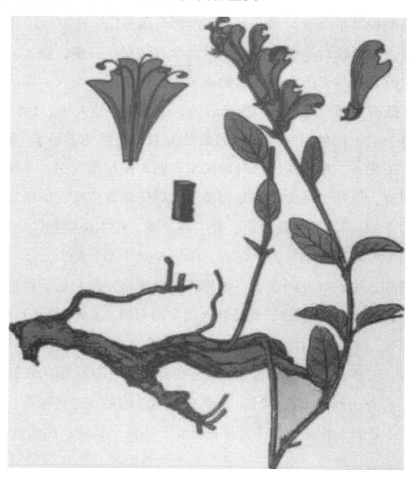

予年二十时，因感冒咳嗽既久，且犯戒，遂病骨蒸发热，肤如火燎，每日吐痰碗许，暑月烦渴，寝食几废，六脉浮洪。遍服柴胡、麦门冬、荆沥诸药，月余益剧，皆以为必死矣。先君偶思李东垣治肺热如火燎，烦躁引饮而昼盛者，气分热也。宜一味黄芩汤，以泻肺经气分之火。遂按方用片芩一两，水二钟，煎一钟，顿服。次日身热尽退，而痰嗽皆愈。药中肯綮②，如鼓应桴，医中之妙，有如此哉。

——草部第十三卷"黄芩"项下

又许学士《本事方》：治男妇诸般淋疾。用苦杖③根洗净，锉一

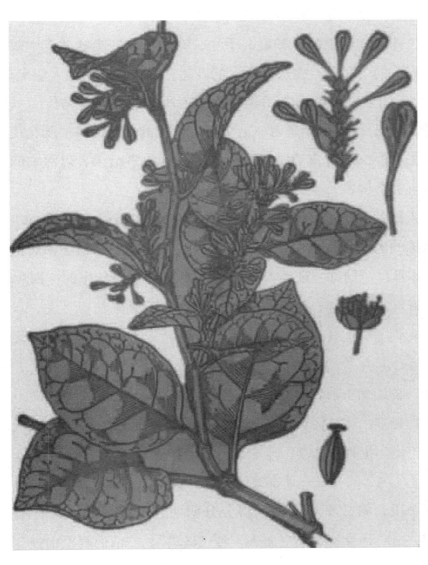

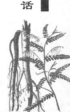

药苑漫话

合，以水五盏，煎一盏，去滓，入乳香、麝香少许服之。鄞县尉耿梦得，内人患沙石淋，已十三年。每溲痛楚不可忍，尿器中小便下沙石剥剥有声。百方不效，偶得此方服之，一夕而愈。乃予目击者。

——草部第十六卷"虎杖"项下

一则写自己，亲身所经，一则写别人，亲自所见，无论所经所见，均写得合情合理，令人信服。对于黄芩化险为夷，起死回生之效，对于虎杖药到病除、妙手回春之能，无不写得神气活现，神乎其神；又加之他惜墨如金，反复推敲，千锤百炼，一丝不苟的写作态度，文字简洁，繁简得当，词汇丰富，语句优美，读者莫不赞不绝口。

引用，作为文学上的一种修辞手法，有时可起到绝妙的艺术效果，"书考八百余家"的李时珍，在这一点上的高超艺术，只能使他人望尘莫及。写"何首乌"，引用了宋人苏颂《图经本草》上所载的《何首乌传》（李翱撰），写"刘寄奴草"，引用了李延寿《南史》上所载的刘裕传略。既交代了这些药物的来龙去脉，又通过富有神话色彩的传奇性故事给读者以深刻的印象，使这些在他人笔下枯燥无味的根根草草，顿生光彩。

更使人醉心的是他在写黄精（*Polygonatum sibiricum* Redoutè）一药时，从汗牛充栋的医药学著作中，引用了宋代注重实践的药物学家唐慎微《经史证类备急本草》（简称《证类本草》）中徐铉《稽神录》里的一则故事：

> 临川士家一婢，进入深山中，久之，见野草枝叶可爱，取根食之，久久不饥。夜息大树下，闻草中动，以为虎攫，上树避之。及晓下地，其身欻然凌空而去，若飞鸟焉。数岁家人采薪见之，捕之不得，临绝壁下网围之，俄而腾上山顶。或云此婢安有仙骨，不过灵药服食尔。遂以酒饵置往来之路，果来，食讫，遂不能去，擒之，具述其故。指所食之草，即是黄精也。

——草部第十二卷"黄精"项下

短短一段，将故事梗概交代得分分明明，既有情节，又有细节，通过"久久不饥"、"其身欻然凌空而去，若飞鸟焉"、"俄而腾上山顶"等形象逼

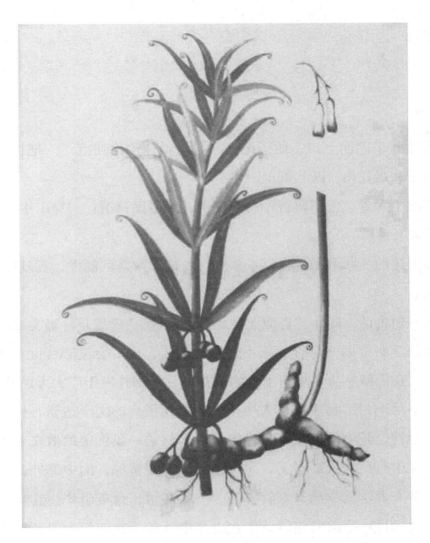

真、生动细腻的描绘，使我们对黄精"补中益气"、"久服轻身、延年、不饥"、"驻颜断谷"的神奇疗效顿时若有昭然若揭之感。《本草纲目》中之黄精一药，经这段饶有风趣的故事的渲染，自然而然会引起无数读者渴望久食黄精"变老为少"的强烈欲望，其艺术魔力之大，由此可见一斑。

药学当中有文学，散文之中夹韵文，善于独辟蹊径的李时珍，不仅大量地引用了文人的创作，而且又引用了不少劳动人民的口头文学，以他的生花妙笔，巧妙地将不同的学科与不同的文体统一起来，使《本草纲目》在我国本草学历史上当之无愧地戴上了"别开生面"的桂冠。在草部第十七卷"蚤休"④一药项下，李时珍这样写道："俗谚云：

药苑漫话

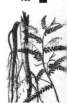

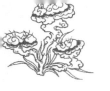
　　　　　　　　　　七叶一枝花，

　　　　　　　　　　深山是我家。

　　　　　　　　　　痈疽如遇者，

　　　　　　　　　　一似手拈拿。"

　　不仅读起来朗朗上口，便于记忆，且对蚤休治疗痈疽"一把抓"的医疗效果一下子和盘托出，跃然纸上。

　　草部第十六卷"王不留行"一药项下，又引民谚谓："穿山甲、王不留，妇人服了乳长流。"

　　类似上述的一些例子，在《本草纲目》这部鸿篇巨制中，真是比比皆是，举不胜举。

　　中国有句古话，叫作"言而无文，行之不远"，意思是一篇文章，一部著作，如果缺乏必要的文学性，既不会广泛流传，也不会流芳百世。才华横溢的李时珍，在荆棘丛生、坎坷不平的道路上，深深扎根于广大人民群众之中，为使其《本草纲目》易于为世人所接受，以其很高的文学造诣，使这部巨著充满了文学性，其中的许多部分，摘录下来就是一段优美的散文或诗歌。药中有文，文中有药，药寓于文，文寓于药，博大精深，闳中肆外，学药者学药学文，学文者学文学药，双管齐下，一举两得，含英咀华，其味无穷。这就是《本草纲目》这部宏伟的著作在古今中外备受欢迎的主要原因之一。难怪当这部巨著于 1596 年（李时珍死后三年）在南京出版后，不仅震动国内，民间辗转翻刻三十余次，遍及全国各地，而且于 1607 年传入日本，不久，又先后译成多种文字，在世界上广为流传，不仅对世界医药学起了巨大的推动作用，而且对植物学乃至生物学也产生了深远的影响。如波兰人卜弥尔参照《本草纲目》一书，译成了《中国植物志》，于 1659 年刊行，促进了欧洲植物学的发展；达尔文曾引述《本草纲目》中关于金鱼颜色的形成来说明动物的人工选择。由于上述原因，这本巨著便成为国际间一致推崇和引用的主要药典，成为全世界所公认的贡献最大的巨著之一，被誉为"东方医学巨典"、"中国古代的百科全书"。三百多年来，世传不衰，真可谓"言而多文，行之甚远"。

1956 年 2 月，中国科学院院长郭沫若为李时珍墓地石碑上写了这样一段精辟的题词：“医中之圣，集中国药学之大成。《本草纲目》乃一八九二种药物说明，广罗博采，曾费三十年之殚精。造福生民，使多少人延年活命！伟哉夫子，将随民族生命永生。”这既是对李时珍及其著作《本草纲目》的高度评价，也是对我国古代科学文化的赞扬。据查，《本草纲目》的问世，比西方植物分类学的鼻祖瑞典人卡尔·林奈（Carl von Linné）在 1735 年出版的十二页《自然系统》（初版）要早一个多世纪，而且内容丰富得多。郭氏所说之“将随民族生命永生”一语，真是入木三分，道出了这部伟大著作永垂不朽的历史价值。

近日读王梓坤教授《科学发现纵横谈》⑤一文，对于王氏对《本草纲目》之高度评价深为赞许，王说：“此书与《红楼梦》一属科学，一属文学，交互辉映，相携永垂。”“永垂”就是“永垂不朽”的意思。中国历史上，有这两部书，是我们中华民族的骄傲与自豪。现在，这两位语言大师的两部巨著，已经不仅仅是我们中国人民的宝贵财富，而且已成为全人类共同的宝贵财富，就时间和空间而言，行得多远啊！《红楼梦》固然是一部文学著作，才情盖世，但作为药物学专著的《本草纲目》，如果缺乏必要的文学性，也绝不会这样备受欢迎而广为流传的。

【注释】

①见《鲁迅全集》第五卷《南腔北调集·经验》。

②药中肯綮：肯綮，筋骨结合处，最为要害。药中肯綮，言药力到达治病之要害处。现在称说理扼要为“深中肯綮”，或简称“中肯”，为其引申义。

③苦杖：为蓼科蓼属多年生高大粗壮草本植物虎杖（*Polygonum cuspidatum* Sieb.et Zucc.）的别名。药用根及根状茎。

④蚤休：为百合科重楼属多年生草本植物七叶一枝花（*Paris polyphylla* Smith）或同属多种植物。以根状茎入药。

⑤见《南开大学学报》1977 年 4、5、6 期。

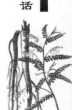

药苑漫话

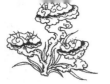

冬花礼赞

严冬时节，北国风光：时而朔风呼啸，时而大雪飞扬，真是"搅得周天寒彻"！在满眼枯藤秃树的天地间，远远望见一棵棵郁郁苍苍的青松翠柏，自然会引起无数骚人墨客的赞颂，发出"岁寒然后知松柏之后凋也"的慨叹。然而，如果你眼睛向下看看，还会发现在你立足之地有一种独傲冰雪的小草，居然在冰天雪地之中，开着金灿灿、黄艳艳的小花。她的形象虽没有松柏那样高大，但欲与天公试比寒的精神，倒是十分令人叹服不已的，她就是常用中药——款冬花。

款冬花，为菊科款冬属多年生草本植物款冬（*Tussilago farfara* L.），简称"冬花"，顾名思义，即因冬天先叶开花而得名。李时珍《本草纲目》谓："……款者，至也，至冬而花也。"寇宗奭《本草衍义》谓："百草中，惟此不顾冰雪，最先春也，故世谓之'钻冻'，虽在冰雪之下，至时亦生芽……"所谓"雪积冰坚，款冬偏艳"，正说明了她"至冬而花"的特点。

她喜生于河边沙地、山间沟谷等阴湿而松软的土地中，分布于华北、西北等地。北国的冬天来得特别早而又格外寒冷，所谓"北风卷地百草折，胡天八月即飞雪"是也。这时万花凋谢，惟独不畏冰霜的冬花，静静地，安然地在冻土层中孕育着她的花蕾。我们为药用所驱使，破土采蕾，这时你就可看见她那美丽的花蕾，仿佛孕育在母体中的胎儿似的，弯着头儿，抱着腿儿，红处紫红，白处雪白，红白相间，煞是好看，俨然憨墩墩的"赤子"一般。尤其令人钦佩的是她藏于土而不显，出土泥而不染，居于冰雪而不畏寒的精神。笔者曾于甘肃天水架牛山牧牛时，在一个雪后初晴的日子里，美美地领略了一番冬花开放的景致。那景致太好看了：红红的太阳，照在一座座银装

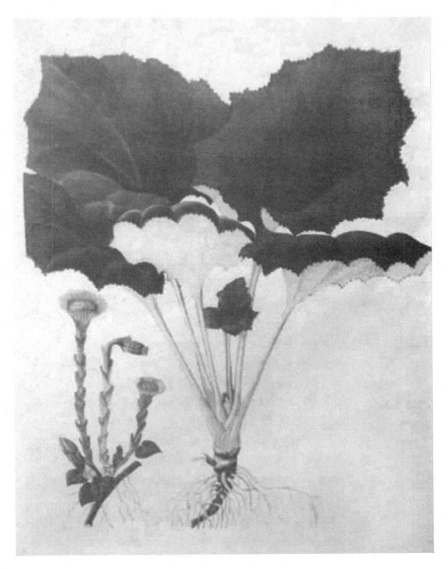

素裹的山头，向下望去，山谷间的冬花开放了，犹如一朵朵小黄菊，金灿灿、黄艳艳的一片，积雪光芒耀眼，款冬凝神含笑，仿佛在白银般的大地上，点缀着一堆堆黄金，使人多么心旷神怡。后来读到傅咸《款冬赋序》："予曾逐禽，登于北山，于时仲冬之月，冰凌盈谷，积雪被崖，顾见款冬炜然，始敷华艳是也"一段，始知虽傅一时也，我一时也，但两人所见略同，感受颇相一致。

款冬花，从入冬孕育花蕾至新春花枝招展，真可谓饱经风霜，备尝艰苦。她送走了严寒的隆冬，迎来了温暖的阳春，送往迎来，精神倍增，正月间，

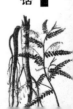

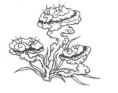
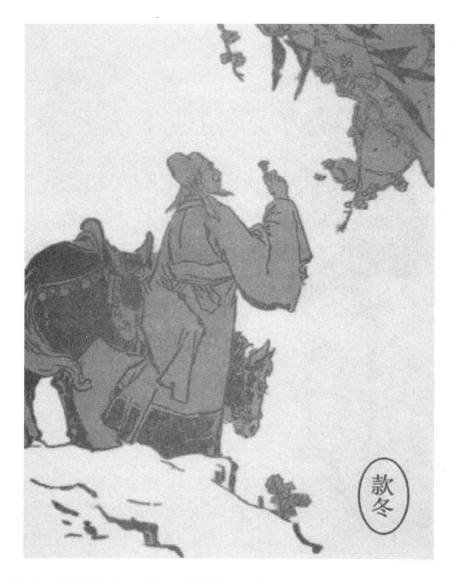

款冬

冰雪初融时，尤为艳丽，天水一带俗名"看灯花"，意即于元宵节看灯时，为款冬花开放的盛期。唐朝诗人张籍曾有"僧房逢着款冬花，出寺吟行日已斜，十二街中春雪遍，马蹄今去入谁家"的诗句，写作者旅行于初春之际，在一个大地盈雪的日子里，想起僧房中见到的款冬花，诗兴大发，写景抒情，从侧面真实地描写了款冬花盛开的季节。

款冬花，药用花蕾，通常在立冬前后十五天内破土挖掘，这真是大自然的鬼斧神工，我们通常说采花摘花，可这是名符其实的挖花掘花。挖掘后放通风处，徐徐翻动，阴干，待半干时筛去泥土，去净花梗，再晾至全干备用。

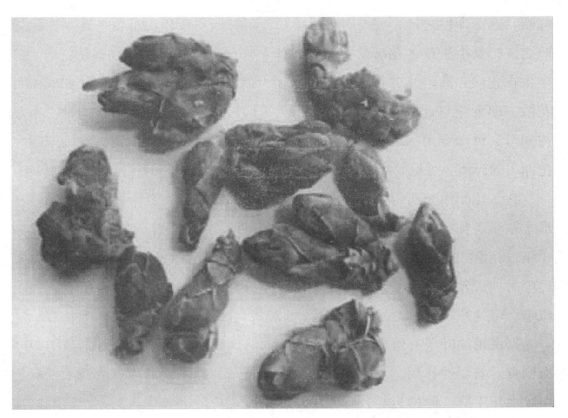

这东西也有点怪脾气，忌水洗、手摸、日晒、冰冻，否则即变色发黑，影响美观与质量。商品依产地可分为山西冬花、河北冬花、内蒙冬花、河南冬花、陕西冬花、甘肃冬花等，其中以晋代杰出的针灸学家、《黄帝三部针灸甲乙经》作者皇甫谧的故乡——甘肃灵台——所产者为最佳，号称为"灵台冬花"。 这个人杰地灵的地方，所产的冬花不仅朵儿大，色鲜红，而且气清香，少枝梗，且常以三朵联在一起的隽品"手攀花"较多，行销全国并出口，备受欢迎。就产量而言，以甘肃天水一带较丰。

款冬花之花蕾，据分析含款冬二醇、山金车二醇、蒲公英黄色素，以及鞣质、挥发油、三萜皂甙、蜡类等。中药学中将她归入止咳平喘药类，常蜜炙后使用，称"蜜冬花"或"炙冬花"，以增强她的止咳平喘作用。因能润肺止咳，消痰下气，常用于肺虚久咳、肺寒痰嗽等证，味辛甘而性温润，尤宜于寒嗽。临床上多与他药配伍，以增强疗效。如与百合蜜丸用，称百花丸，治咳嗽咯血之证；如与麻黄、杏仁、紫苏子等合方，称款冬定喘汤，治痰嗽

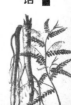

药苑漫话

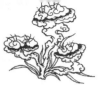

哮喘，遇冷即发之证；如与杏仁、贝母、五味子等配伍，称款冬花汤，治暴咳之证；又由于款冬花与紫菀都有润肺止咳化痰的作用，紫菀重在祛痰，款冬主在止咳，故治咳方中，二药常相须为用，共奏化痰止咳之效，如紫菀百花散，即紫菀与百部、款冬花合用，为末服，以治久嗽之证。民间常以本品与知母、贝母合用，治久咳不止，并有"知母、贝母、款冬花，专治咳嗽一把抓"的谚语，可见其疗效之佳。

款冬花，作为药用，是我国劳动人民首先发现的，最早收载于我国第一部本草学著作《神农本草经》中，国外的一些文字记录，都比我国晚了近两千年，在第三版日本药局方中及第十二版美国药典中，均曾被记载为法定药。民国时期天水天主教堂常以廉价收购，运往欧美各国，仿效烟草吸食，以治嗽喘、可见其影响之大。

据说她的叶子有解河豚毒的效用。河豚肉质鲜美，但某些脏器及组织中有剧毒。其毒性作用，主要表现在神经中枢与神经末梢麻痹。血管中枢麻痹引起血压下降，脉搏迟缓，呼吸中枢麻痹则可导致呼吸停止而死亡。临床症状多为呕吐、腹痛、头晕、脸色苍白、四肢麻木，严重而抢救不及时者，则往往死亡。《本草衍义》谓："河豚有大毒……味虽珍美，修治失法，食之杀人……"俗话说："贪得一时嘴，害了一条命。"款冬叶有如此大作用，可谓对人类一大贡献。

我很早就深深地爱上了款冬花。我爱她生长在瘠薄的土地上，所需者少，给人者多，不计地位，不计名利，于治病救命之时，或则粉身碎骨，或则赴汤蹈火，视死如归，直至献出了自己宝贵生命的高尚品质；我爱她藏于土而不显，出土泥而不染，居于冰雪而不畏寒的可贵精神。这是一种多么高尚的品质与可贵的精神啊！她仿佛是我国北方农民的化身。朋友！请你眼睛向下看看，在你立足之地的千千万万个勤劳勇敢的北方农民，不正像款冬花吗？

我爱合欢花

清人吴尚先是一位重视外治的医家，在其所著《理瀹骈文》中说："七情之病也，看花解闷，听曲消愁，有胜于服药者矣。"[①]的确是这样，每当我心情烦闷，或忧愁悲伤的时候，或则听曲消愁，或则看花解闷，但更多的则是看花解闷。我爱花，爱到了如痴如醉的程度，特别是合欢花，这个有生命的艺术品，给了我多大的美学享受啊！使我赏心悦目，笑逐颜开，愁闷为之一解。

所谓"七情"，即中医所说的喜、怒、忧、思、悲、恐、惊七种情志的变化，是人们生病的一些内在精神因素。"人有悲欢离合，月有阴晴圆缺，此事古难全"[②]，古今中外，无论前人、今人、中人、洋人，哪一个没有点生气、忧愁、烦闷、思虑、悲伤之类的不顺心事儿呢？人生道路上，有和风，细雨，丽日，蓝天，也有恶风，暴雨，鸣雷，闪电。一个人，既能在顺境中扬帆远航，又能在逆境中不甘沉沦，才是难能可贵的。"心广体壮"，"心宽出少年"哩，如果一旦"气"字当头，"愁"字缠身，"闷"字压人，"悲"字笼家，那就有使人一夜之间"白发三千丈"的危险。俗话说："酒多伤身，气大伤人"，"忧愁多病，伤身害命"，"不气不愁，能活白头"，"遇事莫恼，能活到老"，"气气恼恼成了病，嘻嘻哈哈活了命"，"笑一笑，少一少；恼一恼，老一老；愁一愁，白了头"。中医经典著作《内经·阴阳应象大论》亦说："怒伤肝"，"喜伤心"，"思伤脾"，"忧伤肺"，"恐伤肾"。可见是万万不该生气、忧愁、烦闷、思虑、悲伤的，但这对鸡肠小肚不容人、心胸狭窄生闷气的人来讲，有时候却并不以他（或她）们的主观意志为转移。每当此时，我奉劝这些"小心眼"的人应该记住南朝时宋人谢灵运《拟魏太子

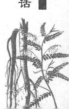

药苑漫话

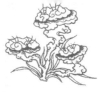
邺中集诗八首序》中说的"天下良辰、美景、赏心、乐事，四者难并"的话，"家家都有一本难念的经"哩，十全十美的事没有。在这种情况下，除了学会善于自我解脱的本领外，不妨试用一下"看花解闷，听曲消愁"的办法吧。这个法儿真灵，吴尚先说"有胜于服药者"，既免除了服药之苦，又能使人愁眉双解，心平气和，化忧为喜，变悲成欢，真是惠而不费，何乐而不为哉？

单说"看花解闷"吧，由于各人的爱好不同，对花的选择也就自然不同：有的人爱倾城倾国的牡丹花，有的人爱浓妆艳抹的大丽花，有的人爱色香俱佳的玫瑰花，有的人爱芳馨醉人的啤酒花，有的人爱洁白素雅的水仙花，有的人爱娇媚迷人的海棠花，有的人爱独傲秋霜的菊花，有的人爱冰清玉洁的梅花……然而，我却爱那令人欢快振奋、乐观向上、团结一致、心像火一般红的献身人类的合欢花。

合欢花，多好听的名字，多好看的花。我爱这个名字，我更爱这个花。她不是随风摇摆、看风使舵的小草，而是亭亭如盖、巍然挺拔的大树——高可达6—16米的落叶乔本。

这个豆科合欢属植物合欢（*Albizzia julibrissin* Durazz.），喜温暖湿润和向阳的环境，耐严寒而又不怕干旱，对土壤要求不严，以倔强的性格生长在多种土壤中，有一种不择地而生，随遇而安的天赋，但以肥沃、湿润、深厚的砂质壤土和粘壤土较为适宜。因为她成活率高，生长迅速、用途宽广，我国人民很早就把她从山谷、林缘及坡地等处栽植于庭院、门前及路旁。在春满神州，香溢赤县的中国，北起辽宁、河北，南到广东、广西，东自山东、江苏，西达甘肃、新疆，这样一大片富饶的国土上，一株株树形美观的合欢树，竞放异彩，使我们美丽的祖国显得更加美丽可爱了。

春天来了：她从容不迫地发出那翡翠般的叶片。"红花虽好，还得绿叶扶衬"，合欢的叶子，真是够漂亮的了，漂亮的叶子，扶衬着美丽的花，使她显得格外美丽。在一枝枝带棱角状的幼枝上，二回双数羽状复叶互生互长，羽片4~16对，每片有小叶10~30对，一片片镰刀状长圆形的小叶片成双成对地排列在两侧，齐整整的，绿茵茵的，别看她们不会说话，步调、行动可一致啦——早晨，迎着冉冉而升的朝阳，一对对亲爱的伴侣似的两侧小叶片便分开了，仿佛告诉人们说："起来吧，起来吧，快快工作吧！"傍晚，随着徐徐而降的夜幕，一双双亲爱的夫妻似的两侧小叶片便合拢了，仿佛告诉人们说："睡觉吧，睡觉吧，快快安眠吧！"我们的祖先很早就注意到了她的这一朝开暮合的"特异功能"，才起了这么个好听的名字。合欢者，夜合之欢也，夜合则欢，故曰"合欢"。所以又名"合昏"（《唐本草》）花、"夜合"（《日华诸家本草》）花。唐人陈藏器《本草拾遗》谓："其叶至暮即合，故云'合昏'。"说的正是她的这一特征。《中国药学大辞典》亦说："……小叶两列，日暮相叠如睡，及朝，又渐分离，故有'合欢'、'夜合'之名。"俗言"夜关门"。《和汉药考》独具匠心，称她为"有情树"，形象而贴切，有画龙点睛之妙。一些植物学家则颇有兴味地称这种"特异功能"为"营就眠运动"③。物之异也，人必重之，她的两侧小叶片合而分之、分而合之的这一"特异功能"，早就引起了一些科学家探索自然界生物奥秘的兴趣，通过大量类似现象的观察，如：人有天黑就想睡觉，天亮就要起床学习、工作的习性；公鸡于午夜和正午总要叫鸣；猫头鹰、蝙蝠等白天睡大觉，夜里却出来四处觅食；牵牛花朝开午谢等，终于发现了一种秘密：原来生物体内许多器官的功能呈现出近似昼夜交替的节奏变化，或近似月周期、年周期的节律变化。这就是所谓的"生物节律"。它是使生物存在的一个重要表现。前人虽不知其所以然，但深知其当然，他们被这一可爱而有趣的现象所吸引，象征性地起了这么个名副其实的名字，植于庭院，可使一家人朝夕相见，恩爱相处。苏颂《图经本草》谓："崔豹《古今注》云：欲蠲人之忿，则赠以青裳。青裳，合欢也。植之庭除，使人不忿。故嵇康《养生论》云：合欢蠲忿，萱草忘忧。"《中国药学大辞典》亦谓："合欢树植之庭除，使人不忿而欢乐。故有'萱草忘忧，合欢蠲忿'之称。"这样一来，合欢便成了使人不怒、不气、欢乐、愉快的象征性植物，像当归、芍药、远志、萱草等药用植物一样，都包含着一个优美动人的故事和丰富的生活情趣④。

夏天来了：合欢花便开放了。这是合欢花的黄金时代，如果说春兰、夏

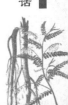

药苑漫话

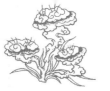

莲、秋菊、冬梅各为一季之代表花，那么我要将夏之莲改为夏之合欢，说真的，合欢才是夏季真正的代表花哩！孟、仲、季三夏，甚至延至初秋时节，合欢花都以她特有的美姿，在炎炎烈日下独占鳌头。自从 1959 年我在古秦州（今甘肃省天水市一带）看见她后，真是大开眼界，第一次见到了花中之佼佼者。你看她多俊美呀：一朵朵呈伞房状的头状花序，或簇生于叶腋，或密集于枝端，三个一丛、四个一团地聚在一起争奇斗艳；花萼小而呈筒状；花冠狭漏斗形，淡红色，先端 5 裂；雄蕊多数，远长于花冠，长可达 4 厘米，上部粉红色，下部淡粉红色，这是合欢花最美之所在，天公作美，俏妍无双，蒙茸一团，至为可爱，难怪寇宗奭《本草衍义》说："……其色如今之蘸晕线，上半白，下半肉红，散垂如丝，为花之异。"好一个"异"字，一语道破了合欢花迷人、醉人之真谛⑤。有的地方称她为"马缨花"，有的地方称她为"绒花树"，有的地方称她为"芙蓉花树"，都以此而得名。老实说，她颇有点像美人的眼睫毛似的，长长的，茸茸的，茸茸的，长长的，里面藏着一颗颗颖慧的眼睛，聚精会神地、一丝不苟地审视着人间——变干戈为玉帛，化乌云成彩虹，叫人一看，似乎从此看到了她那美丽的心灵。这样好看的花，植于街道两旁，夏季连月盛开，当晚风习习之时，只见花海荡漾，红波粼粼，碧浪溶溶，落霞与红花齐飞，蓝天共绿叶一色，随风飘舞，状若天女散花⑥，真是"夏城无处不飞花"⑦，"别是人间一洞天"呀！此时此刻，你纵有千般愁、万般闷，不都烟消云散、一扫而光了吗？此时此刻，居住在斯城的各族人民，面对着花团锦簇般的花城，不都和睦相处、亲如一家了吗？此时此刻，一对对结发伉俪，面对着红绿相间的红波碧浪，心潮起伏，恋情如丝，不都更相亲相爱、白头偕老了吗？以至发出"在天愿作比翼鸟，在地愿为连理枝，天长地久有时尽，此情绵绵无绝期"的誓言吗⑧？

秋天来了：合欢花先于初秋时续开一段花，以增秋色，然后便结出一串串长椭圆形的荚果来。那荚果长 9～15 厘米，先端尖，边缘波状，里面安详地卧着一颗颗扁椭圆形的小种子。夏华秋实，合欢花至此便完成了她一年的任务。

26

合欢花，多好听的名字，多好看的花。我爱这个名字，我更爱这个花。她不是虚有其表、华而不实的无用之品，而是中听中看、价值非凡的瑰宝——净化大气、美化环境、令人健康的珍品。

　　当今世界，人口集中，工业发达，城市、工矿区域，被废气、废水、废渣严重污染，已成为人类的公害。美丽的合欢花，这个被誉为有生命的艺术品，她不仅可美化环境，调剂人们的精神生活，使人得到美的享受，科学研究证明，她还能净化大气，保护环境。据科学家们测定：在污染源200米处，合欢花叶片含硫量为清洁区的五至六倍，且未发现不良症状，足见她抗废气能力之强。朋友，当你居住在车水马龙的繁华闹市，或烟尘滚滚的工矿重地，置身于合欢林中，呼吸到一点点清洁新鲜的空气时，你可知道这是美丽的合欢花默默无语地送给你的吗？

　　"宁可食无肉，不可居无竹；无肉令人瘦，无竹令人俗。"这几句言简意赅（注："赅"，本当为"该"，今讹为"赅"。）的诗说得真好，道出了"咬定青山不放松，立根原在破岩中；千磨万击还坚劲，任尔东南西北风"⑨的竹对人类精神生活的重要意义，其实合欢花也未尝不是如此呢？作为观赏植物，将她栽植于庭院、门前、路旁，是再美没有的了。环境对人类有极其重要的意义，如果我们把生活、工作的环境美化起来，使家庭、学校、研究院等，都成为一个最幽美、最雅静的处所，百花齐放，百家争鸣，莺歌燕舞，万紫千红，在物质财富日益富裕起来的情况下，过上高度文明的精神生活，那该多好啊！在这方面，合欢花的作用是不可低估的。在合欢花的陶冶下：一家人日出而作，日入而息；尊老爱幼，安居乐业；互相关怀，无微不至。在合欢花的陶冶下：学校中尊师爱生，教学相长；术有所专，学有所长；师者"传道、授业、解惑"，学者虚心、发奋、图强；"学而时习之，不亦说（悦）乎？有朋自远方来，不亦乐乎？"⑩"歌声、笑声、读书声，声声入耳；校事、国事、天下事，事事关心"；校园之内，乐乐融融，校园之外，桃李芳芬；群英荟萃，人才辈出，振兴中华，后继有人。在合欢花的陶冶下：研究院内，一个个科研人员，在安谧的环境中，作冷静的思考，客观理解，以充足的时

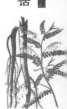

药苑漫话

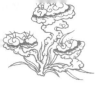

间，丰富的书籍，在探索无数个未知世界，面对合欢花，无忧无虑、不愁不闷地进行着创造性的劳动。

美丽的合欢花，还把她的一生一身献给了人类的健康事业。作为药用植物，早在《神农本草经》中就收载了她，树皮、花、枝均可入药，但以皮为主。皮名"合欢皮"⑪，花名"合欢花"⑫，枝名"合欢枝"。皮和枝可利用春天清明时节砍伐更新或剪枝所得的枝干药用（较粗的枝干剥皮后除去粗皮，切段晒干生用或炒用作合欢皮用；较细的枝切段晒干生用作合欢枝用），切不可戴近视眼镜，"鸡儿嘴，老鼠眼；只吃近，不看远"，乱砍滥伐，戕害树木，"吃祖宗饭，造子孙孽"；采合欢花应该谨慎小心，因合欢树树质松脆易断，采时应搭梯采取，如攀树采摘，则干断易发生危险。

何谓"合欢"？除上面所说以叶之"特异功能"得名而外，另一方面也是从皮的功用方面而得名的。远在《神农本草经》中就有"安五脏，和心志，令人欢乐无忧"之句。明人缪希雍《本草经疏》曰："合欢味甘气平无毒，入手少阴、足太阴经。脾虚，则五脏不安；心气躁急，则遇事拂郁多忧。甘主益脾，脾实，则五脏自安；甘可以缓，心气舒缓，则神明自畅，而欢乐无忧；神明畅达，则觉照圆通，所欲咸遂矣。嵇叔夜《养生论》云：合欢蠲忿。正此之谓欤！"从中医之病机、药理方面论述了合欢的功用及命名的由来。清人黄宫绣《本草求真》用设问设答之法，更为明确地说："合欢因何命名？谓其服之脏腑安养，令人欢欣怡悦，故以'欢'名。"今日之多种中药学书籍将合欢皮归于"养心安神药"类，皆来源于上述诸说。

据分析：合欢皮含皂甙及鞣质。皂甙对红血球有溶解作用，故静脉注射毒性极大，但内服无碍⑬；对黏膜有刺激性，味辣而苦，吸入呼吸道能引起咳嗽、红肿及疼痛，磨粉时应戴口罩等用以防护；内服时有促使腺体分泌的作用，多用于祛痰，但大量则可致呕吐。鞣质常作为收敛剂，用于止泻、抑制创伤分泌和防止发炎，并多用于治疗烫、灼伤；又能沉淀血中蛋白、收缩微血管而有止血作用；且为生物碱及重金属盐的解毒剂。祖国医学关于合欢皮的临床应用，与上述化学成分所致之药理作用，在不少之处不谋而合，且通

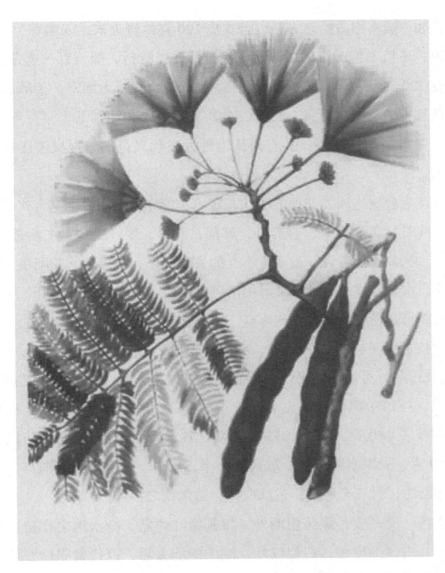

过此一化学成分及药理作用的阐述，将其副作用、禁忌及注意事项一一告诉了我们。传统经验认为：她味甘性平，第一大作用是安神解郁，用于因七情所伤而致的愤怒忧郁、虚烦不安、健忘失眠等证，单用或常与夜交藤、柏子仁、郁金等养心安神药配伍应用，以增强疗效。若与柏子仁、白芍、龙齿各等量合而用之，则可治心神不安、夜寐不眠之证。第二大作用是活血消肿止痛，用于痈疽肿毒、跌打损伤之红肿疼痛等证。治肺脓疡咯唾浊痰、心胸烦错，如韦宙《独行方》之方，取合欢皮一掌大，细切，水煎服之。治肺脓疡久不敛口，如《景岳全书》之合欢饮，以合欢皮与白敛同煎服之。治打扑伤

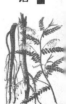

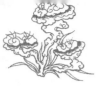

损筋骨，如《续本事方》之方，以合欢皮120克炒研为末，入麝香、乳香各3克于其内，不饥不饱时温酒调服之。治打扑伤损骨折，如《百一选方》之方，以合欢皮120克炒黄至微黑，芥菜籽30克微炒，共研为细末，于睡前酒调服之，渣敷其上，为接骨良方。此外，合欢皮捣为末，和铛下墨（百草霜），生油调涂，又可治蜘蛛咬疮；并有人认为她为强壮兴奋剂，据报道还有抑尿及驱虫作用。

合欢花为合欢连同总花梗的头状花序（花蕾亦供药用，称"合欢米"）。气味芳香，味甘、苦，性平。有养心，解郁，开胃，理气之功；主治神经衰弱、失眠健忘、胸闷不舒等证。治心肾不交的失眠之证，常以合欢花配夜交藤、肉桂、黄连，水煎服之。另外，又可用治风火眼疾，以合欢花配鸡肝、羊肝或猪肝，蒸服即可。还可治打磕损伤疼痛，将合欢花研为细末，酒调服之。

合欢枝也是一味很好的药哩，有平肝熄风之效，可惜多不为人所用。据《子母秘录》谓，可治小儿撮口，煎浓汁，拭口中，并洗之即可；又据《奇效良方》说，可治中风挛缩，方名"夜合枝酒"，取合欢枝、柏枝、槐枝、桑枝、石榴枝各150克，细切，糯米、黑豆各5升，羌活60克，防风15克，细曲3750克，先以水煎五枝，取药液一半，浸米、豆蒸熟，入曲与防风、羌活如常酿酒法，封三至七日，过滤取汁，适量饮之。

合欢树一身是宝，除药用而外，将其嫩叶炸熟，冷水淘之作蔬菜吃，味甚美；叶、皮或细嫩枝，捣烂绞汁，浣衣颇能去垢，以代替肥皂，这也许是其中含有大量皂甙的缘故吧[14]；合欢皮富含纤维质，可制人造棉；种子含油约10%，可榨油；木材坚硬细密，可制马鞍、车轮、桌、椅、茶几等，耐用而且美观。

合欢花，多好听的名字，多好看的花。我爱这个名字，我更爱这个花。她不是随风摇摆、看风使舵的小草，而是亭亭如盖、巍然挺拔的大树。

合欢花，多好听的名字，多好看的花。我爱这个名字，我更爱这个花。她不是虚有其表、华而不实的无用之品，而是中听中看、价值非凡的瑰宝。

春风得意马蹄疾，一日看尽合欢花。合欢花，我爱你啊！

【注释】

①吴尚先（1806—1886年），原名安业，字师机，钱塘（今浙江省杭州市）人，清代重视外治的医家。他说："外治之理，即内治之理"，致力研究总结各种外治法，其中以"薄贴"（即膏药）用得最广，疗效也好，时人习称他为"薄贴"专家。《理瀹骈文》，原名《外治医说》，共一卷，是一部专论外治的医书，对全面研究中医的治疗学，有参考价值。

②见宋人苏轼《水调歌头》一词。

③见西北师范学院植物分类学教授孔宪武著《兰州植物通志》（甘肃人民出版社1962年10月第1版）343页。

④当归、芍药、远志三药之故事见本书《"当归之乡"话当归》一文。

⑤据《甘肃日报》1981年3月25日载《羊城晚报》记者吴其琅、黄兆存《春满神州，香溢花城》一文说："……在绿荫如伞的著名华南植物园，有一株黄兰为树干、含笑为花冠的合欢树，把甜香扑鼻的含笑花由低矮的灌木改变为高可四五米的花树，枝繁叶茂，花香更浓，带有香蕉的味道。"可谓巧夺天工、别具一格之珍品，为合欢另添一种样式。

⑥天女散花：又称"散花天女"，佛经故事里的人物。《维摩经·观众生品》记载，维摩室中有一天女，以天花散诸菩萨身，即皆坠落，至大弟子，便著不坠。天女说："结习未尽，花著身耳。"俗有"天女散花"之语，即来源于此。

⑦唐人韩翃《寒食》诗有"春城无处不飞花"之句，此处系笔者故意所改。

⑧见唐人白居易《长恨歌》一诗。"此情绵绵无绝期"原诗作"此恨绵绵无绝期"，此处系笔者故意所改。比翼鸟：鸟名，即"鹣鹣"，传说此鸟一目一翼，不比不飞。见《尔雅·释地》郭璞注。一说为两只并翅齐飞的鸟。常用以比喻夫妇，如《长恨歌》；亦用以比喻朋友，如曹植《送应氏》诗："愿为比翼鸟，施翮起高翔。"连理枝：两棵树上的枝条长得连接在一起，常用以比喻恩爱夫妻间爱情的坚贞牢固。据《甘肃日报》，1980年8月8日3版刊载的《连生二十多年的"连理树"》一短文说："在天愿作比翼鸟，在地愿为连理枝。'这是白居易《长恨歌》中脍炙人口的名句。人们都喜欢用连理枝来比喻恩爱夫妻，但是见过连理枝的人却很少。最近在川鄂交界的中梁子山上发现了一对连理枝（枝条连生在一起的树）。这两棵栎树相距5米，右边一棵树在距地2.5米处，生有一碗口粗的枝丫，直搭于左边那棵树的躯干上，然后共生为一体，无任何缝隙。据当地群众讲，这两棵树连生已有二十多年。"（按：该报并附有照片）

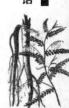

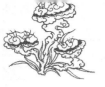

⑨系清人郑板桥题竹诗。

⑩见孔子《论语·学而》。

⑪同属植物山合欢（黑心树）［*A.kalkora*（Roxb.）Prain］树的皮在四川、云南、贵州等省亦作合欢皮药用，《中华人民共和国药典》（一九七七年版）亦将其皮同作合欢皮药用。该植物之形态与合欢之不同点为羽片 2~3 对，小叶 5~14 对，小叶片近矩形，长且宽，长达 4.5 厘米，宽达 1.8 厘米，先端有短尖，下面苍白色，有短的小叶柄。花白色。荚果长达 17 厘米，深棕色，有种子 4~12 粒。

⑫正品合欢花，即为本种之花，西南地区尚以山合欢的花同等入药。而东北、华北及山东、甘肃等省区所售的合欢花，除豆科合欢的花外，尚有卫矛科南蛇藤属植物南蛇藤（*Celastrus orbiculatus* Thunb.）或棱枝南蛇藤（苦皮藤）（*C. angulatus* Maxim.）的蒴果，同时又夹杂有同科卫矛属植物白杜（明开夜合）（*Euonymus bungeanus* Maxim.）的蒴果，纯系误用，应注意纠正！

⑬皂甙对冷血动物有剧毒，常用作毒鱼剂。

⑭皂甙是广泛分布于植物界中的一类较复杂的化合物，因其具有较大的表面活性，与水振摇能产生胶状溶液和强烈的持续性泡沫，故称"皂甙"。

趣谈何首乌

研究中药名称的来历，真是一项有趣的工作，别的姑且不说，单是研究那些用来纪念某一人物或与之相关的传说故事而得名的中药就很有趣，如禹余粮、杜仲、徐长卿、女贞子、相思子、牵牛子、使君子、天师栗、越王余箅、刘寄奴草、主簿虫、金鸡纳皮、何首乌等等，无不包含着一个个耐人寻味、优美动听的传说故事①，而何首乌的传说故事，则是其中最耐人寻味、最优美动听的。

何首乌是蓼科蓼属植物，学名为 *Polygonum multiflorum* Thunb.。种名 multiflorum 是"多花"的意思。这种多年生草本植物，茎长可达 3 米余，常常缠绕在他种植物上，红紫色，基部或下部木质化，中空，愈老愈红，愈老愈硬，真是饱受风霜而心红志坚，历尽寒暑而精力倍增；茎上部多分枝，一片片窄卵形至心脏形的叶叶，互生其上，红茎茎配上荞麦叶样的绿叶叶，煞是好看；秋季开白色或绿白色的小花，圆锥花序顶生或腋生，花序分枝极多，密聚为多枝大形的圆锥花序，正合种名 multiflorum 多花之意。别看她的花不很起眼，小小的，白白的，或者绿白绿白的，一串串地生长在分枝极多的花序上，从观赏角度而言，并没有多大价值；可是这种几乎分布于全国南北各地生长在山坡石缝间、路旁土坎上、山脚阳处、灌木丛中、篱边、林下的平平常常的草草，一旦栽培在人家庭院花园内，就会被视为无上珍品。当主人家的小孩学了语文课本中鲁迅先生的《从百草园到三味书屋》，读了"……何首乌有臃肿的根。有人说，何首乌根是有像人形的，吃了便可以成仙……"的话后②，便会像当年鲁迅先生孩童时一样稚气地对他的小朋友们说："请吧，请到我家来看看何首乌吧，那还是我爷爷栽下的哩！听爸爸、妈妈说，她的

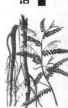

药苑漫话

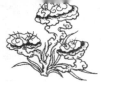

根快变成人形了，吃了会成仙的。"当真是这样吗？说来话长，这是一个很有趣的故事，如果从有文字记载的唐散文家、哲学家李翱（772—841 年）所撰的《何首乌传》算起，那么这个故事已经流传了一千多年。一千多年来，一代一代地传下来，将何首乌说得神乎其神，栽培在小桥流水人家，蔓延于竹木墙壁之间，"花雨红飞云外树，波光绿染水心屋"，个中情景，甚难以寸管形容之，实乃"别是人间一洞天"呀！洞天府地，配上"吃了便可以成仙"的"仙药"，除美化环境外，还被披上了一层极其神秘的色彩。

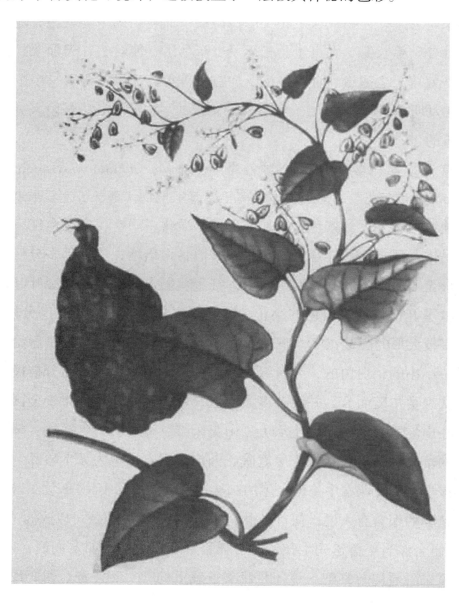

她的块根和藤茎都可药用，块根名"何首乌"、"赤首乌"，生者称"生首乌"，制者称"制首乌"③；藤茎叫"夜交藤"或"首乌藤"，始载于宋《开宝本草》。块根何首乌是一味名气极大的药，因入土极深，得大地之精华甚多，实为滋补要药。李时珍对她评价很高，说："此物气温，味苦涩。苦补肾，温补肝，涩能收敛精气。所以能养血益肝，固精益肾，健筋骨，乌髭发，为滋补良药。不寒不燥，功在地黄、天门冬诸药之上。"近代医家张山雷（1872—1934 年）亦说："首乌之根，入土甚深，而藤蔓延长，极多且远。能入夜交缠，含至阴之气，具有凝固能力，所以专入肝肾，补养真阴，且味固甚厚，稍兼苦涩，性则温和，皆与下焦封藏之理符合，故为填益精气，备有阴阳平和作用，非如地黄之偏于阴凝可比。"今人将她列为入心、肝、肾三经的"补血"要药，认为久服益人之功为他药所不及。

大凡好药，就常常有伪品出现，鱼目混珠，以假乱真，使人们"求福"而"得祸"。何首乌之伪品，最常见者为同科同属植物朱砂七（*Polygonum cil1inerve*（Nakai）Ohwi）的块状根状茎和同科翼蓼属植物翼蓼（*Pteroxygonum giraldii* Dammer et Die1s）的块根④。为了不使患者上当受骗，介绍介绍何首乌块根的特点，无论从治疗价值上或经济价值上看，都是有很大现实意义的。她的根极细长，先端具膨大的块根，块根纺锤形或团块状，上无须根，表面红棕色或红褐色，凹凸不平，有不规则皱纹及纵沟，有时呈数棱状，两端各有明显的断根痕，露出纤维状维管束；质坚硬而重，极难折断。商品多切成纵片或横片，以横片为多见，切断面淡黄棕色或淡红棕色，粉性，凹凸不平，显"云锦花纹"，状若天然的彩色图案，真是美丽极了。此为何首乌之显著特点，可供与他药鉴别之用。何首乌何以会显此"云锦花纹"呢？原来这是由中央一较大中心柱及其外围类圆形异型维管束所构成，束间有凹陷相隔，切面外缘随着周围维管束的数目而显数个突起。据西医外科医生讲，何首乌的横切面很像人肝脏的横切面。李时珍说："汉武时，有马肝石能乌人发，故后人隐此名，亦曰'马肝石'。"可见此药早在汉武帝时即被人们作为药用，因其质坚硬如石，横切面颇像马肝脏之横切面，故有"马肝石"之名。湖南、

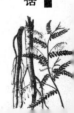

药苑漫话

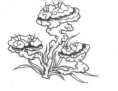

陕西人称她为"铁秤砣",也是从质重坚硬如石而得名的。别看一块小小的何首乌不值多少钱,生长起来可真是缓慢,生长年代愈久,传说其价值愈高,苏颂之《图经本草》中引了明州刺史李远《附录》中的一段话说:"……真仙草也:五十年者如拳大,号'山奴',服之一年,发髭青黑;一百年者如碗大,号'山哥',服之一年,颜色红悦;一百五十年者如盆大,号'山伯',服之一年,齿落更生;二百年者如斗栲栳大,号'山翁',服之一年,颜如童子,行及奔马;三百年者如三斗栲栳大,号'山精',纯阳之体,久服成地仙也。"把何首乌轻身延年的神奇疗效说得玄而又玄。笔者云游天下,手持采集杖,脚踏登山鞋,在何首乌家乡访求何首乌多年,无缘遇见"碗大"、"盆大"、"斗栲栳大"、"三斗栲栳大"的何首乌,至今引为憾事,但对何首乌的传说故事却越来越感兴趣,特别是对那位极有心眼的"太常博士"在其《图经本草》中所收载的《何首乌传》一文,大有百读不厌之感。颂说:

此药本名"交藤",因何首乌服而得名也。唐元和七年,僧文象遇茅山老人,遂传此事。李翱乃著《何首乌传》云:

何首乌者,顺州南河县人。祖名"能嗣",父名"延秀"。能嗣本名"田儿",生而阉弱,年五十八,无妻子,常慕道术,随师在山。一日醉卧山野,忽见有藤二株,相去三尺余,苗蔓相交,久而方解,解了又交。田儿惊讶其异,至旦遂掘其根归。问诸人,无识者。后有山老忽来,示之,答曰:"子既无嗣,其藤乃异,此恐是神仙之药,何不服之?"遂杵为末,空心酒服一钱。七日而思人道,数月似强健,因此常服,又加至二钱。经年旧疾皆痊,发乌容少,十年之内,即生数男,乃改名"能嗣"。又与其子延秀服,皆寿百六十岁。延秀生首乌。首乌服药,亦生数子,年百三十岁,发犹黑。有李安期者,与首乌乡里亲善,窃得方服,其寿亦长,遂叙其事传之云。

如果将《何首乌传》翻译成现代白话文,即为:

何首乌,顺州南河县人。祖父名叫"能嗣",父亲名叫"延秀"。能嗣原名叫"田儿"，体弱多病，不能生育，年五十八岁，尚未娶妻成家，常常羡慕思念仙家道术，随师居于深山老林之中。有一天夜间，酒醉后睡卧于山野间，朦胧中看见两株藤本植物，相距1米多，苗蔓忽然相交在一起，久而始解，解后又交。田儿见此情状，甚为惊异，次日晨就连根掘回。遍问众人，没有一人能够认得是什么植物的。后来有一位山老忽然走来，田儿出示询问，山老回答道："你既然年老无子，此二藤相距1米多，苗蔓忽然相交在一起，久而始解，解后又交，实在奇异，这恐怕是天赐的神药吧，你何不服服试试看呢?"田儿便将所挖之根捣为细末，每日早晨空腹时以酒送服3克。七天后

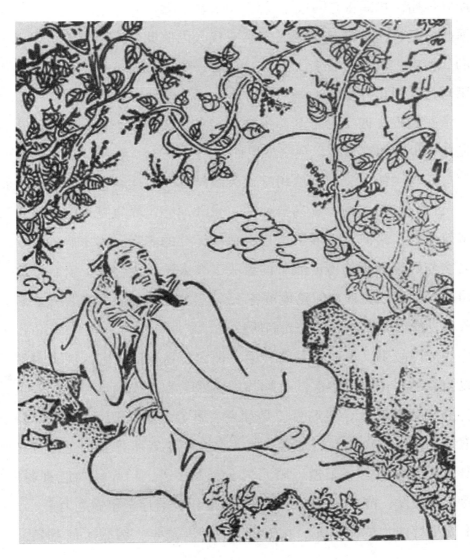

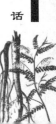

药苑漫话

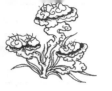

即思念家室，连服数月后更感强健，因此常服不断，又加至每日 6 克。一年后所患诸病完全痊愈，原已花白的头发变得乌黑油亮，原已苍老的容颜变得光彩焕发，遂娶妻成家，十年之内，生了好几个男孩，于是将本名"田儿"改为"能嗣"。从此以后，他家即将此药当作传家宝一代一代传下去，能嗣又让儿子延秀依法照服，父子二人都活了一百六十多岁。延秀生儿名"首乌"。首乌依爷爷、父亲之法亦服此药，也生了好几个儿子，活了一百三十多岁，虽为百岁老人，头发却乌黑如漆。有一个叫李安期的人，和何首乌同乡某人关系十分亲密，偷偷地打听到这一秘方服用，也成了一个老"寿星"，于是将这事加以传播，我即将它写成了这篇《何首乌传》。

据此可见，何首乌是根据何家第三代人因服此药延年益寿、发乌容少而得名的。何者，姓也；首者，头也；乌者，黑也。何首乌，即"何头黑"之意，用现代汉语语序表示，则可直呼"何黑头"。年迈人或老"寿星"，古人多用"童颜鹤发"四字形容其面色之年轻发色之雪白，惟独何首乌祖孙三代用"发乌容少"四字形容发色之漆黑面色之年轻，"容少"与"童颜"一意，而"发乌"与"鹤发"则截然相反，久服何首乌，达耄耋高龄以至"百三十岁"、"百六十岁"，头发犹乌黑如漆，光泽油亮，简直是人间一大奇迹，于是以奇效命名，给何首乌取了这么个独一无二的名字。由于她的这个奇特古怪的名字与娓娓动听的传说故事的缘故，今人治"少白头"病，即青年人血虚发白病，则常以何首乌配熟地黄各 15 克，水煎常服，每获良效，名副其实的何首乌，便因此而为更多的人们所称道。

这些传说故事，虽然都是些神话，把何首乌神话化了，读者自然不会完全信以为真的，但经过中医的长期临床实践，和现代医学科学的验证，对制首乌补肝肾、益精血、强筋骨、乌须发、养心安神之功，生首乌泻下通便、解毒散结、活血治风之效，却无不叹服。尤使笔者所乐道的是何首乌所独有的补肝肾、益精血、坚阳道、固元气、令人多子，治疗性功能衰弱症之功；强筋骨、乌须发、抗衰老、保寿命、轻身延年，治疗老年病之力。

本无生育能力的何田儿，在年近"花甲"之年，因服了何首乌，"七日而思人道"，"经年旧疾皆痊，发乌容少，十年之内，即生数男，乃改名'能嗣'"，固然可看作神话，但发生在明世宗肃皇帝朱厚熜身上的事却是千真万确的人间现实。这位皇帝大人"虽有三夫人、九嫔、二十七世妇、八十一御妻，暨后宫才人、乐府妓女"多人，但因患"无生育能力"之病，却无一皇太子继承皇位。在封建社会中，"金口玉牙"，掌握众民"生杀予夺"之权的"真龙天子"无"龙子"继承皇位，可真是一件大事，自然为国人所关注，于是搜肠刮肚、绞尽脑汁的进方献药者便接踵而来，有位老道叫邵应节的"真人"则独邀其功。李时珍在他的《本草纲目》中记载了这件事，他说："此药流传虽久，服者尚寡。嘉靖初，邵应节真人，以'七宝美髯丹'方上进。世宗肃皇帝服饵有效，连生皇嗣。于是何首乌之方，天下大行矣。"这就是名闻天下、载于史书的"御方"——"七宝美髯丹"的来历。"七宝美髯丹"是万表《积善堂经验方》中的名方，以何首乌、茯苓、牛膝、当归、枸杞子、菟丝子、补骨脂七味宝药和黑芝麻、蜂蜜等为辅料制成⑤，"久服极验"，为"乌须发、壮筋骨、固精气、续嗣延年"的宝方，真有"丈夫再造丸"之力。方中以何首乌为主药，佐以补血生精、壮阳补肾之品，配伍得当，方义周详，合而用之，共奏"续嗣延年"之效。何首乌何以会有如此大的魔力呢？以致使古代医家斩钉截铁般地说出"久服令人有子"的话来⑥。据今人研究，她能治男性不育症，《北方常用中草药手册》中《何首乌》篇说⑦："何首乌单用常服，可治精子生成不良症。"正合古人"坚阳道，令人多子"之意，不过古人多是宏观，知其当然不知其所以然罢了。

何田儿、何延秀、何首乌祖孙三代，皆因服何首乌，"寿百六十岁"、"年百三十岁"，"发乌容少"、"发犹黑"；"与首乌乡里亲善，窃得方服"的李安期老人，"其寿亦长"，固然可看作神话，但发生在宋代怀州知州李治所见一同官武臣身上的事却是千真万确的人间现实。这位武臣"年七十余而轻健，面如渥丹，能饮食"，实属少见。"人生七十古来稀"，中国古代由于生产力低下，生活条件所限，活到七十岁的人是很稀少的，即以健在者而言，虽不是老态龙钟，却也是风烛残年，甚者"日薄西山，气息奄奄，人命危浅，

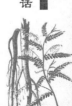

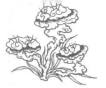

朝不虑夕",而这位武臣岁达"随心所欲"的耆寿高龄,面犹红润光泽,且健步如飞,能吃能喝,自然为人们所注目。善于渔猎群书的李时珍在他的《本草纲目》中也记载了这件事,他说:"宋怀州知州李治,与一武臣同官,怪其年七十余而轻健,面如渥丹,能饮食。叩其术,则服'何首乌丸'也。乃传其方。"这就是大名鼎鼎的"何首乌丸"的来历。其方用何首乌500克,米泔水浸泡三昼夜,以竹刀刮去外皮,切片焙干,石臼捣为细末,炼为蜜丸如梧桐子大,每日早晨空腹时以温酒送服五十丸即可⑧,亦可制成散剂服。一味何首乌何以会有如此大的功力呢?以致使古代医家众口一词地说出"久服长筋骨,益精髓,延年不老"的话来⑨。据科学分析,她含有卵磷脂约3.7%、羟基蒽醌衍生物约1.1%,羟基蒽醌衍生物中主要为大黄酚、大黄素,其次为大黄酸、大黄素甲醚、大黄酚蒽酮等;又分离得一种芪类化合物:2,3,5,4——四羟基芪-2-0-β-D-葡萄糖甙,另含有淀粉、脂肪及鞣质等。说起卵磷脂,可真是一种难得的好成分,她为构成神经组织,特别是脑脊髓的主要成分,有很强的健脑作用,同时为血球及其他细胞膜的重要原料,并能促进血细胞的新生及发育;而羟基蒽醌衍生物中的大黄酚和大黄素呢?也是两种难得的好成分,她们有降低血清胆固醇的作用,能阻止胆固醇在肝内沉积,阻止类脂质沉积到动脉内膜,有防止或减轻动脉粥样硬化的作用,临床上单用或与他药配伍治疗高血清胆固醇患者,以及中、老年冠状动脉粥样硬化病所致的心绞痛与心肌梗死等病,无不具有良好的医疗作用。治血胆固醇过高症,可服新药"首乌片"(内含70%制首乌浸膏及30%制首乌粉,制成0.5克片剂)⑩,每服5片,每日三次;服药期间固定饮食习惯,服药前与服药后1~2周复查胆固醇值,一般用药2~6周。治心绞痛,可服"心痛汤",其方为何首乌、黄精各12克,柏子仁9克,菖蒲、郁金各6克,延胡索3克组成,水煎服,每日一剂。治心肌梗塞之阴虚型者,可用何首乌、沙参各15克,麦冬、玉竹、五味子各9克,水煎服。一味中药,就是一张复杂的复方,绝非提取单一成分的"天然药"所能代替,何首乌,药虽一味,但因含有多种成分,如以每一种成分又当一味药看待,那么几种成分就可以看作几味药,如此，何首乌就自然而然地成了一张复杂的"复方"，就治疗老年病而言，既有卵磷脂的健脑作用、促进血细胞的新生及发育作用，又有羟基蒽醌衍生物降低血清胆固醇的作用，防止或减轻动脉粥样硬化的作用，借用古人之言，所谓"止心痛，益血气，黑髭发，悦颜色。久服长筋骨，益精髓，延年不老"（《开宝本草》）者是也，所谓"长筋力，益精髓，壮气驻颜，黑发延年"（《图经本草》）者是也。

以上关于何首乌"久服令人有子"、"延年不老"两大功效，习惯认为以制用为佳，但据今人研究，生首乌中因含有结合蒽醌衍生物，能促进肠管蠕动，有泻下通便作用，炮制后，结合蒽醌衍生物含量降低，而游离蒽醌衍生物含量显著增加，故制者的缓泻作用较生者为弱，如用于降低血清胆固醇，治疗高血清胆固醇患者，则应以生者为佳。不仅如此，在许多情况下，诸多疾病方面，生首乌均大有作为，不必迷信或苛求于"九蒸九晒"的制首乌。那么生首乌到底能治哪些病呢？摘要简介如下：

泻下通便：生首乌具缓泻作用，可作通便药，用于老人与体质虚弱者之便秘病，单用研末服或略煎服，亦可与其他润燥滑肠药如肉苁蓉、大麻仁、松子仁等配伍应用。

解毒散结：生首乌用于痈肿疮毒、瘰疬结核中医外科诸病颇有良效，《本草纲目》中有"疮帚"、"红内消"之名，极言其疗效之佳。"疮帚"者，一扫光之意；"红内消"者，解毒散结、排脓消肿之意。陈自明《外科精要》载：治痈疽毒疮：红内消不拘多少，置非铁器容器中文武火煎熬，将熟时加入等量好无灰酒，再煎数沸，时时饮之；共渣滓焙干研为细末，酒煮面糊为丸如梧桐子大，每日晨空腹时以温酒送服三十丸，病退后亦宜常服之。《赤脚医生》载：治对口疮（又名"脑疽"，现代医学称"蜂窝织炎"）和发际疮（即颈后"毛囊炎"）30余例，均收到了满意效果，方用生首乌、霜茄花（秋天经霜的茄子花）、白糖各9克，黄酒煎，分三次饭后服，令出汗，每日一剂即可。病案举例如：张××，男，成年，山东省平度市崮山公社马戈庄大队人，颈后生一对口疮，周围红肿约5厘米，疼痛不止，夜难入睡，经服上药

41

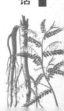

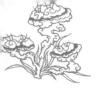

一剂，肿消痛减，服二剂而告痊愈[11]。《斗门方》载：治瘰疬结核或破或不破，甚至下至胸前者：用生首乌洗净，日日生嚼，并取叶捣涂之，数服即止，此与今之药理实验所证实之抑制结核杆菌作用极为吻合。

杀虫止痒：生首乌和制首乌均有杀虫止痒的作用，为治疗某些皮肤病的良药。王衮《博济方》载：治疥癣满身极为严重几不可治者：以生首乌、艾叶各等分，水煎浓汤洗浴，确有解痛、生肌之良效。《圣惠方》载：治大风疬疾：取上好何首乌一斤，以米泔水浸泡七昼夜，九蒸九晒，又取胡麻（即脂麻，俗写为"芝麻"）四两，亦九蒸九晒，分别研末，和匀，以酒送服二钱，每日二次。

防治疟疾：《景岳全书》载"何人饮"，用何首乌、人参、当归、陈皮等配伍，主治疟疾反复发作，神疲羸瘦，多获良效。

活血治风：《本草纲目》载：宋怀州知州李治，曾得一病，"盛暑中半体无汗，已二年，窃自忧之"，制"何首乌丸"而服，"服至年余，汗遂浃体"。李时珍评价说："其活血治风之功，大有补益。"所服"何首乌丸"，系他目睹过的那位"年七十余而轻健，面如渥丹，能饮食"的同僚武臣所服的"何首乌丸"，如法炮制，效若桴鼓。《经验方》载：治骨软风疾，腰膝疼痛，行步艰难，遍身瘙痒者：用生首乌、牛膝各一斤，以好酒一升，浸七宿，晒干，木臼杵为细末，枣肉和丸如梧桐子大，每日晨空腹时以酒送服三五十丸。

收涩止血：生首乌因含有鞣质成分，性收涩，有止血作用，用于某些出血病症颇有效验。《圣惠方》载：治肠风脏毒，下血不止：生首乌二两，研为细末，于饭前以米汤饮服二钱，效佳。邓笔峰《卫生杂兴》方载：治破伤血出：以生首乌末敷之即止，神效。

平喘止咳：厦门市医药研究所编《医药卫生通讯》（1972年1期）载厦门市向阳区人民医院以胆汁、何首乌治疗老年慢性气管炎，用猪胆汁1毫升、何首乌3克，为一次量，先将何首乌研为细末，后入猪胆汁制成粗颗粒（形如冲剂），按上述分量，日服三次，十日为一疗程，经治95例（单纯型者85例，喘息型者10例），取得了一定效果[12]。

何首乌真是一味好药，其功不能尽述，既能使无生育能力的男人传宗接代，永续永存，父生子，子生孙，孙生子，子又生孙，子子孙孙无穷尽也，又能使人延年益寿，降血脂，止心痛，益血气，长筋骨，黑髭发，悦颜色，活得健康长寿，活得幸福愉快，为人类做出更大的贡献。她的藤茎——"夜交藤"也是一味好药，大明《日华诸家本草》谓："其药本草无名，因何首乌见藤夜交，便即采食有功，因以采人为名尔"。是说何首乌在《神农本草经》中本无记载，何首乌见相距较远的雌雄不同的两株藤蔓于夜间相交在一起，采食其块根获效，遂以人名——何首乌——之名，命名药名——何首乌——之名，与《何首乌传》所记载的略有一点不同，即把何家第三代人——何首乌——当成了第一代人，但在"见藤夜交"这一点上却是一致的。何首乌到底是不是雌雄异株，相距 1 米多远的两株藤蔓能不能于夜间相交在一起呢？古人所设的这个"迷"今天该打破了，我们的回答是：否！她既不是雌雄异株，相距 1 米多远的两株藤蔓更不能于夜间相交在一起。那么何以将首乌藤称作"夜交藤"呢？原来这是牵强附会所致，将首乌藤以功用所得之名，当成了该植物的客观表现。所谓"夜交"者，实是对人而言，因首乌藤有养心安神之效，对于神经衰弱、失眠多梦的患者具有良好疗效，与茯苓、酸枣仁、甘草、大枣等养心安神、补益气血药合用，可治疗心烦不寐症，使人入夜双目交合而安眠，故名"夜交藤"。此外，她还可治风疮疥癣作痒，《本草纲目》中有"煎汤洗浴，甚效"之评语，足见其疗效之佳。

何首乌全株是宝：鲜叶贴肿疡，有吸脓作用；捣烂加水浸泡后可杀蛆。全草捣烂制成浸液，可防治蚜虫、红蜘蛛和稻螟，为良好农药。块根煮熟后喂母猪有催乳作用；并含有淀粉。可用于酿酒；从前染布着色多用土法染之，染房中用的小靛缸，其中的染料快"死"时（发生毛病时），将块根砸碎放入，不几天靛缸中的染料即"死而复活"，重新发旺。……

亲爱的读者，当你读了这篇何首乌的传说故事、医疗妙用后将作何感想呢？一定会对何首乌发生浓厚的兴趣的，想买一些让家中老人服用，以求延年益寿，长命百岁。但是我给你报告一个不愉快的消息吧，因何首乌生长极

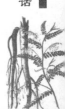

药苑漫话

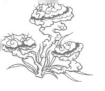

为缓慢，服食者太多，供不应求的现象愈来愈严重，若干年后，将会发生可怕的危机。因此，我们应该大声呼吁一下：大家都来种何首乌吧。

何首乌喜温暖湿润的环境，对土壤要求不甚严格，在我国除新疆、青海、内蒙古等省区不宜种植外，全国南北各地均可栽培，因她忌水浸，宜选择排水良好的腐殖质壤土或砂质壤土为宜，采取有性繁殖或无性繁殖均可：种子繁殖：早春育苗，条播，行距 10~12 厘米，开浅沟，将种子均匀撒入沟内，覆土 2~3 分，如经常保持土壤湿润，温度在 16℃~20℃范围内，约二十天左右即可出苗，苗出齐后需适当间苗。当苗高 10~12 厘米时，选阴天移栽，行距 40~50 厘米，株距 25~30 厘米。扦插繁殖：于秋天七至八月间剪取壮实枝条，长 10~15 厘米，斜插于苗床，保持土壤潮湿，二十天左右即可生根，生根成活后再培育一年，于第三年春季移栽。生长期间有蚜虫为害，可用"乐果"乳剂 500 毫升，加水 1000 升，或 6%可湿性"六六六"500 毫升，加水 100 升喷杀。在我国大规模大面积植树种草的日子里，大家都来种种何首乌吧。

【注释】

①禹余粮：为一种褐铁矿的矿石，又名"禹粮石"。李时珍《本草纲目》谓："石中有细粉如面，故曰'余粮'，俗呼为'太一禹余粮'。"陈承《本草别说》谓：会稽山中出者甚多。彼人云：昔大禹会稽于此，余粮者本为此尔。"有涩肠止泻、收敛止血之功。

杜仲：为杜仲科杜仲属植物杜仲（*Eucommia ulmoides* oliV.），药用树皮。《本草纲目》谓："昔有杜仲服此得道，因以名之。"有补肝肾、强筋骨、安胎、降压之效。

徐长卿：为萝藦科牛皮消属植物徐长卿（*Cynanchum paniculatum* Kitag.），以根及全草入药。《本草纲目》谓："徐长卿，人名也，常以此药治邪病，人遂以名之。"有解毒消肿、通经活络、止痛之功。

女贞子：为木犀科女贞属植物女贞（*Ligustrum lucidum* Ait.），药用果实。《本草纲目》谓："此木凌冬青翠，有贞守之操，故以贞女状之。"《琴操》载：鲁有处女见女贞木而作歌者，即此也。晋·苏彦《女贞颂》序云：女贞之木，一名冬青；负霜葱翠，振柯凌风。故清士钦其质，而贞女慕其名是矣。"有补肝益肾、乌发明目之效。

相思子：为豆科相思子属植物相思藤（*Abrus precatorius* L.），药用种子，根、藤、叶亦入药。《本草纲目》谓："按：《古今诗话》云：相思子圆而红。故老言：昔有人殁于边，其妻思之，哭于树下而卒，因以名之。"笔者按：相思子椭圆形，上部朱红色，种脐部分黑色，有光泽。有大毒！外用治疥癣、痈疮、湿疹。

牵牛子：为旋花科牵牛属植物牵牛（裂叶牵牛）（*Pharbitis hederacea* Choisy）或圆叶牵牛（*P. purpurea*（L.）Voigt.），以种子入药。陶弘景《名医别录》谓："此药始出田野，人牵牛谢药，故以名之。"据《中药消息》1983年5月20日出的第10期（总40期）关于《牵牛子的命名来历》一文说："……一位农夫的男孩子，偶患大腹症，经医诊断为腹水，当即包给散剂服，按医嘱服药，腹水逐渐消除，身体恢复了健康。全家商量把已满周岁的小牛送给医生以示致谢。农夫领着小孩，小孩牵着牛，一同去谢医生。当问到医生：'给孩子吃的什么药？'医生说：'从野外采的蔓草果实，不知叫什么名字，既然小孩牵着牛来了，就把这个药起名叫牵牛子吧！'后经医生婉言谢绝，农夫只好让孩子把牛牵回去。……"有泻下去积、逐水退肿、杀虫之功。

使君子：为使君子科使君子属植物使君子（*Quisqualis indica* L.），以种子入药。马志等之《开宝本草》谓："俗传潘州郭使君疗小儿多是独用此物，后医家因号为'使君子'也。"主治蛔虫病。

天师栗：为七叶树科七叶树属植物天师栗（*Aesculus wilsonii* Rehd.），药用果实。《本草纲目》谓："按：宋祁《益州方物记》云：天师栗，惟西蜀青城山中有之，他处无有也。云张天师学道于此所遗，故名。"有理气止痛、截疟、杀虫之效。

越王余箅：原植物不详。李珣《海药本草》谓："越王余箅生南海水中，如竹箅子，长尺许。刘敬叔《异苑》云：昔晋安越王渡南海，将黑角白骨作箅筹，其有余者，弃于水中而生此。故叶白者似骨，黑者似角，遂名之。相传可食。"主治水肿浮气结聚、宿滞不消、腹中虚鸣。

刘寄奴草：为菊科艾属植物奇蒿（*Artemisia anomala* S.Moore），以带花全草入药。《本草纲目》谓："按：李延寿《南史》云：宋高祖刘裕，小字寄奴。微时伐荻新洲，遇一大蛇，射之。明日往，闻杵臼声。寻之，见童子数人皆青衣，于榛林中捣药。问其故。答曰：'我主为刘寄奴所射，今合药傅之。'裕曰：'神何不杀之？'曰：'寄奴王者，不可杀也。'裕叱之，童子皆散，乃收药而反。每遇金疮傅之即愈。人因称此草为'刘寄奴草'。"有活血行瘀、止血止痛、清热利湿之功。

主簿虫：为钳蝎科动物问荆蝎（*Buthus martensi* Karsch），以干燥全体入药。《开宝本草》谓："段成式《酉阳杂俎》云：江南旧无蝎。开元初有主簿，以竹筒盛过江，至今往往有之，故俗称为'主簿虫'。"有毒！有镇痉、熄风、攻毒之效。

45

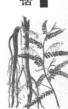

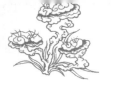

金鸡纳皮：为茜草科金鸡纳属植物金鸡纳树（李氏金鸡纳树）（*Cinchona ledgeriana* Moens）、黄金鸡纳树（*C.calisaya* Wedd.）和红金鸡纳树（*C.succirubra* Pav.），药用树皮和叶中所含生物碱。《生药学》（江泽荣主编，人民卫生出版社 1966 年 5 月第 1 版）谓："'Cinchona'（译音金鸡纳），相传为秘鲁总督伯爵 Cinchon 夫人（1638）用此树皮治愈疟疾而得名。"有抗疟、退热之功。

②见《鲁迅全集》第二卷《朝花夕拾》。"拥肿"，一作"臃肿"。

③制首乌之制法：每 50 千克何首乌块用黑豆 5 千克、黄酒 7.5 升。先将何首乌块放在盆内，用煎好的黑豆汁（其制法为：取黑豆 5 千克，加水适量，约煮 4 小时，熬汁约 12.5 升，豆渣再加水煮约 3 小时，熬汁约 5 升，合并得黑豆汁约 12.5 升）与黄酒搅拌均匀，放罐内或其他容器（忌用铁质容器）内封严，坐水锅内加热，蒸至将酒汁吸尽，取出晒干即可。按：生首乌味苦、涩，性微温，制熟后味兼甘，性温。

④何首乌与朱砂七、翼蓼鉴别要点如下：

蓼属：

何首乌：根极长，先端膨大成块状，上无须根（特征见正文）：茎中空，基部木质化；单叶互生，卵圆形或三角状卵圆形，先端渐尖，基部心形或耳状箭形，两面均无毛；花序圆锥状，顶生或腋生，大型，多分枝，紧密，花小，长约 2 毫米。

朱砂七：根状茎膨大成卵圆体状块茎，具多数须根，外表褐色，断面黄红色，鲜时上有朱砂色红点，干后变土黄色或黄棕色，木质；茎中空，草质；单叶互生，椭圆形，先端渐尖，基部耳状箭形，较何首乌叶片薄，背面具乳头状突起；花序分枝稀疏，花较大。

翼蓼属：

翼蓼：块根肥厚粗壮，近圆形，肉质或稍木质，具多数细毛根，断面鲜时色白，干后变暗红棕色；茎中空，草质，常铺散；叶常 2~4 片簇生，三角形或三角状卵形，先端渐尖或尾状渐尖，基部心形或戟形，表面无毛，背面沿脉及叶缘被稀疏柔毛；花序总状，腋生。

⑤《本草纲目》转引万表《积善堂经验方》中之"七宝美髯丹"的功效、制法、用法如下：七宝美髯丹：乌须发，壮筋骨，固精气，续嗣延年。用赤、白何首乌各一斤，米泔水浸三四日，瓷片刮去皮，用淘净黑豆二升，以砂锅木甑，铺豆及首乌，重重铺盖蒸之。豆熟，取出去豆，曝干，换豆再蒸，如此九次，曝干为末。赤、白茯苓各一斤，去皮研末，以水淘去筋膜及浮者，取沉者捻块，以人乳十碗浸匀，晒干研末。牛膝八两去苗，酒浸一日，同何首乌第七次蒸之，至第九次止，晒干。当归八两，酒浸

晒。枸杞子八两，酒浸晒。菟丝子八两，酒浸生芽，研烂晒。补骨脂四两，以黑脂麻炒香。并忌铁器，石臼为末，炼蜜和丸弹子大，一百五十丸。每日三丸，侵晨温酒下，午时姜汤下，卧时盐汤下。其余并丸梧子大，每日空心酒服一百丸，久服极验。忌诸血、无鳞鱼、萝卜、蒜、葱、铁器。按：所谓"赤、白何首乌"者，笔者认为可能均指正品何首乌中纵剖面或横切面色较深（红）或色较浅（白）者，植物来源并非两个不同的品种，然以今日全国用药习惯而言，赤首乌即本品，系何首乌之正品，自古以来使用的何首乌即系此种；而白首乌，多指萝藦科牛皮消属植物白首乌（戟叶牛皮消）（*Cynanchum bungei* Decne.）或飞来鹤（耳叶牛皮消）（*C.auriculatum* Royle ex wight）等的块根或根，其性味、功效与何首乌均不相同，应分别称谓使用，不可相混。

⑥见大明《日华诸家本草》。

⑦《北方常用中草药手册》：北京部队后勤部卫生部、沈阳部队后勤部卫生部、兰州部队后勤部卫生部、新疆部队后勤部卫生部合编，人民卫生出版社 1971 年 1 月第 1 版。

⑧何首乌丸：为服食滋补要药，各家方药书上所载配方、制法不甚相同，现据《本草纲目》所转引者列述如下：

《太平惠民和剂局方》：何首乌丸：专壮筋骨，长精髓，补血气；久服黑须发，坚阳道，令人多子，轻身延年。月计不足，岁计有余。用何首乌三斤，铜刀切片，干者以米泔水浸软切之。牛膝去苗一斤，切。以黑豆一斗，淘净。用木甑铺豆一层，铺药一层，重重铺尽，瓦锅蒸至豆熟。取出去豆曝干，换豆又蒸，如此三次。为末，蒸枣肉，和丸梧子大。每服三五十丸，空心温酒下。忌诸血、无鳞鱼、萝卜、蒜、葱、铁器。

郑岩山《中丞方》：只用赤、白何首乌各半斤，去粗皮阴干，石臼杵末。每旦无灰酒服二钱。

万表《积善堂经验方》：用赤、白何首乌各半，极大者，八月采，以竹刀削去皮，切片，用米泔水浸一宿，晒干。以壮妇男儿乳汁拌晒三度，候干，木臼舂为末。以密云枣肉和杵，为丸如梧子大。每服二十丸，每十日加十丸，至百丸止，空心温酒、盐汤任下。一方不用人乳。

邓笔峰《卫生杂兴》方：用何首乌雌、雄各半斤，分作四分：一分用当归汁浸，一分生地黄汁浸，一分旱莲汁浸，一分人乳浸。三日取出，各曝干，瓦焙，石臼为末，燕枣肉，和丸梧子大。每服四十丸，空心百沸汤下。忌诸血、无鳞鱼、萝卜、蒜、葱、铁器。

⑨见马志等之《开宝本草》。

⑩"首乌片"之制法：取制首乌 30% 磨成细粉，70% 加水煎煮两次，第一次煮 3 小时，第二次煮 2

47

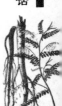

药苑漫话

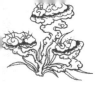

小时，过滤，合并滤液，浓缩成稠膏；加细粉搅匀，烘干，粉碎，制粒，干燥，加润滑剂压片，片重0.5克。

⑪见河南医学院、河南省医学科学研究所编《医药参考资料》第6期（1975年12月）摘自《赤脚医生》（2：24，1975年）载山东省平度市崮山公社卫生院张云生、程显风所写的《霜茄花、何首乌治疗对口疮》一文。

⑫该文"疗效小结"谓："显效以上（包括近控病例）13例，占13.7%；有效者70例，占73.7%；无效者12例，占12.5%。总有效率87.4%。本组显效率低，可能与疗程尚短有关。"

说古道今话党参

一提起参，人们便自然而然地会联想起一大串带"参"字的中药名称来，如人参、党参、西洋参、南沙参、北沙参、孩儿参、玄参、丹参、苦参、拳参、手参、竹节参、珠子参、土人参、刺人参、土党参、明党参、四叶参、蓝花参、小红参、华山参、茄参、峨参、福参、黑参、刺参、双参、双肾参、盘龙参、青羊参、鸡肉参、鸡蛋参、鸡肾参、鸡脚参、金钱参、百味参等等[①]，其中较常用者为陶弘景《名医别录》中所谓的五参：人参、沙参、玄参、丹参、苦参。五者之中，人参虽大补元气，为一般人所尊之，崇之，爱之，慕之，然价值昂贵，故常以党参代之，这样一来，后起之秀的党参便一跃而为居人参之下、众参之上的最常用的中药了，处方者时时处之，服药者常常服之，医生与病家均对她产生了深厚的感情，莫不想进一步了解了解她的生平历史与药用价值。

名称来历

党参，为桔梗科党参属多年生缠绕草本植物党参（*Codonopsis pilosula* (Franch.) Nannf.）[②]。细细的蔓子，拐弯抹角地缠绕在他种植物之上；卵形或广卵形的叶片，毛茸茸的，互生、对生或假轮生于细细的蔓子上，给人以纤纤娇嫩之感；秋季于叶腋间开出一朵朵花来，仿佛一口口钟，宛若一个个铃铛儿，淡黄绿色，上面又散生着浅紫色的小斑点，显得多秀气呀！虽然算不上奇葩异花，但却够别致的了；下面长着一根长圆锥状柱形的根，一声不吭地站在土中，支撑着她的茎茎、叶叶、花花、子子，最后毫不吝惜地将自己

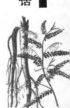

药苑漫话

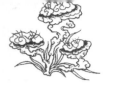

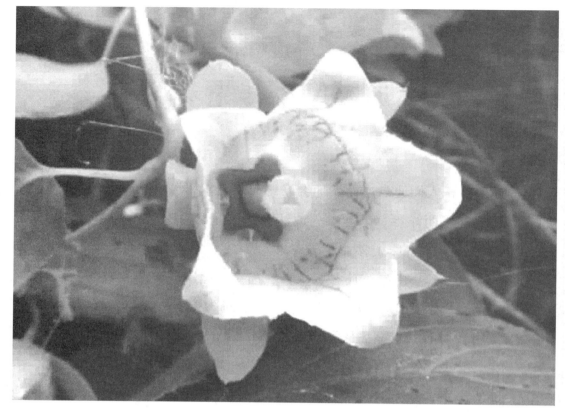

的全身献给了人类的健康事业。

据赵苾臣在其所著《党参新研究》一文中考证，党参之名，起于隋文帝时代。"参"，原作"薓"，或省写为"薓"，从"草"（义符）"浸"声（声符），"浸"除表声外，且兼表义，浸渐之意，即年深日久、浸渐长成的意思。说明党参与人参一样，均为多年生宿根草本植物，有生长缓慢的特点。党，地名，古时上党之地，即今山西省长治市及长子、屯留、壶关、潞城、黎城、襄垣、平顺等七县一带地方，按地理及山脉而言，属山西省东南部、太行山之南端。公元前221年，秦始皇统一中国，分全国为三十六郡，设上党郡，为党参之最早发现地，故名"党参"。唐武德初年，将上党郡改为潞州，故在党参之上加一"潞"字。称"潞党参"，简称"潞党"。后来又在山西省北部五台山区之五台、静乐、宁武等县一带发现野生党参，称"五台党参"，简称"台党"。其品质之优，居潞党之上。

因潞党历史悠久，销路极广，后来由野生变为家种，人工大量栽培，故以今日之习惯，山西所产党参，凡人工栽培者，皆称"潞党"，野生者，皆称"台党"。潞党外皮色白，根条细长，故又名"白皮党参"或"白条党参"，简称"白皮党"或"白条党"。而黎城等处的小潞党参，过去常用矾红土搓染，使外色变红，称为"红党参"或"红皮党"，非天然之色，纯属表面装潢，又影响疗效，今天已改变此种毫无意义的加工，故已无红党参或红皮党之名了。

山西省是我国党参的发源地，量大质佳，除潞党、台党等名目外，尚有产于辽县之辽党，产于交城县之交党，皆负盛名。

在山西省北部，今内蒙古自治区大青山山地野生的党参，名"大山党参"，简称"大山参"。产量虽则不大，然品质甚佳，为党参中之又一珍品。

党参分布甚广，产于东北者称"东党"（或称"吉林党"），产于西北者称"西党"。西党之中最有名者为产于甘肃省东南部与陕西、四川两省接壤地区的西潞党与文元党。

除此而外，尚有产于四川省北部各县的川党，产于云南省之云南党，产于贵州省之贵州党。

离奇的故事

从历史上来看，党参一药最早收载于距今二百七十多年前清朝人张璐（石顽）的《本经逢原》与《张氏医通》两书上，随后吴遵程（仪洛）的《本草从新》、赵学敏的《〈本草纲目〉拾遗》、黄宫绣的《本草求真》等清人著作中均予以收载。近代人张山雷（1872—1934年）在其所著《本草正义》中说："……今则南北通行，凡医药中应用人参者，几于无不用此。"可见以党参代替人参药用时间之久、地区之广了。

党参代人参药用，除了功能上基本相近外，其另一原因就是我国古代的一些本草作者，误将党参当成了人参。关于这一点，后世学者多有指正。曹炳章说："按：前贤所谓人参，产上党者，即今党参是也。"赵荩臣说："……以中国研究者，人参、党参多有混合为一物而不分别之。……分明两种

51

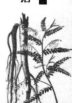

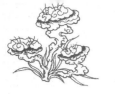

而不可混淆，俗医竟以一物而应用哉。"

以本草记载而言：人参为我国最古老的传统中药之一，在汉代人写成的我国第一部本草学著作《神农本草经》中列为上品，党参始载于清人张石顽之《本经逢原》中，其间相隔一千余年；以分布地区而言：人参在古代仅产于我国东北诸省及国外朝鲜，故称"辽参"或"高丽参"（朝鲜，古称"高句丽"或"高丽国"），党参在我国分布很广，足迹遍于东北、华北、西北、西南诸省区；以植物形态而言：两者虽都为多年生宿根草本植物，但科属不同，形态迥别，人参为五加科直立小草本，生长六年以上者，茎顶生有 5 片轮生的掌状复叶，小叶常具 5 片，单一的伞形花序顶生于叶丛中，党参为桔梗科缠绕草本，长可达 2 米，单叶互生、对生或假轮生，钟状花单生于叶腋；以药物功能而言：二者虽都为补气药，但仍有所区别，如赵荩臣《党参新研究》一文中所说："人参为温补峻烈之剂，用以峻补五脏阳气之君药，党参为平补和缓之剂，用以滋养脾胃之要药。"

本草记载，分布地区，植物形态，药物功能均大不相同或有所区别，何以会混为一谈呢？

要回答这一问题，就必须溯本求源。原来在《神农本草经》之后，我国第二部有影响的本草学专著要推南朝时梁人陶弘景（452—536 年）的《〈神农本草经〉集注》及《名医别录》了。陶氏在其著作中说："人参生上党山谷及辽东……"宋人寇宗奭之《本草衍义》步其后尘，说："上党者根颇纤长，根下垂，有及一尺余者，或十歧者，其价与银等……"杰出的医药学家李时珍（1518—1593 年）在他的宏伟巨著《本草纲目》"人参"项下亦沿用其说："上党，今潞州也。民以人参为地方害，不复采取。……"并引述了《广五行记》中一个颇为荒诞离奇的故事："隋文帝时，上党有人宅后，每夜闻人呼声，求之不得。去宅一里许，见人参枝叶异常，掘之入地五尺，得人参，一如人体，四肢毕备，呼声遂绝。"这样一来，由于时代的局限性，我们的几个先辈在他们的著作中便犯了一个小小的过失，把本不产人参之古上党地说可产人参，同时又给上党之党参披上了一层神秘色彩的迷信外衣，冒充人参，其价如银，张冠李戴，以讹传讹，直到清代张石顽等人才拨乱反正，还其本来之面目。正如赵荩臣所说："考中国本草，自古迄今上下数千年，除张璐、吴遵程、黄宫绣、屠道和在应用上大略分别言之，再无医界中人认党参为另一种而详细研究者。"

甘肃党参

美丽富饶的神州，到处是党参的故乡，从长白山到太行山，从黄河到长江，遍布于东北、华北、西北、西南诸省区。中国，真不愧为党参的故乡，但就数量之大、质量之佳而言，甘肃党参则大有后来者居上之势。

甘肃党参，属西党中之最佳品，采种之历史亦颇悠久，既有野生，又有半野生半家种，近年来更有大量家种，既供内销，又供出口，很受国内外市场欢迎，其中最有名者要算西潞党与文元党了。

西潞党主产于甘肃省的两当、徽县、天水等地及与两当接界的陕西省的凤县、留坝一带。以两当与凤县为中心，习称"凤党"。凤县，又名"双石铺"，传说即三国时"言过其实，不可大用"的蜀将马谡所失之街亭所在③。两当、徽县地处陇南山区，属长江水系，这里山大沟深，森林茂密，向为西潞党之主要产地。所谓西潞党者，因其品质甚佳，颇类潞党，又产于我国西部，从前由河南省博爱商人经销，为使与山西货区别，在潞党之上加一"西"字，统称"西潞党参"，简称"西潞党"。

西潞党有野生与家种两种。野生品称"野党参"，习称"野党"，家种品称"家党参"，习称"家党"。一般来说，野生品较受欢迎，售价亦高。

就野党而言，亦有两种。一种是纯野生品，多生在深山老林之空旷地带或林缘灌木丛中。人迹罕至之处有生长数十年者，直径有时可达 10 厘米，长达近 100 厘米者，号称"党参王"，采得后多以红绸分段妆束，亭亭玉立在玻璃厨柜内，玉体红装，别具一格，十分惹人喜爱。此类党参大多因生长年代长，根条粗壮，芦头大为其特点。另一种是半野生半家种品，习惯上仍称为

药苑漫话

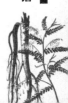

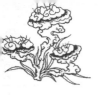

"野党"，其种植方法颇为特殊，很有点刀耕火种的味儿，俗言"火烧一片山，牛角种党没人管"，说的正是这种原始种植方法④。头年秋后放火焚山，烧尽荆棘杂草，以利党参生长，次春清明节前后播种，同时播种油菜籽，使党参幼苗得到油菜叶的庇阴。因其土壤多系腐殖质之肥沃土壤，生长极好，五年以上即可采挖。鲜品质嫩软而无空罅，横切面之色泽，如灯光之黄色，见灯光之色，如见其物之色；干品全身周围有鲜明之横列隆起棱，色泽苍老而瘦，有含而不露之油润气，味甘，又略带土香之气。

家党，即园栽党参，生长期较短，三年即可采挖，鲜品色白细嫩，干品质润而肥，外皮牙白色，味甘，亦带有土香之气。

无论野党、家党，以加工后外表黄白色或灰黄色，内色玉白，皮细而嫩，横纹到顶，条粗结实，质柔而韧，芦头部有渗出的糖分浆汁所形成的黑色疤斑，香气纯正，味道鲜香，嚼之无渣滓者为上品。商品分档后用榛树皮扎成小把，分成魁、秃、贡、副等规格，行销内地并出口，习惯认为为党参中之上品。其中有一种所谓防风党参，简称"防党"，顾名思义，因其形态与药材防风之根相似而得名，主要特征为：根条粗壮，色较黄赤，皮有横纹，整然不紊，其品质之佳常与内蒙古之大山党参相媲美。

文元党参，简称"文元党"，主产于嘉陵江上游支流的陇南白龙江、白水江两流域，以甘肃省文县与之毗连的四川省边界的九寨沟县为中心，习称"文党"，因外皮有细密横纹，又称"纹党"。文县古称阴平，汉武帝平西南夷，开阴平道，即由今文县至四川省平武县左担山之道，山高崖陡，峥嵘峭拔，古有"阴平峻岭与天齐，玄鹤徘徊尚怯飞"之句。公元263年春，虎踞龙盘中原的魏国大将军兼相国司马昭派十八万大军，由邓艾、诸葛绪、钟会率领，分三路并进，大举攻蜀。冬初，期期艾艾的征西将军邓艾到达阴平，学韩信明修栈道，暗度陈仓之法，偷渡阴平道，翻越摩天岭，向松潘以东七百里荒险山地进兵，攻江油，战涪县，取绵竹，破成都，灭了蜀汉。后设阴平郡⑤与阴平县。文县有四个寨：中寨、铜寨、铁炉寨、卡那寨，均为著名的党参产地，尤以中寨所产为最佳。中寨，也就是今天的中寨乡，位于文县之西北部，北接藏民地区高而寒的博峪乡，直达甘南藏族自治州之舟曲，西面与四川省之九寨沟县接壤，恰居白龙、白水二江上游之中间地带，四周崇山峻岭，层峦叠嶂，雨量充足，气候湿润，日照适中，寒暖得宜，肥沃的腐殖质土壤极利于党参生长，商品晶党（参）多取材于此。所谓晶党，即上档文元，并非另一种党参，其所以称晶党者，乃为糖分外渗形成结晶品的党参。党参富含糖分，含量越多越好，故晶党实为党参中佳中之佳，上中之上。晶党之中，尤以条粗壮实，"狮头蛇尾"，顺纹纵直，横纹细密，断面有菊花心，味甜鲜美，皮肉粉红如胭脂色，俗称"美人面"者为佳，实属党参中不易多得的佼佼者，在国内外颇享盛誉，闻名世界，畅销全球。

文元党中，有一种所谓狮子盘头党参，系指芦头大而圆凸，状如狮头之党参。因党参为多年生宿根草本植物，受自然环境的影响，芦头处满布横列凹凸之皱纹，每一皱纹有两层，此必为一年生长所形成，数得几双皱纹，便知经过几个春秋。何以如此？乃因每年经气候之热暑冷寒两次，荣枯胀缩之理，必生两层皱纹。皱纹愈多，芦头愈大，芦头愈大，愈显其美，依外形特征，又名"狮头蛇尾"，品质之佳，又非一般党参可比拟。

甘肃党参，除西潞党与文元党颇负盛名外，其他如产于岷县地区的岷党，产于武都（古称阶州）地区的阶党，产于临夏（古称河州）地区的河党，皆为党参中之质量较佳者。以前将阶党用酒（每 500 克用酒 2500 克）喷酒，蒸制成熟，使内色发油黑，晒干，扎把装篓，远销南洋，华侨视为隽品，颇受欢迎。

近年来，甘肃所产党参，数量猛增，几占全国总产量的四分之一，为全国最大产区之一，除原有西潞党、文元党、岷党、阶党、河党外，称为"丝绸之路"的河西走廊酒泉、张掖、武威三地区及嘉峪关市，中部定西地区，陇东平凉、庆阳二地区，均有大量家种党参，远销欧、美、南洋诸国，获得国际市场的良好评价。

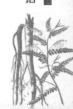

药苑漫话

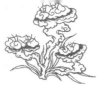

真知灼见

党参为我国最常用的传统中药之一，千百年来，历代的广大劳动人民对她的种植、采集、加工、贮藏、品质鉴别等等，都有极为深刻的研究，他们的一些真知灼见，实在是极可宝贵的经验。

土地以肥沃的腐殖质壤土，或砂质壤土为宜；性喜凉爽，幼苗怕强光，种植时应与生长迅速之白菜、油菜籽、荞麦等同时播种，得到他类植物叶片的庇阴，以利生长，待苗长大时拔去；施肥以植物肥料如豆饼、油渣为上，切忌动物肥料如骨粉等；生于阴山者，体坚多横纹质佳，生于阳山者，体松质次。

采挖以生长五年以上者为佳，生长一、二年，糖分不足者质次，生长八、九年，糖分减少，为"越龄货"者质亦次；采挖之年，人工剪去花蕾，勿使开花结实，否则消耗营养，精华不能充于根部，影响质量；采挖之日应选择晴天，以秋季九、十月间苗叶枯萎时为宜，次春苗未发芽前亦可，春、夏苗盛时采挖者质次，采挖之时，应从根之周围下铲，严忌伤根，否则乳汁外溢，药效必失大半。

采得之党参，按大小分别用绳串起，晒至半干，用手或木板搓揉，使皮肉相连，内部充实，边晒边搓，如此反复三、四次，最后充分晒干，否则参身皮肉分裂，虚松不实，不能耐久。

当年采收者质柔而润，药力充盈，疗效满意，贮存过久，糖分散失，不及新药；因含糖分较多，难于干透，最易虫蛀，故应勤翻勤晒，置通风干燥处，亦可用硫黄熏以防虫蛀。如果霉烂虫蛀，则有"霉药不治病，虫蛀伤药性"之弊，徒有党参之名，而无党参之实，不堪药用。

党参品质的优劣，以经验鉴别之，则以横纹到顶（近芦头处尤应缜密）、皮肉相连、条粗坚实、肉分肥厚、内色玉白或皮肉粉红如胭脂色、柔润不枯、味甜鲜美、脂膏特多、嚼之无渣、芦头上有黑色斑疤或糖分外渗形成结晶、

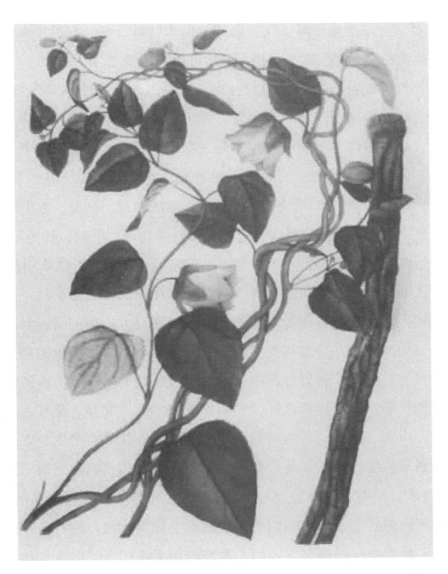

横切面显菊花心者为佳，若外皮粗糙、皮肉分裂、虚松不实者质次，霉烂虫蛀者不堪药用。

气血双补

　　党参为我国医药学中最常用的补益药之一，习惯认为属补气药，据现代医药学研究又有补血作用，具有补气补血两大功用。祖国医药学认为：男子以气为本，女子以血为本，而临床上气虚者常兼血虚，血虚者又常兼气虚，

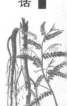

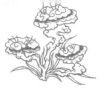

气血两虚者，更是屡见不鲜。气为血帅，血为气母，气旺则可生血，血旺亦可生气，故无论男女之气虚血虚患者，均可用党参治之。

人参补气，缺补血之功，当归补血，乏补气之力，惟独党参气血双补，兼具二功，故在临床上颇有独到之处。张山雷之《本草正义》指出："力能补脾养胃，润肺生津，健运中气，本与人参不甚相远，其尤可贵者，则健脾运而不燥，滋胃阴而不湿，润肺而不犯寒凉，养血而不偏滋腻，鼓舞清阳，振动中气，而无刚燥之弊。"实为补中益气，健脾和胃，补血，生津之要药。

据研究，她的主要成分是含有皂甙、微量生物碱、蔗糖、葡萄糖、菊糖，此外尚含蛋白质、淀粉、维生素 B_1 与 B_2、黏液及树脂等，补益作用甚强。

党参之补气作用主要为补中益气，此种作用仅次于人参，故一般补益剂中，大凡用人参者，皆可用党参代之，如《和剂局方》中的名方参苓白术散与四君子汤中的人参，今多用党参代之，疗效卓著，真可谓价廉物美，惠而不费。党参尤长于治疗脾胃虚弱引起的消化吸收功能低下、上腹胀满、不思饮食、中气下陷、脾虚泄泻之证，如用参苓白术散（党参、茯苓、白术、陈皮、莲肉、山药、薏苡仁、白扁豆、砂仁、桔梗、甘草）治之，既可滋养调中，又可利尿渗湿，对于小儿患者尤为适宜，常有药到病除之效。四君子汤（党参、白术、茯苓、甘草），虽然只有四味，却为治疗脾胃虚弱的基本方，凡属脾虚所致的病证，均可在四君子汤基础上加减化裁，进行治疗。其他如六君子汤、补中益气汤等名方中的人参都可用党参代之。但由于党参效力较人参为弱，故用量宜加大，可为人参的二至三倍；又由于党参大补元气之力较弱，具有降压作用，因此，对阳气虚脱（心血管功能不全）的危重病证，仍以用人参为宜。

党参之补血功能已为药理作用所证实，她能使家兔红细胞和血红蛋白增加，其补血作用可能来源于党参本身，以及党参与脾脏某种成分共同作用的结果。对于缺铁性、营养不良性贫血，尤其是由于脾胃虚弱、消化吸收功能障碍所致的贫血，以及萎黄病等，用补血汤（党参、鸡血藤、当归、白芍、熟地）治之，临床经验表明，确有较好的疗效。

党参又可用于气阴两伤、阴津不足而导致的口渴咽干之证，可与麦冬、五味子配伍使用，以达补气生津之效。

党参还用于慢性咳嗽而兼有肺虚表现的患者，尤对于毒性症状较轻的肺结核疗效较好，取其祛痰镇咳、补中益气之效，常与紫菀、五味子、阿胶等配伍使用。

此外，党参又可用于肾炎患者，可减轻尿蛋白之排出。

根据近年来对党参药理作用的研究，已知党参还有下列一些作用，即：扩张周围血管和抑制肾上腺素的作用而降低血压，对于气虚型之高血压患者尤为适宜；对于因化学疗法及放射线疗法引起的白血球下降，有使其升高的作用；有轻微升高血糖的作用。

千百年来，人们对党参的使用，已积累了丰富的临床经验，无论男女老幼，气虚血虚，轻病重病，复方单方，只要辨证施治，都可获得不同的疗效。有一民间验方在我国各地广为流传：用党参250~500克，洗净泥沙，每天蒸1~2次，共蒸9次，每日嚼食9~15克，于早晚空腹时各服一次，连渣嚼细一并食下，治疗老年人气虚衰弱、疲乏无力之证颇见功效。亦有用党参一味炖鸡、炖鸭者，吃肉喝汤，连参咽下，其效更佳，鸡肉、鸭肉之中，增一股糖香气味，真是别具风味，愈吃愈香，愈香愈吃，补中加补，精力倍增，尤感党参非一般滋补药可比，真乃气血双补之古今良药。

近年来对党参的利用更为广泛，制剂之多，远非昔日可比，不仅有党参酒，党参膏，参苓白术散等原有制剂，且增加了党参片、党参冲剂、党参注射液、（党）参（黄）芪片、参芪丸、参芪膏、党参枸杞片、党参枸杞膏、党参枸杞乳剂等等，品种多而质量高，装潢美而疗效好，有的加重了补气作用，有的增强了补血之效。不仅较原有之汤剂有服用方便的特点，且因药味组成简单，补益之力集中，疗效更为理想。

【注释】

①人参为五加科人参属植物人参（*Panax ginseng* C.A.Mey.），栽培品称"园参"，野生品称"山参"，

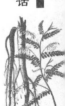

药苑漫话

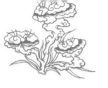

产于朝鲜者称"朝鲜参"或"高丽参"（简称"丽参"）；西洋参为五加科人参属植物西洋参（*Panax quinquefolium* L.），又名"花旗参"；南沙参为桔梗科沙参属植物轮叶沙参（四叶沙参）（*Adenophora tetraphylla*（Thunb.）Fisch.）、杏叶沙参（*A.stricta* Miq.）或同属数种植物；北沙参为伞形科珊瑚菜属植物珊瑚菜（*Glehnia littoralis* Fr.Schmidt ex Miq.），又称"莱阳沙参"；孩儿参为石竹科假繁缕属植物孩儿参（*Pseudostellaria heterophylla*（Miq.）Pax ex Pax et Hoffm.），别名"太子参"；玄参为玄参科玄参属植物玄参（浙玄参）（*Scrophularia ningpoensis* Hemsl.），又称"元参"；丹参为唇形科鼠尾草属植物丹参（*Salvia miltiorrhiza* Bge.）；苦参为豆科槐属植物苦参（*Sophora flavescens* Ait.）；拳参为蓼科蓼属植物拳参（*Polygonum bistorta* L.），又名"紫参"、"草河车"；手参为兰科手参属植物手参（*Gymnadenia conopsea* R.Brown），又名"手掌参"；竹节参（竹节七）为五加科人参属植物竹节参（*Panax japonicus* C.A.Mey.），或称"竹节人参"；珠子参（纽子七）为五加科人参属植物珠子参（*Panax japonicus* C.A.Mey.var.*major*（Burk.）C.Y.Wu et K.M.Feng）；土人参为马齿苋科土人参属植物锥花土人参（*Talinum paniculatum*（Jacq.）Gaertn.）；刺人参为五加科刺人参属植物刺人参（*Echinopanax elatus* Nakai）；土党参为桔梗科金钱豹属植物大花金钱豹（*Campanumoea javanica* Bl.）或金钱豹（土党参）（*C.javanica* Bl.var.*japonica* Makino）；明党参为伞形科明党参属植物明党参（*Changium smyrnioides* Wolff）；四叶参为桔梗科党参属植物四叶参（*Codonopsis lanceolata* Benth.et Hook.）；蓝花参为桔梗科蓝花参属植物蓝花参（*Wahlenbergia marginata*（Thunb.）A.DC.）；小红参为唇形科鼠尾草属植物三叶鼠尾（*Salvia trijuga* Diels）；华山参为茄科泡囊草属植物华山参（漏斗泡囊草）（*Physochlaina infundibularis* Kuang），又名"热参"；茄参为茄科曼陀茄属植物茄参（*Mandragora caulescens* Clarke），药材名又称"向阳花根"；峨参为伞形科峨参属植物峨参（*Anthriscus sylvestris*（L.）Hoffm.）；福参为伞形科当归属植物福参（*Angelica morii* Hayata），又名"福建参"或"建参"，黑参为玄参科马衔蒿属植物黑参马衔蒿（*Pedicularis davidii* Franch.）、美观马衔蒿（*P.decora* Franch.）及褐毛马衔蒿（*P. dunniana* Bonati）；刺参为川续断科刺参属植物大花刺参（*Morina bulleyana* Forr.），双参为川续断科双参（囊苞花）属植物双参（*Triplostegia glandulifera* Wall.）；双肾参为兰科玉凤花属植物鹅毛玉凤花（*Habenaria dentata*（Sw.）Schltr.）；盘龙参为兰科绶草属植物绶草（*Spiranthes lancea*（Thunb.）Backer，Bakh.f.et V.Steenis）；青羊参为萝藦科牛皮消属植物青羊参（*Cynanchum otophyllum* Schneid.），又名"闹狗药"，因对家畜、家禽有毒，误食可致死而得名；鸡肉参为紫葳科角蒿属植物鸡肉参（*Incarvillea delavayi* Bur.et Franch.）；鸡蛋参为桔梗科党参属植物鸡蛋参（*Codonopsis convolvulacea* Kurz.）；鸡肾参为兰科玉凤花属植物鸡肾参

（*Habenaria delavayi* Finet）；鸡脚参为唇形科鸡脚参属植物鸡脚参（*Orthosiphon wulfenioides*（Diels）Hand.-Mazz.）；金钱参为龙胆科龙胆属植物金钱参（*Gentiana sarcorrhiza* Ling et Ma）；百味参为百合科肺筋草属植物百味参（*Aletris lanuginosa* Bur.et Franch.）。

②同属植物川党参（*C.tangshen* Oliv.）、新疆党参（直立党参）（*C.clematidea* Clarke）等的根亦供药用。

③街亭：据《甘肃师大学报》（哲学社会科学版，1978 年 1 期）刊载余尧《甘肃历代建置沿革》一文谓：街亭，即西汉天水郡辖县之一，原名"街泉亭"，在"今秦安县东北，三国时马谡失街亭即于此"。又据 1979 年版《辞海》谓：街亭，位在今甘肃庄浪东南。按：秦安东北，即庄浪东南。以上两说比较接近一致。然另据笔者在甘肃天水师范学校任教时调查，有人谓街亭即今之天水市东部街子口所在地。本文谓凤县（双石铺）为街亭，是依据中国药学会上海分会、上海市药材公司合编的《药材资料汇编》（上集，上海科学技术出版社 1959 年 1 月第 1 版）一书而写的，可谓一说。

④这种方法对植被破坏极大，应严加禁止。

⑤阴平郡：据《甘肃师大学报》（哲学社会科学版，1978 年 1 期）刊载余尧《甘肃历代建置沿革》一文谓："三国时，甘肃属魏地"，其建置是：凉州八郡，州治武威；秦州六郡，州治上邽。阴平郡，为秦州六郡之一，"原广汉属国辖地，建安中魏武改置，郡治阴平（今文县西北）"。

药苑漫话

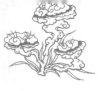

"当归之乡"话当归

"中国当归甲天下，岷县当归甲中华"，甘肃岷县的当归，可真称得上畅销全国，驰名中外。号称为甘肃四大名药的岷县当归，文县党参，礼县大黄，宕昌黄芪，就其数量之大、质量之佳而言，岷县当归都是首屈一指的。医药界的同志们，常有"甘肃因此而闻名天下，岷县亦因此而闻名九州"之感，可见当归一药地位之重要了。

当归之地位既然如此重要，人们对她的好奇心就愈强，就愈想了解她：形状是怎么个样子？名字是怎么来的？用途究竟有多大？……

岷县当归甲中华

当归，为伞形科当归属草本植物，甘肃岷县栽培品之学名为 *Angelica sinensis* (oliv.) Die1s[①]，三年生（或少有二年生），偶有野生，但植株较栽培品发育略差。药用根。她的苗苗高可达 30~100 厘米，全株散发着一种特异的香气，葱绿滴翠的时候，当你进入素有"千年药乡"之称的岷县时，阵阵清香，沁人心脾，使人仿佛游泳在馥郁芬芳的海洋里一般，真是"药乡无处不飞香"啊！远在唐、宋时代，苏敬（恭）等的《新修本草》与苏颂的《图经本草》，就有关于当归形态的描述，说她颇似芎䓖（川芎）[②]。不过当归叶大而芎䓖叶小，当归茎低而芎䓖茎高。夏日，像一把把雨伞似的复伞形花序，从茎顶抽出，约有 10~14 条长短不等的伞梗，顶端开着 12~40 朵绿白色的小花，团团而聚，颇为美丽。

可是，在当归产区，除专门培育种子的当归外，最忌当归开花，岷县人

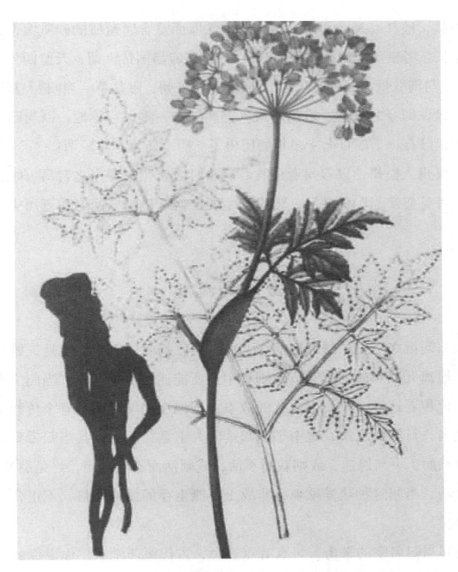

叫"起苔"（抽薹），因为一经开花结实，当归之肉质根就变成柴质，质量即大为降低。所以，关于如何控制当归开花结实的问题，还是目前科研方面的一个重要课题。

当归的主要产地是甘肃，此外云南、四川、陕西、湖北、宁夏等省区，也有少量栽培，但都不及甘肃岷县所产者质佳。早在李时珍的《本草纲目》中，就引用了韩悉所谓的"川产力刚可攻，秦产力柔宜补"之说。这种以地道品而分别她的功能的说法，是古人从宝贵的经验中得来的结论，是颇有见地而又十分有价值的。当归喜冷凉湿润的气候环境，得天独厚的岷县，位于

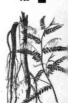

药苑漫话

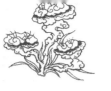

岷山山麓，地气高寒，雨量充足，土层深厚而富含腐殖质的砂质壤土，最宜当归生长。考察历史记载，南朝时，《梁书·宕昌国传》谓：天监四年（公元505年，与陶弘景为同一时代），其王梁弥博来朝，献甘草、当归③。其时宕昌国的地盘，即今之岷县、宕昌一带。据此则知，岷、宕等地，以当归为地方土特产，已有一千四百七十多年的历史了。唐《新修本草》谓："今出当州、宕州、翼州、松州，以宕州者最胜。"④唐时之宕州，即今之宕昌、岷县一带地方，可见盛产当归的岷县、宕昌两主要产区，以当归闻名华夏历史之悠久了。

动人的故事

当归问世之历史虽然颇为悠久，而且早已扬名四海了，但是，她热爱故土，不愿离开家乡的情感却远非别种中药所能比得上的。在"当归之乡"的岷县，流传着这样一个耐人寻味的故事：据说在民国时期，有个传教士，借传教之名，行发财之实，看中了当归这门大生意，想把岷县当归带到国外去栽培，然而，事与愿违，或则栽而不活，或则活而不能药用，终是煞费苦心，未获成功。当归这种热爱家乡，非故土不能生存的倔强性格，不正合着她的名字吗？

说起当归名字的来历，可真有点意思，古代医药学家，你说你的，他说他的，但都能持之有故，言之成理，真所谓仁者见仁，智者见智，春兰秋菊，各有千秋。

明人李士材在其所著《本草图解》中说："气血昏乱，服之而定，能领诸血各归其所当之经，故名'当归'。"嗣后，清人黄宫绣之《本草求真》颇有发挥地说："要使血滞能通，血虚能补，血枯能润，血乱能抚，俾血与气附，气与血固，而不致散乱而无所归耳，书命其名曰'归'，即是此意。"持此种说法者不下数十家，都是从当归作用于气血方面而讲的。

《神农本草经》称当归为"子归"，谓当归为妇人要药，可治"漏下绝子"，故名"子归"，与我国第一部诗歌总集《诗经》中之"之子于归"之意不谋而合，亦如杰出的医药学家李时珍，在他的宏伟巨著《本草纲目》中所说："古人娶妻为嗣续也，当归调血，为女人要药，有思夫之意，故有'当归'之名。正与唐诗'胡麻好种无人种，正是归时又不归'之旨相同。"有一则民间谜语说："五月底，六月初，佳人买纸糊窗户，丈夫出门三年整，寄来书信一字无。"打四种中药名：半夏、防风、当归、白芷（谐音）。真是独具匠心，为李时珍之说作了有力的印证。

在古代社会中，有这样一种有趣的风俗习惯，用几种中药表示人们不同的思想情感：离别时，赠之以芍药；相招时，寄之以当归；拒返时，回之以远志。崔豹《古今注》谓："古人相赠以芍药，相招以文无。文无一名'当归'，芍药一名'将离'故也。"⑤

这里插两段别出心裁的故事，以供读者鉴赏。

《太平御览》引《魏氏春秋异同》说《蜀志》中写道："姜维得母书并当归，维曰：'良田百顷，不在一亩，但有远志，不见当归'。"

又《吴志》中记载："曹公闻太史慈名，遗书以箧封之，发看无所道，但贮当归。"故当归有"文无"之别名。

据此可见："当归"，"当归"正是"应当归来"的意思。

另外，也有人讲，当归一名的来历，与产地有关。传说当归的"当"是地名，因汉代"烧当羌"种族居住的地方而得名。《韵会》讲：唐置当州，本羌地，因"烧当羌"而名之曰"当"，故称当州，当归得名的由来，就是因产在当州的薪为地道品的缘故。薪即当归，"薪"和"归"呷韵相通。这和今日称当归为"秦归"、"西归"或"岷归"之意相同，都是因产地而得名。

然而，在这些说法之中，我觉得都没有当归故乡流传的这一故事这么动人，引人入胜：

　　早先年间，当归故乡有位忠厚老实的小伙子，可怜巴巴的，从小儿就死了爹妈，撇下他一个孤儿，孤苦伶仃地讨饭度日。刚一懂事，就给富户人家放羊、喂猪、扫院、看门；等到十几岁时，已当

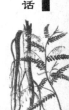

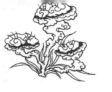

一个大人用了，磨面、垫圈、赶车、耕田，什么活儿都干。因为他舍得力气，能吃重苦，脑瓜灵活，手脚麻利，许多富户人家都争着抢着要他干活。后来渐渐成了方圆五、六十里出名的种庄稼把式：犁起地来一根线，撒起籽来匀又远，割起麦来当雁头，扬起场来像风扇……小伙子，心眼好，为人厚道，村上村下，庄南庄北，谁一提起，都伸出个大拇指夸一阵、赞一番。可是，年岁不饶人，小伙子已是二十多岁的人了，还没娶上个媳妇，他着急，穷乡亲们也着急。

天下的事巧得很哩，离小伙子家乡不远的地方，有一个叫"芹"的闺女，命也苦得很：先埋爹爹后葬娘，跟哥哥、嫂嫂一搭里过着恓恓惶惶的苦日子。穷人家的姑娘，死了爹娘，就像低人一肩、短人一头，一不娇，二不惯，上山一双鞋，下山一背柴，粗活、细活、茶饭、针线，样样都能来，叫人打心眼里喜欢。特别是她做的饭，比一个好厨师做得还好吃，手艺真高：提起杆杖一张纸，拿起切刀一根线，下在锅里莲花转，捞在碗里赛牡丹，吃到口里不一般。懂事的姑娘上尊哥哥、嫂嫂，下爱侄儿、侄女，是一个贤妹妹、贤小姑、好姑姑。左邻右舍的人，没有一个不说她是天底下难得的好姑娘的。姑娘长到十七八，越长越秀气了，出脱得像山里盛开的百合花一样惹人心爱。财东家托的媒婆婆来了，说张员外家：顿顿是猴头银耳，熊掌燕窝，山珍海味；说李员外家：件件是绫罗绸缎，羽纱缥绡，旗袍马褂。叫姑娘点个头儿。姑娘气得饭不吃，茶不咽，连个脖子也不动一动。日头天天过，月亮夜夜落，媒婆婆越来越多，把姑娘家的门槛踏断了，把姑娘家的炕檐压弯了，油嘴滑舌、伶牙俐齿的媒婆婆，说得天花乱坠，姑娘的耳朵上磨起了厚厚的一层茧，也不能叫员外家的金山银山打动心。聪明的姑娘，后来听哥哥说有个穷小伙子托人提亲，就一下子答应了。

穷人家的姑娘嫁穷汉娃，不坐轿，不骑马，大大方方地走到小伙子家，在一间茅草棚里成了亲、安了家。小两口男耕女织，勤勤恳恳，你疼我爱，影儿不离，过着比蜂蜜还甜的日子。村里人都说他（她）们是天生的一对儿，是"月老"下凡亲自用红绳绳儿拴在一起的，一个个都称新娘子叫"芹嫂"。芹嫂，芹嫂，又亲切，又好听，叫的人嘴里含着蜜，甜极了！她的人品也跟名字一样甜，长得白净秀气，小巧玲珑，眼眸子是一汪泉水，嘴唇儿像两瓣桃花。听说她娘家房后的那眼青石井跟天上的瑶池相通，用那水吃喝、洗澡，抚养大的姑娘才会跟天上的仙女一般。老人们打趣地说："小伙子前世烧的长香多，这一世才积遇了这么个好媳妇。'外强不如里壮'，有这么一个好媳妇、贤内助，小伙子一辈子有受用不尽的福气，虽说是一根藤上的两个苦瓜，可甜日子在后头哩！"

俗话说："天有难测风云，人有旦夕祸福"，麻绳绳偏从细处断。突然满天黑云翻滚，一声晴天炸雷，原来是那些头上生疮、脚底流脓，求亲讨了个没趣的财东们，一个个癞蛤蟆想吃天鹅肉，挤眉弄眼，串通勾连，把刚刚结婚不久的新郎抓了壮丁，开到八千里外的边疆上去屯垦。

丈夫走了，芹嫂数着比树叶还稠的苦日子熬煎苦度，天天等亲人归来。爱说的芹嫂不说了，爱笑的芹嫂不笑了，嘴角向下弯着，脸上罩着一层永不消失的愁云。芹嫂啊，芹嫂，人间最苦是孤雁，你是孤雁含黄连。月儿弯弯月儿圆，月儿圆圆月儿弯，一年一年又一年，一去多少年，亲人啊，你怎么没有一丝丝讯息。春天飞来了燕子，芹嫂问："燕子，燕子，你从哪儿来，你见我的亲人在哪儿？"燕子说："芹嫂，芹嫂，我从南方来，南方云蒸气燎，你的亲人我没有见过。"秋天飞来了大雁，芹嫂问："大雁，大雁，你从哪儿来，你见我的亲人在哪儿？"大雁说："芹嫂，芹嫂，我从北方来，北方冰天雪地，你的亲人我没有见过。"芹嫂一听心上像扎着把刀子似的，绞痛绞痛的。清晨她举头听喜鹊叫，喜鹊一声也下叫，

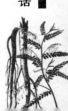

药苑漫话

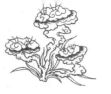

扑棱棱飞走了；夜晚她眼巴巴地瞅着灯花，灯花一点也不亮。后来，她日日夜夜地守在村外崖畔上，像个石头人似的，一动也不动地盼着亲人归来。盼星星，盼月亮，望穿两眼，不见丈夫归，只见芹嫂泪汪汪，哭断肠。狂风吹着她的身子，她一动也不动；暴雨淋着她的身子，她一动也不动。日久天长，终于身瘦体弱，泪水滴尽，倒殁崖坡。

芹嫂殁了，村子里笼罩着一片凄楚悲凉的气氛，树上的黄莺不唱了，河里的鱼儿不欢了，岷山绿苍苍的，为她披上了青纱，洮河呜咽咽的，为她低声哀泣。村里人一个个都十分怀念她，天天总有人从崖坡下走过，默默地哀悼她。

春暖花开燕搬家，搬到北方来过夏，三伏一过刮秋风，又回南方去过冬，一眨眼已是雪融花开。第二年春天，崖畔上奇异地长出一种像芹的草来：茎茎儿油绿油绿的，又带着几分紫色，叶叶儿翠绿翠绿的，又带着几分青色，多秀气呀！亭亭玉立，就像当年芹嫂的身姿；盛夏时节，开着一朵朵绿白色的小花，那复伞形的花序，就像那一年满头缀着鲜花的新娘子——芹嫂的首饰，昂首翘望着远方，专等丈夫归来；到了秋季，便结出许许多多个小果实来，说也奇怪，这小果实总是成双成对地联在一起。这草馥郁芬芳，香气袭人，像马尾形的根又肥又嫩，香气更浓。老人们说：这是芹嫂身后化成的香草，专等亲人归来，就取名为"当归"；那成双成对的果实，意思是"愿天下有情人，都成眷属"，千年万代永不分开，永不分开，是芹嫂对人类的一片希望；那香气浓郁的马尾形根，为调经种子的良药，是芹嫂献身为人类做的一点贡献。

从此以后，人们怀着对芹嫂怀念不已和永久纪念的心情，一传十，十传百，百传千，千传万，在当归故乡一下子传遍了当归的名字，种满了当归这种药草。当归故乡至今还流传着这样一支"花儿"调的山歌：

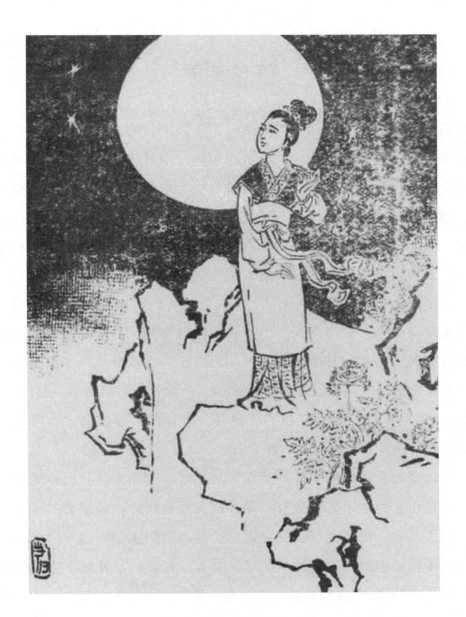

岷山山高啊洮河水长，

芹嫂的恩情永不忘，

百病不离当归治，

药乡无处不飘香。

　　这是一个多么好的故事，一方面歌颂了中国人民坚贞不二的爱情观，同时又巧妙地将花叶似芹，古人称当归为"芹"这一正名与别名有机地结合起来。

69

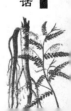

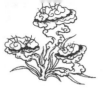

药材漫话

当归主根粗短肥大，肉质，下面分为多数粗长的支根，外皮黄棕色。一般于霜降前后采挖，抖净泥土，堆放于屋内，令其出汗，然后用柳条扎成小把，再上棚架用微火慢慢烘干，此时香气极为浓郁。据岷县当归研究所的同志讲：以外形而分——有股杖（支根）肥多、寸身（主根）粗短的马尾归，有主根一条、不分支根的独根归，有只抽一茎、寸身较长、根头弱小如蚕头的蚕头归，有可抽数茎、寸身较短、根头粗大如莲花的莲花归，又有《本草纲目》中说的头大尾粗、色白坚枯、根头如镶头的镶头归⑥；以色泽分——有茎叶及根均呈紫色、味辛微麻、力刚善攻的紫当归，有茎叶呈淡绿色根呈白色、味甘微苦、力柔善补的白当归……习惯认为，以紫当归中之马尾归质量最优，李时珍讲："……以秦归头圆尾多、色紫气香肥润者名'马尾归'，最胜他处。"就马尾归而言，又以"寸身长，股杖胖；皮细嫩，色淡黄；槎口白，菊花样；质脆柔，味甜香"者为上。

许多远道而来甘肃的朋友，总喜欢买点岷县当归带回，以作陇右之行的纪念，可是由于贮之不善，数月一翻，或为蠹虫所蛀，或则霉烂变质，徒有其名，而无其实；怅然而叹，深表遗憾。保存当归也是一门专门的学问，远在三百多年前的李时珍，就注意到了这一点。他说："凡晒干乘热纸封瓮收之，不蛀。"可供我们借鉴。不过这是就少量贮藏方法而讲的，就大量贮藏方法来说，烘晒干后，务必置通风干燥处，并须常常翻晒，以免油分泛外，潮霉、虫蛀变质。

当归根含挥发油 0.2%~0.4%，油中主要成分为正丁烯酞内酯（即正丁叉苯酞），为具有特殊香气的成分，并含有正-戊酰苯邻羧酸、正十二烷醇、香柠檬内酯。此外，尚含有脂肪油、棕榈酸、β-谷甾醇及其棕榈酸酯、维生素 B_{12}、维生素 E、烟酸、蔗糖 40% 等。传统炮制方法有生用或酒炒用两种。

临床上常有将根部分为三部分入药的习惯，分别称为"归头"（根头）、

"归身"（主根）和"归尾"（支根），全用则称"当归"或"全当归"。就其用法而言，前人曾有："归头补血，归身养血，归尾破血，全用活血"，或"归头补头（包括头颈和胸部），归身补身，归尾补四肢"之说。众说纷纭，莫衷一是，一般人囿于成见，无所创新。实际上完全不必拘泥于此，如果从当归有效成分上来看，则更可看出此种说法科学根据之不足。当归的有效成分，全在分泌囊中，归头连带断茎的部分，组织中所含分泌囊较少；归身是主根，分泌囊及其中的挥发油含量较为丰富；归尾是支根，连带须根，分泌囊极幼稚而挥发油的含量也比较少。含量不同，功力自然不一，但这只是量的差别，并非质的区别，现今多全用，既避免了繁琐哲学，又保证了治疗效果。

此外，据 1979 年 11 月 21 日《甘肃日报》所载的景艳春、张绪二人写的《"岷归"根茎叶籽都有价值》的报道说："岷县当归研究所科技人员，在'岷归'的根、茎、叶、籽中测定和提取了当归的主要成分——挥发油，其中根部含油量高于药典（按：指《中华人民共和国药典》）记载，为'岷归'之优提出了科学依据。""挥发油在临床上具有祛痰、健胃、驱风、解热、利尿、镇痛、驱虫、抗菌和消毒等作用，还可广泛应用于食品和香料工业。经测定提取：'岷归'的挥发油含量分别为：根含 0.47%，茎含 0.094%，叶含 0.23%，籽含 0.46%。"证明当归的茎、叶、籽在医药、食用和工业方面亦有广泛的用途。过去在当归生产中，由于不了解此点，将大量茎叶视为废草丢弃，实在可惜。如果把产地当归茎叶充分利用起来，代根提油，不知又可以为国家创造多少财富啊！

十方九归

作为药用的当归，在我国第一部本草学著作《神农本草经》中，把她列入既能祛邪又可补虚的中品。《本草纲目》列入草部第十四卷芳草类五十六种之首。祖国医药学家认为，她能上能下，可补可攻，有补血活血、调经止

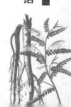

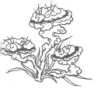

痛、祛瘀生新、润肠通便等多种功用，尤为妇科要药，血家圣药。入心、肝、脾三经，心能生血，肝能藏血，脾能统血，气为血帅，血为气母，血随气行，气须血助，男子主气，女子主血、无论男女，气血为主，当归气血双补，疗效卓著，有名方剂如"四物汤"、"八珍汤"、"当归补血汤"、"当归生姜羊肉汤"等方中，都离不了当归，俗语有"十方九归"之说，确是如此。近年来由于对剂型改革所取得的成效，又制出了"当归丸"、"当归片"、"当归流浸膏"、"当归注射液"，以及与他药相配伍的"（当）归（黄）芪丸"、"当（归）明（矾）注射液"等。举凡月经不调，功能性子宫出血，血虚经闭，痛经，慢性盆腔炎，子宫脱垂，贫血，脱发，血虚头痛，血虚便秘诸病症，均可取得显著疗效。就当归用于妇女生育过程而言，如能配伍得当，取其所偏，往往奏效神速，远非他药所能及：结婚后，调经种子——有促进子宫发育的作用，"四物汤"主之；怀孕时，保胎安胎——有抗维生素 E 缺乏症的作用，"保产无忧方"主之；分娩毕，徐徐调理——有加强子宫收缩而排出瘀血的作用，"生化汤"主之。实为妇科必备之良药。近人荆武蒙有一段有趣的医话，对当归调经种子之作用说得至为透彻，现转抄于下，以飨读者：

拙荆戴英，生来健康，向无经病。民国十四年春⑦，曾举一子，临盆非常困难，经施种种注射手术，母子得庆俱全，然亦衰惫不胜矣！嗣后竭力调护，母体渐臻健康，小儿亦强壮活泼。越六阅月而经再行，觉下腹部发牵引性疼痛，下紫黑色锭状血块，经净痛止，辗转不愈，已两越寒暑矣！妇人畏羞，秘而不言，嗣经觉察，坚询所果，答如上称，并谓心身康泰时痛少瘥，惫倦时则增剧，且趱前移后，甚不规则云云。当投以强壮剂，及治经痛最新制剂，如"佛里尔珠"（Valyl）、"安济室冈"（Andysmen）、"凡拉蒙"（Veramon）等等，或则收效一时，或则效力毫无。诉之新医药，伎已穷焉。病者谓余曰："子曷不以中药疗我乎？"余唯唯。因思当归一物，中国古医籍上，盛称能调经种子（按：着重点为笔者所加，下同），有补血补气之功，妇科产科方上，鲜有不用当归者。乃不杂他药，于旧药铺中单购当归若干，每日煎煮五钱，数次分服。十余日，红潮旋至，痛苦大减。因更持续煎服一星期，其后准期经至，痛苦若失。缠绵顽疾，一旦而除，惊喜莫名。讵料第三月经又停止，心滋疑焉，以为药性已失。越数星期，而现全身疲乏、晕眩呕恶之象，知又撒下孽根矣！去年春，欣然复举一男，因更叹当归之真有调经种子之伟功也。

按：当归一物，中医固奉为补剂怪品，最近据外人报告，亦谓妇人月经失常，当归能统治之，可知当归确有调经之主要功能，种子则为偶然之结果耳！凡因经病而患嗣续艰难者，殆有试服之价值矣！闻德国怡默克（E.Merck）大药厂，将当归运诸国中，经精良化学的操作，去其渣滓，存其菁华，制成药剂，名之曰"当归精"，想其效力伟大，当更倍蓰矣！

此段医话是就单味当归的调经种子作用而言的，真可谓"神效"也。河北盐山县一代名医张锡纯（1860—1933年）在其名著《医学衷中参西录·当归解》中亦有类似记载。科学是不厌其重复的，证明的人愈多，其价值亦愈大，为了更好地说明当归的此种作用，尽管文字不很美，笔者仍不敢忍疼割爱，现摘抄于下：

一少妇，身体羸弱，月信一次少于一次，浸至只来少许，询问治法。时愚初习医未敢疏方，俾每日单用当归八钱煮汁饮之，至期所来经水遂如常，由此可知当归生血之效也。

妇人不育之证，经水不调者居多，经调则多种子，单味当归可之，与他药配伍亦可之。就复方而言，当首推举国医家所公认的血家圣方四物汤与温经汤了。四物汤，即当归、川芎、白芍药、熟地黄四药组成，是宋时《太平惠民和剂局方》从东汉时祖国医学伤寒杂病大师张仲景所著的《金匮要略》胶艾汤一方化裁而来，为养血、调经之主方与要方，功能补血调血，治一切营血虚滞、妇人经水不调、脐腹作痛，及崩中漏下、血瘕块硬等证。临证加减，变化多端，极尽医林之能事。如：加阿胶、艾叶、甘草，名"胶艾汤"，

药苑漫话

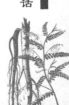

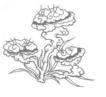

补血调经，安胎止漏；加艾叶、香附、黄芪、川续断、吴茱萸、肉桂，炼蜜为丸，名"艾附暖宫丸"，理气补血，暖宫调经而偏于虚寒者；加大黄、芒硝、甘草，名"玉烛散"，治经闭腹痛拒按，脉来有力而偏于实热者……。温经汤，即当归、川芎、白芍药、吴茱萸、人参、桂枝、阿胶、生姜、甘草、半夏、牡丹皮、麦门冬所组成，为妇科调经之祖方，既可温经散寒，又可养血祛瘀，治冲任虚寒，瘀血阻滞，月经不调，或前或后、或多或少、或逾期不止、或一月再行，薄暮发热，手掌烦热，唇口干燥，或少腹冷痛，久不受孕者，并可治带下证。

又如《金匮要略》之当归芍药散，为当归、芍药、川芎、茯苓、白术、泽泻所组成，共研为细末，酒调服之，治妇人妊娠腹中绞痛、心下急痛、产后血晕、目虚气乏、崩中久痢诸证，有养真阳，退邪热，和神志，润容色，散寒邪温瘴时气之效，常服可通畅血脉，消痰，养肾，明目，益津，祛风，补劳。

中医中药是我国历代人民长期和疾病作斗争的智慧结晶，她为中华民族的繁衍昌盛作出了很大贡献，我国之所以成为世界上人口最多的一个国家，她是起了重要的作用的，而当归所起的作用尤不可低估。没有文明古国独树一帜的中医药；没有上起扁鹊（秦越人），中至华佗、张仲景，下至李时珍、吴鞠通等杰出的医药学家⑧；没有当归的调经种子作用，能有今日十数亿炎黄子孙吗？

当归为妇科要药、血家圣药，这是就其主要功用而讲的。实际上她的功用还大得很哩！张锡纯在《医学衷中参西录》中讲："其力能升能降，内润脏腑，外达肌表。能润肺金之燥，故《神农本草经》谓其主咳逆上气；能缓肝木之急，故《金匮》当归芍药散治妇人腹中诸疼痛；能补益脾血，使人肌肤华泽；生新兼能化瘀，故能治周身麻痹、肢体疼痛、疮疡肿疼；活血兼能止血，故能治吐血、衄血、二便下血；润大便兼能利小便，举凡血虚血枯、阴分亏损之证，皆宜用之。惟虚劳多汗、大便滑泻者，皆禁用。"近年来，通过药理实验证明：口服当归粉，对实验性动脉粥样硬化的大白鼠有一定疗效，能使血脂轻度下降，对主动脉的病变具有保护作用。难怪在国际市场上享有很高声誉的当归，除药用外，还可作滋补品，深受海外侨胞和台湾省同胞的欢迎。他们很喜欢用当归鸡、当归鸭进补，即在炖鸡、炖鸭的时候放些当归，既补身体，又别具风味，一方面用于妇女不孕、已孕、产后之时，借以助孕、保胎、补虚，另方面又常常用于治老人冠心病，既可降低血脂，又可保护主动脉，对预防和治疗老年人之冠心病确有一定疗效。因为当归所含成分复杂，主治疾病甚多，现在有的国家还用她提炼宇宙飞行员的滋补品，大名鼎鼎的当归，将要在人类征服宇宙中大显身手哩！

【注释】

①除本种外，东北吉林省延边朝鲜族自治州尚栽培一种同属当归，其原植物为东当归（延边当归）（*A.acutiloba* （Sieb.et Zucc.）Kitag.）。东北地区亦以根作当归入药，功效与本种相类似。

②川芎：为伞形科藁本属植物川芎（*Ligusticum wallichii* Franch.）。

③《梁书·宕昌国传》记载：宋孝武之世（454—464 年），其王始献方物。天监四年，其王梁弥博来朝，献甘草、当归。梁弥博曾封为陇西公，恰与当归产地陇西符合。参见 1956 年 6 月《药学学报》4 卷 2 期刊载之中医研究院中药研究所生药室赵燏黄、步毓芝、王孝涛、毛华训《药用当归本草学及生药学的研究》一文。

④1956 年 6 月《药学学报》4 卷 2 期刊载之中医研究院中药研究所生药室赵燏黄、步毓芝、王孝涛、毛华训《药用当归本草学及生药学的研究》一文谓"翼州"为"冀州"。

⑤《诗经·郑风·溱洧》有"维士与女，伊其相谑，赠之以芍药"、"维士与女，伊其将谑，赠之以芍药"句。余冠英选注本（北京大学文学研究所编校，人民文学出版社 1956 年 1 月北京第 1 版）谓："'芍药'，香草名。男女以芍药相赠是结恩情的表示。"

⑥鑱：古代掘草的农具。

⑦即一九二五年春。

⑧扁鹊：战国时医学家，姓秦，名越人，渤海郡鄚（今河北省任丘市）人。学医于长桑君，有丰富的医疗实践经验，反对巫术治病，医名甚著。后因诊治秦武王病，被秦太医令李醯妒忌杀害。今考其所治病人的年代，相距甚远，因此，有人认为扁鹊乃古代良医的称号。

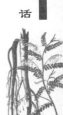

药苑漫话

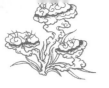

华佗：汉末医学家，又名旉，字元化，沛国谯（今安徽省亳县）人。精内、外、妇、儿、针灸各科，尤擅长于外科，施针用药，简而有效。创"麻沸散"，反映了我国医学于公元二世纪时，在麻醉方法和外科手术方面已取得相当高的成就。行医各地，声名颇著。又创"五禽戏"，强调体育锻炼，以增强体质。后因不从曹操征召，遂被所杀。

张仲景：汉末医学宗，名机，南阳郡（治在今河南省南阳市）人。学医于同郡张伯祖，著《伤寒论》、《金匮要略》两书，对祖国医学的发展有重大贡献。相传曾任长沙太守。

李时珍：明代杰出的医药学家，其生平事迹可参看本书《赞李时珍精神》与《话说"文"与"远"之关系》两文。

吴鞠通：清代名医，名瑭，字鞠通，淮阴（今江苏省淮阴区）人。他在前辈吴有性等人的革新精神影响下，悉心研究温病，吸取了吴氏的温疫理论，继承了叶天士的温病学说，并通过实践，取得了丰富的临床经验，用了六年的时间，写成了《温病条辨》一书，为对温病研究有卓越贡献的医学家。

"杏林佳话"说杏子

据《神仙传》记载①：三国时候，吴国人董奉居江西庐山，他医术高明，为人慈善，每天给人治病，分文不取，凡来求医而被治愈者，重症令植杏五株，轻者植杏一株。数年之后，计十万余株，董"郎中"房前屋后，杏树成林，郁郁葱葱，蔚为壮观，号称"董仙杏林"。他卖杏得钱，除换食谷之外，其余全部用来接济贫苦百姓。此后，人们便将医药界的美事，誉之为"杏林佳话"。古今医家，往往称其诊室或医院为"杏林堂"、"杏林医院"，实源于此。后世人则常用"杏林春满"、"誉满杏林"等语来称颂医家，病友感谢医生治病，也常用"杏林春暖"四字表达自己的心意。

说真的，杏与医药确实结下了不解之缘。早在《神农本草经》中就收载了她，距今已有一千八百多年的历史了。她的原植物为蔷薇科樱桃属小乔木或乔木杏（*Prunus armeniaca* L.）及其变种乔木山杏（*P. armeniaca* L. var. *ansu* Maxim.）、小乔木或灌木西伯利亚杏（*P. sibirica* L.）或大乔木东北杏（辽杏）（*P. mandshurica* Koehne）等。我国人民早就认识了杏，《山海经》中有"灵山之下，其木多杏"的记载②，可见远在两千年前，杏树已受到人们的重视。随后，即将野生品变成人工栽培品。据传"金杏"，又名"汉帝杏"，为汉武帝上苑所种植之品。清初陈淏子所辑的《花镜》③，在介绍了"每种将核带肉埋于粪土中，任其长大，来年须移栽。若不移过，则实小味苦。又不可栽密，密则虽长少实"的种植方法后，还记述了一段让杏结实蕃多的逗人趣话："昔李冠卿家有杏，花多不实，一媒姥见而笑曰：'来春与嫁此杏。'冬至忽携一樽酒过云：'婚家撞门酒也。'索处子红裙系树，祝曰：'青阳司令，庶汇惟新；木德属仁，更旺于春；森森柯干，簇簇繁阴；我今嫁汝，万亿子

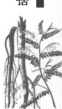

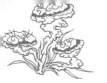

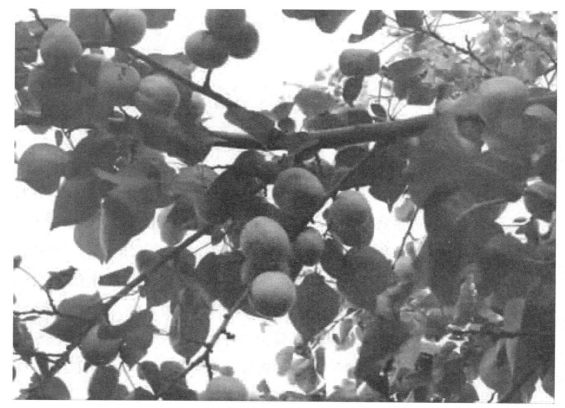

孙。'明年结子果多，相传为韵事。"这固然是一段笑话，但却从另一面反映了古人在种植培育方面所做的种种努力，杏，为我国北方的主要果树之一，性喜凉爽、干燥的气候，耐寒能力极强，惟在开花时期忌霜冻，花期如遇霜冻，则结实甚少，民间常在花期落霜日寅夜黎明时分于树下堆置柴草，点暗火以烟熏之，可防霜冻。她对土壤不甚选择，有一种随遇而安、适应性很强的性格，但以土层深厚和排水良好的肥沃砂质壤土、砾土为最宜。如能于四周根系所及之处施以腐熟的有机肥料，或在树下埋以死狗、死羊、死猪等物，适当灌水，则结实大而丰。

　　中国方块汉字的显著特点是她的表意性，特别是其中的象形字，"杏"和"呆"（"梅"的本字）就是其一。因杏和梅是同科同属植物，果实相象，梅味极酸，习称"酸梅"，杏味酸甜，习称"甜梅"，故古人在造这两个字时，一取果实在枝下之形——"杏"，一取果实在枝上之形——"呆"。李时珍《本草纲目》谓杏曰："'杏'字篆文，象子在木枝之形。"谓梅曰："'梅'，古文作"杲"，象子在木上之形。梅乃杏类，故反'杏'为'杲'。"④ "子"者，果实也；"木"者，树也，树枝也。虽画出一个果实，却有举一反三、三生万物的意思，象征着果满枝头，丰收在望。从这两个独具匠心的字上，可以看出我们的祖先对杏和梅是有着多么深刻的了解和研究啊！

杏树，不仅花极漂亮，为著名的观赏植物，果极好吃，为著名的水果之一，而且她的根、枝、叶、花、果实、种仁都可药用，将全身毫无保留地献给了人类的健康事业，使名副其实的"杏林佳话"，自然而然地充满着诗一般的语言。

春天来了，请你乘兴去游杏林吧，一簇簇先叶开放的杏花，白色或粉红色花瓣，衬托着众多的雄蕊，水淋淋的，活像少女慧眼上的眼睫毛，别是一般风韵，简直招人极了。含苞待放的，殷红素雅，嫣然盛开的，淡红光洁，以她特有的美丽芬芳逗得无数蜜蜂嗡嗡飞闹枝头，真是"蜂围红杏乱纷纷"。繁灼的杏花，如配以屋角墙头，广榭疏林，实在是一幅绝妙的"杏花天"天然彩图。置身于这天然彩图之中，你不禁会想起北宋文学家、史学家宋祁（998—1061年）《玉楼春》词里"红杏枝头春意闹"的名句来，多么贴切而传神啊！活了，活了。真是写活了，难怪他博得了一个"红杏尚书"的雅号。《人间词话》的作者王国维（1977—1927年）评价此词说："著一'闹'字而境界全出。"可谓中肯之语，"杏花天"妙就妙在"春意闹"上。南宋诗人叶绍翁（1224年前后在世）《游园不值》诗里"春色满园关不住，一枝红杏出墙来"两句，更被后人广为传诵，成了形容任何禁锢、封锁都阻挡不住真理的传播、正义的伸张，压抑不住新生事物成长的脍炙人口的名句，也可以用以比喻封建社会里女性追求个性解放、争得婚姻自主的寓意深刻的寓言诗，杏花也因此而成为春天无限生机的象征。而唐代诗人杜牧（803—852年）任池州刺史时所作的《清明》"清明时节雨纷纷，路上行人欲断魂，借问酒家何处有？牧童遥指杏花村"一诗，及南宋诗人陆游（1125—1210年）《临安春雨初霁》"小楼一夜听春雨，深巷明朝卖杏花"的诗句，更给人以亲临其境、置身诗画之感，杏花美也就美在春雨濛濛之中，简直可以和白居易《长

药苑漫话

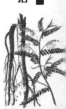

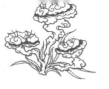

恨歌》诗中的名句"梨花一枝春带雨"相媲美。绝美的花，往往有绝妙的用途，美丽的杏花配以美丽的桃花，以二者之绝美，用以美人之面，真有趣极了。据《圣济总录》载：治粉滓面䵟，取杏花、桃花各一升，以东流水浸泡七日，洗面三七遍，极妙。此乃小方小用。二者之大用，则在于治妇人无子。据《卫生易简方》载：取杏花、桃花阴干为末，和井华水服方寸匕[5]，每日三次。是治疗妇女不孕症的方子。

春华夏实，人们爱杏花，尤爱花后之实，以北方而言，杏树在清明节前后开花，大约经过谷雨、立夏、小满、芒种、夏至五个节气七十五天左右即可成熟上市。杏，因经过千百年来人们长期地辛勤培育，一些优良品种又形成了许多不同的品系。宋仁宗时苏颂《图经本草》谓："今处处有之。有数种黄而圆者名'金杏'，相传种出自济南郡之分流山，彼人谓之'汉帝杏'，言汉武帝上苑之种也。今近汴、洛皆种之，熟最早。其扁而青黄者名'木杏'，味酢不及之。……""杏之类梅者味酢，类桃者味甘。"[6]过了六十余年，到徽宗时寇宗奭《本草衍义》就有了嫁接的明确记载，并谓为杏之佳品，他说："金杏深赭色，核大而扁，乃接成者，其味最胜。又有白杏，熟时色青白或微黄，味甘淡而不酢，……"而明人李时珍《本草纲目》记载更详："……甘而有沙者为'沙杏'，黄而带酢者为'梅杏'，青而带黄者为'柰杏'。其金杏大如梨，黄如橘。……按：王祯《农书》云：北方肉杏甚佳，赤大而扁，谓之'金刚拳'。"[7]可见在古代就有金杏、木杏、白杏、沙杏、梅杏、桃杏、柰杏、金刚拳等不同品种品系、色泽、味道的描述与评价。随着历史的发展，园艺事业的突飞猛进，今日杏树品类之繁多，真是数不胜数，据介绍，全国各地约有一千五百多个品种品系，如济南的金杏，青岛的将军杏、栗子杏、海中红，河北遵化的香白杏，陕西三原的曹杏、华县的白沙杏，甘肃东乡的大接杏（大桃杏）、宁县的曹杏、敦煌的李广杏，新疆库车的包仁杏等，都是杏中的"明星"。就甘肃一地而言，除上面所说的大接杏、曹杏、李广杏外，还有金妈妈杏、大扁头杏、张公圆杏、鸡蛋皮杏、猪皮水杏、海东红[8]、胭脂红、倭瓜二号、虎爪子、包核杏、梨杏、羊粪蛋杏、小杏等。另外，如从杏仁味甜、苦方面来分，则有"甜核（仁）杏"和"苦核（仁）杏"之分；如从果肉与果核易分离和不易分离方面来分，则有"离核杏"和"粘核杏"之别；如从杏子之成熟时间早迟方面来分，则有"五月杏"、"六月杏"、"七月杏"之差[9]；如从杏树生长环境方面来分，则又有"家杏"、"野杏"（山杏）、"水地杏"、"旱地杏"之异。在长期栽培过程中，又有许多"专业化"的品种品系出现，如克拉拉杏是提取杏仁的理想品，而椰子杏则是晒制杏干的优良品。

这许许多多的杏子，当果实成熟时，或者金黄色，或者橙黄色，或者米黄色，或者紫红色，或者阳面鲜红色、阴面淡黄色，或者阳面紫红色、阴面黄绿色，大者大若金橘，重可达186克（大接杏），小者小若郁李，重不到17克（包核杏），有的浑圆，有的扁圆，五颜六色，各逞千秋，琳琅满目，美不胜收。当你从果实累累、辉煌耀眼的杏林走过时，终会垂涎三尺的，你若吃一口，那香甜香甜的味儿，又细又嫩的果肉，一下子就会滑到你肚子里去的，吃了一个，还想吃两个、三个、四个、五个的，甚至八个、十个的。但是这时，你却会想起老人们常说的"桃饱人，杏伤人，李子树下抬死人"的谚语适可而止的。这是古人们的生活实践经验。早在梁人陶弘景的《名医别录》中就有杏实"酸，热，有小毒！生食多，伤筋骨"的记载，宋人寇宗奭《本草衍义》又有"凡杏性皆热。小儿多食，致疮痈膈热"之说，还有"多食，生痰热，昏精神。产妇尤忌之"之诫。陶氏所说的"生食多"，系指多吃未成熟的果实，因其味过酸，不免有伤筋害骨之弊，寇氏与第三者所说的小儿慎食，产妇忌食之言，也是有一定道理的，可供我们参考借鉴。但是，成熟的鲜杏，却是不可多得的珍品，我们一定要打破"宁吃仙桃一口，不吃烂杏一筐"的陈腐观念，把杏子贬低到无以复加的地步，这太绝对了，烂杏固然不可吃，但鲜熟杏并不比桃子差，只不过她没有得上"仙"字的桂冠罢了。杏子的营养价值很高，含糖（主为蔗糖）量高达5%~15%，所含蛋白质、钙、磷、铁在水果中均名列前茅，另含枸橼酸、柠檬酸、苹果酸、胡萝卜素及维生素A、维生素B_{17}、维生素C等，以未成熟果实所含维生素C更多。我国最

药苑漫话

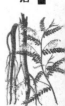

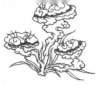

早的医学著作《黄帝内经·素问·脏气法时论篇第二十二》中就有"毒药攻邪，五谷为养，五果为助，五畜为益，五菜为充，气味合而服之，以补精益气"的论述。所谓"五果"，即枣、李、杏、栗、桃也。可见古人对杏于人的补益作用十分重视。

杏子不但可以鲜食，还可以加工成罐头、杏脯，杏干等来吃。罐头是现代化的产品，而杏脯早在唐代就有了，"药王爷"孙思邈说："曝脯食，止渴，去冷热毒。心之果，心病宜食之。"这是世界历史上最早将鲜杏加工成杏脯用以治病的记载。到了宋代，关于杏脯、杏干的文字记载就更完整了，如《本草衍义》所说："生杏可晒脯、作干果食之。"至明代，在加工方法上又别具一格，如《本草纲目》所说："凡杏熟时，榨浓汁，涂盘中晒干，以手摩刮收之，可和水调敩食，亦五果为助之义也。"[10]其他如鲜杏制作的蜜饯、果酱、杏酒、杏醋等。新疆库车的包仁杏，制作方法更为特殊，先将杏子去核，晒干，再将杏仁包在果肉内，吃起来别是一番风味，在杏干中独具特色。说起杏干，不仅是特等食品，而且如果从药膳、食疗的角度讲，她的价值就更高了。世界上人口死亡率最高的国家是位于非洲东部的埃塞俄比亚，为25‰，而人口死亡率最低的国家却是大洋洲位于太平洋西南部、美拉尼西亚东南部的斐济，为4‰[11]。这个由约三百二十个大小岛屿组成、面积一万八千二百平方公里的岛国，为世界上首屈一指的"长寿之国"，现在又有"无癌之国"之称。这究竟是什么原因呢？请看《甘肃日报》1981年7月19日4版"文摘"版摘自同年《半月谈》第10期上标题为《"无癌之国"的秘密》一文吧：

南太平洋上有一个岛国叫斐济，全国一百多万人，至今没有发现一个人是得癌症死亡的，而且人民的寿命都很长，素有"长寿之国"之称。科学家们到斐济调查研究，发现斐济产杏，人们有吃杏干的习惯，有的斐济人还把它当粮食来吃。杏干里含有丰富的维生素 B_{17}，正是这种物质成分起到了抗癌作用。美国药物研究机构对二百五十名癌症患者进行口服或注射维生素 B_{17} 后，就有二百四十八人得到治愈，另两人也有一定好转。到目前为止，已有四千多个晚期癌症病人被从死亡线上挽救过来了。

这是一段多么发人深思的文字啊！亲爱的朋友们，为了你的健康长寿，为了你不得可怕的癌症，请你多吃些杏干吧。

杏子好吃，又供药用，杏仁也很好吃，而且又是一种常用药。吃完杏后，你可千万别随便将杏核扔掉，砸烂杏核所得的杏仁可真是个宝贝哩。《神农本草经》所收载的"杏核"，实际上就是指杏仁，列入"为佐使，主治病，以应地，多毒，不可久服，欲除寒热邪气破积聚愈疾者"的"下品"药。《神农本草经》中所谓上、中、下三品药，是对药物的"主养命""无毒，多服久服不伤人"、"主养性""无毒有毒，斟酌其宜"和"主治病""多毒，不可久服"的标准来划分的，并不意味着药物的是否重要。杏仁虽列在"下品"，但却是一味常用而重要的药物。

说起杏仁，我们得要大大地感谢天真烂漫的小朋友们，他们常常将弃在大街小巷的杏核收集起来以供食用或药用。为了不辜负小朋友们的辛勤劳动，我们一定要设法保存好杏核和杏仁。那么究竟怎样处理保存收集起来的杏核和敲壳取出的杏仁才好呢？这里面也有很深的学问：（1）不立即将核壳敲碎取仁，因这样取出的仁极不饱满，且含水分甚重，鲜仁又不能晒，反使质量受损；（2）收集所得的核不应日晒，需置阴凉处，让仁在壳内继续生长，有人认为为了促使其生长长大，在堆放时还可以经常洒些水；（3）待仁在壳内长大，自然蒸发收干后，采取"过伏敲仁"的办法，即到八月以后敲壳取仁；（4）将敲得之仁，用簸箕簸去核之碎壳，置于阴凉处晾干即可，千万勿曝晒，否则瘦瘪色黑，质量大降，更不可火烘，以免出油，并使酶破坏而失效；（5）杏仁极易虫蛀霉烂，最好冷藏于干燥处，夏季宜常晾，忌火烘忌熏，以免走油且使肉变成老黄色。

杏仁分苦杏仁和甜杏仁两种。苦者：扁心脏形，种皮薄，红棕色；味苦；氢氰酸反应显著，加水研磨后可产生苯甲醛样香气。甜者：个体较苦杏仁略大而扁，种皮较厚，淡黄棕色；味不苦而微甜；氢氰酸反应不显著。据《中

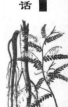

药苑漫话

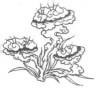

药志》（第二册）和《甘肃经济植物》记载⑫：一般来说，栽培品所产的杏仁甜者较多，野生品所产的杏仁均为苦的。从原植物的来源来看，西伯利亚杏、东北杏、野生山杏的杏仁为苦杏仁，而杏及山杏的栽培品中有些品系的杏仁是苦的（如金魁杏、大拳杏、荷包杏、水李子杏、麦黄杏、驴耳杏、大杏梅、小红杏、红水杏、胭脂红、大扁头杏等），有些品系的杏仁则是甜的（如水晶杏、金州大杏、梅桃杏、白沙杏、荷白杏、梅杏、张公圆杏、大山后杏、大麻真核、曹杏、李广杏、倭瓜二号、梨杏、海东红、大接杏、金妈妈杏、虎爪子等），还有这样一种情况，同一品系，又有苦仁、甜仁两种（如猪皮水杏、包核杏等）。掌握了这些资料后，我们便可以在栽培杏树的"自由王国"里，培育出人们所需的甜杏仁或苦杏仁来，以供食用或药用。

按以往入药习惯，凡甜杏仁，便指巴旦杏中之甜仁者，苦杏仁多指其他杏树所产的苦仁。目前巴旦杏也以苦仁者入药。"巴旦杏"之名，始见于《本草纲目》，又称"八担杏"、"叭哒杏"、"八丹杏"，考其原植物，即杏（*Prunus armeniaca* L.）之栽培品中一些甜仁品系。据李时珍讲："巴旦杏，出回回旧地，今关西诸土亦有。树如杏而叶差小，实亦尖小而肉薄。其核如梅核，壳薄而仁甘美。点茶食之，味如榛子。西人以充方物。"关于巴旦杏之原产地，言之甚确，她本产古回回民所居住之亚洲西部，植物名由伊朗文音译，种名 armeniaca，即"亚美尼亚"（属亚洲西部地方）的意思。"巴旦"，为音译语。巴旦杏，经"丝绸之路"而传到中国，先在"关西诸土"安家落户，后渐遍及整个中国各地。巴旦杏以"仁甘美"为"点茶上品"，早已成为西亚地方土特产而闻名于华夏，不仅在李氏著作中见之，《花镜》中亦有记载：仁"可食者，系关西巴旦杏，实小而肉薄，核内仁独甘美，点茶上品。"杏仁茶很好喝，掺少许炒白面，添几粒核桃仁，泼一勺熟菜油，切一撮鲜葱花，味儿甘甜芬芳，真够美的了。从前夜市中有杏仁茶担，叫卖声处，小灯笼下，风箱呼呼，热气腾腾，招徕不少喝杏仁茶的人，别致极了，大有"生意兴隆通四海，财源茂盛达三江"的味儿，深受喘咳病人的欢迎。原来杏仁中所含的"苦杏仁甙"，与人体中的"苦杏仁酶"、胃酸互相作用后，慢慢分解出微量的氢氰酸，氢氰酸对呼吸中枢呈镇静作用，使呼吸运动趋于安静而达镇咳、平喘之功[13]。元代朝廷饮膳太医忽思慧，在他编撰的《饮膳正要》一书中，对甘美的巴旦杏仁评价很高，说她可"止咳下气，消心腹逆闷"。杏仁茶之价值也正在于此。《杨氏家藏方》中收载有"蜜饯双仁"的方子：炒甜杏仁与核桃仁各250克，蜂蜜500克，先将甜杏仁放在一锅中，加水适量，煎煮一小时，再加核桃仁，收汁将干锅时，加入蜂蜜，拌匀至沸即可。有补肾益肺，止咳平喘润燥的作用，经常食用，可治疗肺肾两虚型久咳、久喘症。既别具风味，又寓治于补之中，从营养学与治疗学两方面来看，都属难得的佳肴与妙方。

杏仁的营养价值也很高，她含脂肪油（杏仁油）约50%，苦杏仁甙约2%（经酶水解后生成氢氰酸、苯甲醛及葡萄糖），苦杏仁酶（为可分解苦杏仁甙的酶，包括苦杏仁甙酶及李甙酶二种，加热水或于醇中煮沸，酶即可被破坏）及蛋白质等。苦、甜两种杏仁，在成分上是有差异的。据《中药志》（第二册）转引曾广方、章辛发表在《药学通报》上的文章说[14]：苦杏仁含脂肪油29.8%、苦杏仁素3.00%、氢氰酸0.1713%，甜杏仁含脂肪油34.3%、苦杏仁素0.111%、氢氰酸0.0067%。氢氰酸是一种剧毒品，苦杏仁之有大毒正在于此，服多必危及生命。据测定，成人一次食40~60粒，小孩一次食10~20粒，即可造成中毒，甚至死亡。中毒者一般不发热，或见体温不足，均有昏迷、惊厥、呕吐、呼吸障碍、瞳孔散大、对光反应消失等严重症状。原因是大量的苦杏仁甙进入人体内，产生过量的氢氰酸，使红血球丧失工作能力，麻痹、抑制延髓中枢而毒害人体。不过制作杏仁茶时，由于加热煮沸，破坏了大部分苦杏仁甙，使一部分氢氰酸挥发消失，故喝杏仁茶安然无恙，不必过虑，即使是用苦杏仁作的杏仁茶也但喝无妨。苦杏仁中毒，多不是喝杏仁茶的人，往往是年幼无知的小孩，或遇荒年时为了度荒吃了过量苦杏仁的灾农。笔者在甘肃陇南山区，曾亲自遇见两名苦杏仁中毒的幼儿，因抢救不及时而殒命，目睹了一家人跺脚拍胸、痛哭不已，围观者面面相觑、束手无策的悲惨场面，至今三十余年来，仍然心有余悸，对苦杏仁存有戒心。为此，愿在这里介绍

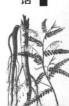

药苑漫话

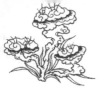

苦杏仁中毒之西医与民间解救方法，以践"救人一命，胜造七级浮屠（塔）"之佛门圣典。西医解救方法为：早期可用高锰酸钾，或过氧化氢，或10%硫代硫酸钠洗胃。然后大量饮糖水，或静脉注射葡萄糖液；严重者立即给氧，静脉注射3%亚硝酸钠溶液10毫升，紧接着静脉注射25%硫代硫酸钠溶液50毫升；如病情危急时，吸入亚硝酸异戊酯，每隔2分钟吸入30秒。民间有一种特殊解救方法，这也算是世界上的一桩怪事，苦杏仁中毒，解毒药也正好出在杏树上，轻者可用杏树皮（去粗皮）或根50~100克，加水500毫升，煮沸20分钟，取汁温服。据说是有一定效果的。《本草纲目》中就有杏树根解苦杏仁中毒的记载，李时珍说："食杏仁多，致迷乱将死，切碎煎汤服，即解。"濒湖山人是很重视收集民间验方的，这个方子就是他亲自调查走访收集来的。

作为药用，杏仁之处方名很多。苦杏仁因主产于我国北方，故称"北杏仁"；以山东东昌府（聊城）所产者为最佳，故又有"府杏仁"之称。传统习惯认为苦杏仁皮、尖有毒，以往多去之入药，习称"光杏仁"、"净杏仁"；将光杏仁文火炒至微黄色，取出晾凉入药者，称"炒杏仁"。不脱皮去尖入药者，则称"原杏仁"、"囫囵杏仁"（如《太平惠民和剂局方》中"三拗汤"杏仁则不脱皮去尖。近年来一些地区用生杏仁代替脱皮去尖的炒杏仁，按剂量服用，未发生中毒现象，其原因在于煎煮时，破坏了大部分苦杏仁甙，使一部分氢氰酸挥发失去。目前有实验资料表明，杏仁以不脱皮、单去尖入药为好，因杏仁皮中所含降气平喘作用的有效成分较高）。甜杏仁，习称"巴旦杏仁"或"叭哒杏仁"，因个体较苦杏仁略大，又称"大杏仁"；又因该品种传入我国后，亦栽培于河北张家口地区及北京地区的昌平、怀柔等地，故又有"京杏仁"之名。有的书上为了与苦杏仁（北杏仁）相区别，又称她为"南杏仁"，实际上是名不符实的。以上两种杏仁均以颗粒肥大、体肉丰满、内色白润者为佳，颗粒扁小或杂有碎粒、体轻瘪瘦、内色呈黄熟者质次，虫蛀霉烂变质者则不堪药用、在处方中又有"杏仁霜"之名，系主用苦杏仁以吸油纸包裹，压榨去净油质而入药者。油性既除，几无润肠通便之功，多用于宣肺祛痰定喘。

杏仁是一味古老药，常用药，医疗价值很高，既载之于经文，又传之于民间。《神农本草经》说她"治咳逆上气雷鸣，喉痹，下气，产乳金创，寒心奔豚"。《名医别录》说她疗"惊痫，心下烦热，风气往来，时行头痛，解肌，消心下急满痛，杀狗毒"。随后历代医家多有论述，此处不再一一赘述。

那么杏仁之功用为何，究竟能治哪些病呢？概括起来说：苦杏仁味苦性温有毒，性属苦泄，善降气，专平喘，"降气平喘"之功较强，无论外感、内伤，均可选用，尤适宜于邪实者之证。甜杏仁味甜性温无毒，性偏滋润，功润肠，善通便，"润肠通便"之效较著；又可养肺气，然无宣散之能，药力较为和缓，故适用于津伤便秘与肺虚喘咳等病症，如用金代医家洁古老人张元素在《洁古珍珠囊》中的话来说，即为"除肺热，治上焦风燥，利胸膈气逆，润大肠气秘"。以上是就两种杏仁治疗的主要倾向和侧重点而言的，实际上她们的治疗作用常呈交叉状态，只是程度不同罢了。现简述如下：

古今中外之医药学家，多将苦杏仁作镇咳剂，归于止咳平喘药类，但近世药物学家时逸人对"镇咳"二字颇持怀疑态度，他说："……杏仁之性，本草载其温；杏仁之味，本草载其甘苦；杏仁之质，本草载其冷利。及观其主治'上气雷鸣、喉痹、产乳、奔豚'等症，无非为气上之病。陈氏谓'降气'二字，足以尽其功用，诚深知夫杏仁者也。知杏仁之功用，专在降气，则知其与咳嗽无涉焉。……按：《伤寒》、《金匮》诸方，如小青龙、小柴胡、真武、四逆散，及射干麻黄、泽漆、麦门冬等汤，皆为咳嗽立法，均未用杏仁，足征杏仁之不宜于咳嗽也。且仲景诸方加减，俱云咳者加干姜、五味，小柴胡、真武、四逆是也；喘者必用杏仁，如麻黄汤症，及麻杏石甘症。而小青龙方内加减法云：喘者去麻黄加杏仁，是杏仁为喘病主药，为咳嗽禁药，可断断然无疑矣。奈后世庸医，是非颠倒，其治咳嗽概用杏仁，以致病者枕藉，可胜痛哉！"此说与清人黄宫绣《本草求真》论杏仁"有下气除喘之力"之说甚相吻合。所谓"降气平喘"，重在"平喘"二字，即"杏仁为喘病主药"之意。据医圣张仲景之临床实践经验，认为杏仁一药，主治"胸间停

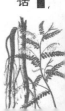

药苑漫话

水"，故为治喘咳之要药。水者，饮也，饮为病名，古为"痰饮"之通称，今以痰之多而清稀如水者为饮，凡有饮，必发为喘咳，如"支饮"之主要症状即为喘咳上逆、胸满短气、倚息不能平卧、甚则浮肿者，以"降气平喘"药杏仁治之，多可收效。此方面的代表方很多，举其要者如下。

解表发汗，宣肺定喘：《伤寒论》载："麻黄汤方：麻黄三两（去节）、桂枝二两（去皮）、甘草一两（炙）、杏仁七十个（去皮、尖）。上四味，以水九升，先煮麻黄减二升，去上沫，内（纳）诸药，煮取二升半，去滓，温服八合。覆，取微似汗，不须啜粥。馀如桂枝法将息。"主治外感风寒，恶寒发热，头痛身疼，无汗而喘，脉浮紧者。方中杏仁利肺下气，助麻黄平喘。歌曰：

> 麻黄汤中用桂枝，杏仁甘草四般施，
>
> 发热恶寒头项痛，喘而无汗急服之。

辛凉宣泄，清肺平喘：《伤寒论》载："麻黄杏仁甘草石膏汤：麻黄四两（去节）、杏仁五十个（去皮、尖）、甘草二两（炙），石膏半斤（碎，绵裹）。上四味，以水七升，煮麻黄减二升，去上沫，内（纳）诸药，煮取二升，去滓，温服一升。"主治外感风邪，身热不解，咳逆气急鼻扇，口渴，有汗或无汗，舌苔薄白或黄，脉滑而数者。方中杏仁佐麻黄以止咳平喘。歌曰：

> 麻杏甘石汤法良，四药组合有擅长，
>
> 肺热壅盛气喘急，辛凉疏泄效能彰。

解表祛风，利肺降气：《伤寒论》载："喘家作，桂枝汤加厚朴、杏子佳。""桂枝加厚朴杏子汤方[15]：桂枝三两（去皮）、甘草二两（炙）、生姜三两（切）、芍药三两、大枣十二枚（擘）、厚朴二两（炙，去皮）、杏仁五十枚（去皮、尖）。上七味，以水七升，微火煮取三升，去滓，温服一升。覆，取微似汗。"主治宿有喘疾而又患太阳中风新病引起喘息发作的患者（即喘病兼桂枝汤证之患者）。在治疗上必须新病久病兼顾，用桂枝汤以解肌，杏仁合厚朴以降气定喘。歌曰：

> 桂枝汤治太阳风，芍药甘草姜枣同，

加入厚朴与杏子，喘息发作一并清。

宣肺平喘：《太平惠民和剂局方》载：三拗汤：麻黄（不去节）、杏仁（不去皮、尖）、甘草（不蜜炙）。上三味，各等分为粗末，每服五钱，水一盏半，姜五片，同煎至一盏，去渣通口服，以衣被覆睡，取微汗。主治感冒风邪，鼻塞身重，语音不出，或伤风伤冷，头痛目眩，四肢拘倦，咳嗽多痰，胸满气短。本方系麻黄汤去桂枝而成，发汗解表作用逊于麻黄汤，主治重点在于宣肺平喘。歌曰：

　　　　三拗汤中麻杏草，宣肺平喘有奇效，

　　　　三药生用生姜引，取汗除病着实妙。

宣肺平喘，清热化痰：《摄生众妙方》载：定喘汤：白果二十一枚（去壳砸碎，炒黄）、麻黄三钱、苏子二钱、甘草一钱、款冬花三钱、杏仁一钱五分、桑皮三钱、黄芩一钱五分、法半夏三钱。水三盅，煎二盅，分二次服。主治风寒外束，痰热内蕴，痰多气急，咳嗽哮喘。方中杏仁合苏子、半夏化痰降逆，又佐麻黄宣肺定喘。歌曰：

　　　　定喘白果与麻黄，款冬半夏白皮桑，

　　　　杏苏黄芩兼甘草，肺寒膈热喘哮尝。

温散风寒，宣肺化痰：杏苏散（录自《温病条辨》）：苏叶一钱、半夏一钱半、茯苓二钱、甘草五分（炙）、前胡二钱、桔梗一钱、枳壳一钱半、生姜一钱半、橘皮一钱、大枣二枚（去核）、杏仁二钱。水煎服。主治外感凉燥，头微痛，恶寒，咳嗽痰稀，鼻塞嗌塞，脉弦无汗。方中杏仁合桔梗、枳壳宣肺降气。歌曰：

　　　　杏苏散内夏陈前，甘桔枳苓姜枣研，

　　　　轻宣温润治凉燥，服后微汗病自痊。

咳逆上气：《千金方》载：不拘大人小儿，以杏仁三升（去皮、尖），炒黄研膏，入蜜一升，杵热。每食前含之，咽汁。歌曰：

　　　　咳逆上气用杏仁，不拘小儿与大人，

　　　　炒黄研膏加蜂蜜，杵热食前含咽灵。

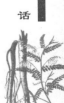

89

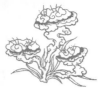

久患肺气，喘急至甚：《胜金方》载：杏仁二两（去皮、尖），童子小便浸，一日一换，夏月三四换，满半月捞出，焙干研细。每服一枣大，薄荷一叶，蜜一鸡头大，水一盅，煎七分，食后温服。忌腥物。效果极佳，甚者不过二剂，永瘥。歌曰：

久患肺气喘急甚，童子小便浸杏仁，

薄荷蜂蜜煎汤下，效若桴鼓方胜金。

上气喘急：《圣济总录》载：杏仁、桃仁各半两（去皮、尖），炒研，用水调生面和，丸如梧子大。每服十丸，姜、蜜汤送下，微利为度。歌曰：

上气喘急杏桃仁，生面调和丸做成，

姜蜜汤下服十丸，微利为度效验灵。

慢性气管炎：民间验方：取带皮苦杏仁与等量冰糖研末混合，早晚各服15克，逐见其效。歌曰：

民间验方是妙方，杏仁冰糖配伍强，

每日早晚坚持服，治疗咳喘效极良。

苦、甜两种杏仁因富含脂肪油（杏仁油），均有润肠通便之功，古人虽多有论述，然以时人誉之为"神医"的元代医家李杲（东垣）在《用药法象》一书中说得最为精辟，他将杏仁与桃仁润肠通便的功效加以对比说："杏仁下喘，治气也；桃仁疗狂，治血也。俱治大便秘，当分气、血。昼则便难，行阳气也；夜则便难，行阴血也。故虚人便秘，不可过泄。脉浮者属气，用杏仁、陈皮；脉沉者属血，用桃仁、陈皮。手阳明与手太阴为表里，贲门主往来，魄门主收闭，为气之通道，故并用陈皮佐之。"尤适用于治疗老年性便秘，清人闾丘陞《本草选旨》在李东垣理论的基础上进一步阐述道："年高人便闭，不可泄者，脉浮在气，宜杏仁、陈皮治之；脉沉在血，宜桃仁、陈皮主之。其所以必用陈皮者，以手阳明与手太阴相为表里，故用之为使；其所以别于桃仁者，杏仁入太阴，桃仁入厥阴故也。"代表方如"麻子仁丸"和"五仁丸"。

麻子仁丸，又名"脾约麻仁丸"，为《伤寒论》中润肠通便的名方。张仲

90

景说："趺阳脉浮而涩，浮则胃气强，涩则小便数，浮涩相搏，大便则鞕，其脾为约，麻子仁丸主之。""麻子仁丸方：麻子仁二升、芍药半斤、枳实半斤（炙）、大黄一斤（去皮），厚朴一尺（炙，去皮）、杏仁一升（去皮、尖；熬，别作脂）。上六味，蜜和丸，如梧桐子大，饮服十丸，日三服。渐加，以知为度。"主治肠胃燥热，大便秘结，小便数多，趺阳脉浮而涩；或痔疮便秘。方中麻仁、杏仁多脂润肠，与诸药合而用之，共奏润肠、通便、缓下之功。近代改为每服三钱，每日一至二次，温开水送服。因性滑泄，更加枳实破气，故孕妇忌用。歌曰：

> 麻子仁丸治脾约，朴枳大黄麻杏芍，
>
> 土燥津枯便难出，通幽养液蜜丸嚼。

五仁丸，为《世医得效方》中润肠通便的名方。由桃仁半两、杏仁一两（去皮、尖，炒）、柏子仁半两、松子仁一钱二分五厘、郁李仁一钱（炒）、陈皮四两（另研末）组成。五仁共研为膏，再入陈皮末研匀，炼蜜为丸，如梧桐子大，每服五十丸，早晨空腹时米饮送下。主治津枯肠燥，大便艰难，以及老人或产妇血虚便秘。因纯用仁类作丸剂，润肠通便之功颇佳，佐以陈皮理气，蜂蜜为丸，更能助其润下之功。歌曰：

> 五仁柏子杏仁桃，松肉陈皮郁李饶，
>
> 蜜水为丸米饮下，血结气滞可通调。

除降气平喘和润肠通便两大功用外，杏仁用之于病，真是内、外、皮肤、妇、儿、五官无所不治，又有杀虫、解毒之效，以致引起了古今医家的高度重视，载之于医籍，传之于后世，为我们提供了大量的验方、秘方，以供临床使用。笔者不愿忍痛割爱，采撷菁华，献于同道，以求于疗双亲之疾、治万民之病之同时，对己"保身长全，以养其生"。现选而摘录，以见一斑。

五劳七伤：《本草纲目》载：万病丸：治男妇五劳七伤，一切诸疾：杏仁一斗二升，童便煮七次，以蜜四两拌匀，再以童便五升于碗内重蒸，取出日晒夜露数日，任意嚼食，即愈。

头面诸疾患：《千金方》载：治头面风肿：以杏仁捣膏，鸡子黄和杵，

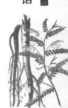

药苑漫话

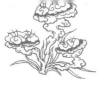

涂帛上，厚裹，干则再涂再裹，不过七八次即愈。治风虚头痛欲破者：以杏仁去皮、尖，晒干研末，水九升研滤汁，煎如麻腐状，和羹粥食，七日后大汗出，诸风渐减，效极神妙；忌风、冷、猪、鸡、鱼、蒜、醋。治头面诸风，眼睄鼻塞，眼出冷泪：以杏仁三升研细，水煮四五沸，洗头；待冷汗尽，三度即愈。

肺病咯血： 丹溪方载：杏仁四十个，以黄蜡炒黄，研入青黛一钱，作饼；用柿饼一个，破开包药，湿纸裹煨熟食之。

消化道诸疾患： 《食疗本草》载：治心腹结气：以杏仁、桂枝、橘皮、诃黎勒皮等分为丸，每服三十丸，白汤送下。《杨氏家藏方》载：治一切食停，气满膨胀：用杏仁三百粒、巴豆二十粒，同炒至变色，去巴豆，研杏仁为末，橘皮汤调下。

猝不小便： 《古今录验方》载：杏仁二七枚，去皮、尖，炒黄研末，米饮送服。

外科诸疾患： 鲍氏《小儿方》载：治诸疮肿痛：不拘大人小儿，杏仁去皮，研滤取膏，入轻粉，麻油调搽，神效。《事林广记》载：治小儿头疮：以杏仁烧研敷之。《永类钤方》载：治阴疮烂痛：杏仁烧黑研成膏，时时敷之。《食医心镜》载：治五痔下血：杏仁去皮、尖及双仁者，水三升，研滤汁，煎减半，同米煮粥食之。寇氏方载：治狗咬伤疮：烂嚼杏仁涂之。

皮肤科诸疾患： 《千金方》载：治身面疣目：杏仁烧黑研膏，擦破，日日涂之。《食疗本草》载：治面上皯疱：杏仁去皮，捣和鸡子白，夜涂之，翌日晨以暖酒洗去。《证治要诀》载：治两颊赤痒，其状如痱，名"头面风"者：以杏仁频频揩之，内服"消风散"。《圣济总录》载：治白癜风斑：杏仁连皮尖，每早嚼二七粒，揩令赤色；夜间睡前又依晨法用之。

妇科诸疾患： 《保寿堂方》载：治血崩不止：用甜杏仁上黄皮，烧存性，为末，每服三钱，空心热酒服；凡诸药不效者，服此立止。《食疗本草》载：治产门虫疽，痛痒不可忍者：用杏仁去皮烧存性，杵烂绵裹，纳入阴中，取效即止。

儿科诸疾患：《子母秘录》载：治小儿脐烂成风：杏仁去皮研敷。《全幼心鉴》载：治小儿血眼（儿初生艰难，血瘀眦睫，遂溅渗其睛，不见瞳人。轻则外胞赤肿，上下弦烂）：用杏仁二枚（去皮、尖），嚼，乳汁三五匙，入腻粉少许，蒸熟，绢包频点；重者加黄连、朴硝最良。《普济方》载：治小儿咽肿：杏仁炒黑，研烂含咽。

五官科诸疾患：眼病——《圣济总录》载：治目中赤脉痒痛，时见黑花：用初生杏仁一升，古五铢钱七文，入瓶内密封，埋门限下，一百日化为水，每夜点之。治目中翳遮，但瞳子不破者：用杏仁三升（去皮），面裹作三包，煻火煨熟，去面研烂，压去油，每用一钱，入铜绿一钱，研匀点之。治目生弩肉，或痒或痛，渐覆瞳人：用杏仁二钱半（去皮）、腻粉半钱，研匀，绵裹筷头点之。《广利方》载：治伤目生弩：用生杏仁七枚，去皮细嚼，吐于掌中，乘热以绵裹筷头点弩肉上，不过四五度愈。《圣济总录》治此病用杏仁研膏，入乳化开，日点三次。耳病——《外台秘要》载：治耳猝聋闭：杏仁七枚，去皮拍碎，分作三份，以绵裹之，着盐如小豆许，以器盛于饭上蒸熟；令病人侧卧，以一裹捻油滴耳中，良久又以一裹滴之，取效即止。《梅师集验方》载：治耳出脓汁：杏仁炒黑，捣膏，绵裹纳入，日三四易之，妙。《扶寿精方》载：治蛆虫入耳：杏仁捣泥，取油滴入，非出即死。喉病——《本草拾遗》载：治喉痹痰嗽，或治喉热生疮；《文潞公药准》载：治猝失音声：均以杏仁去皮熬黄三分，和桂末一分，研泥，裹含咽汁。《肘后方》载：治箭镞在咽，或刀刃在咽膈诸隐处：杵杏仁敷之。牙病——《千金方》载：治牙龈痒痛：杏仁一百枚（去皮、尖），以盐方寸匕，水一升，煮令汁出，含漱吐之，三度即愈。《普济方》载：治风虫牙痛：将杏仁针刺置灯上烧烟，乘热放病牙上；共复烧放病牙上七次，可止痛，病牙亦逐时断落。鼻病——《千金方》载：治鼻中生疮：杏仁研末，和乳汁敷。治疳疮蚀鼻：杏仁烧，压取油敷之。

解堵毒：《名医别录》载："杀狗毒"。《梅师集验方》载：治食狗不消，心下坚胀，口干发热妄语：杏仁一升（去皮、尖），水三升煎沸，去渣取

93

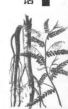

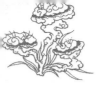

汁分三服，下肉为度。《雷公药对》载："解锡毒"。《千金方》载：解狼毒毒：杏仁捣烂，水和服之。《本草纲目》载：按《医余》云：凡索面、豆粉近杏仁则烂，顷一兵官食粉成积，医师以积气丸、杏仁相半研为丸，熟水下，数服愈。

杏仁作用如此之大，难怪在古代有许多离奇动人的神话、传说、故事，或广泛地流传于民间，或被小说家搜集于笔记小说中，如《野人闲话》所载的：翰林学士辛士逊，在青城山道院中，梦皇姑谓曰：可服杏仁，令汝聪明，老而健壮，心力不倦。求其方，则用杏仁一味，每盥漱毕，以七枚纳口中，良久脱去皮，细嚼和津液顿咽，日日食之，一年必换血，令人轻健。此申天师方也。又如"去风虚，除百病"的"杏酥法"，及"服之长年不死"的"杏金丹"，或则夸大其辞，言过其实，或则妄诞无稽，纯属欺人之谈，读来虽然令人疑惑不解，但对杏仁之大用却不免有些许赞叹。

杏仁有如此大的神通妙用，已毋庸再言，但我们在使用此"灵丹妙药"时，切不可麻痹大意，掉以轻心，疏忽大意、漫不经心地用上能"杀人"的"双杏仁"。造物主想得奇，造得怪，在杏仁中除造了最常见最普通的单仁外，还造了一种极罕见极非常的"双仁"。这奇怪而难得的双仁，有剧毒，在我国乃至全世界各国历史上第一部药典唐《新修本草》里就有"两仁者杀人，可以毒狗"的恐怖话句。何以如此呢？李时珍在《本草纲目》中补充解释说："凡杏、桃诸花皆五出。若六出必双仁，为其反常，故有毒也。"日本《太和本草》步李氏后尘亦谓："桃、杏双仁者，皆杀人。其花六出，失其常故也。"可见凡杏花、桃花若见六瓣者，所结果实必双仁。此说未见于今之植物学书上，有志于研究"双仁"的朋友，请你在"红杏枝头春意闹"的日子里，在花团锦簇的杏林中去发现那独树一帜的六瓣花吧，然后着意地保护她，待果实成熟后亲口吃掉她，砸开核看看造物主特意造出的双仁究竟是怎么个奇形怪状的模样。此外，因杏仁富含脂肪油，性滑泄，故大便溏泄者忌服，苦杏仁有毒，不可过量服用，婴幼儿忌服；在配伍时应注意其相恶相畏关系，据《雷公药对》谓：恶黄芩、黄芪、葛根，畏蘘草⑯。

杏树除杏花、杏实、杏仁、杏树根入药外，杏叶、杏枝亦可药用。《肘后方》载：治人猝肿满，身面洪大：可以杏叶煮浓汁热渍，亦可少少服之。杏枝有活血祛瘀止痛之效，可治跌打损伤，《图经本草》载：治堕伤；取杏枝一握，水一升煮减半，入酒三合和匀，分二次服，可获大效。《塞上方》载：治坠扑瘀血在内，烦闷不堪者：取杏枝三两，细锉微煮，好酒二升煎十余沸，分二次服用。

杏树全身是宝，眼光远大的三国名医董"郎中"让病家广植杏树，赢得了"杏林春满"、"杏林春暖"、"誉满杏林"的美语。今天，我们对杏树有了更多更深的了解和认识，难道不应该比董"郎中"站得更高，看得更远，栽植更多的杏树吗？如果一个个乡间医生，都能向前贤董"郎中"学习，我们可爱美丽的祖国，不是更加可爱美丽了吗？

中国原本就是一个杏国，"杏林佳话"，是对我们祖国医药学的最高赞语。看，春天来了，春色满园，怒放的杏花，开得多么美丽，俊俏！"春色满园关不住，一枝红杏出墙来"，我们的中医药事业不正像一枝枝出墙的红杏向全世界迎风招展吗？

【注释】

①《神仙传》：道教书名。十卷，晋·葛洪撰。叙述古代传说中九十四个神仙的故事，大体为继东汉时《列仙传》而作。但其中容成公、彭祖二条则与《列仙传》重出。

②《山海经》：古代地理著作。十八篇。作者不详，各篇著作时代亦无定论，近代学者多数认为不出于一时一人之手，其中十四篇是战国时作品，《海内经》四篇则为西汉初年作品。内容主要为民间传说中的地理知识，包括山川、道里、民族、物产、药物、祭祀、巫医等，保存了不少远古的神话传说。对古代历史、地理、文化、中外交通、民俗、神话等研究，均有参考价值。其中的矿物记录，为世界上最早的有关文献。晋郭璞作注，其后考证注释者有清代毕沅《〈山海经〉新校正》和郝懿行《〈山海经〉笺疏》等。

③《花镜》（修订版）：清初陈淏子辑，伊钦恒校注，农业出版社1979年12月第2版。

④后世文字学家将"呆"讹变为"甘""木"，写作"某"；亦有写"梅"为"槑"者。今作"梅"，

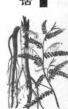

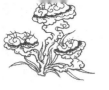

从"木""每"声，已由象形字变为形声字。

⑤井华水：据《重修政和经史证类备用本草》谓："此水井中平旦第一汲者。""与诸水有异，其功极广。"

⑥苏颂此处所谓的"杏之类梅者味酢，类桃者味甘"之说，可能系指嫁接品，以梅树为砧木（嫁接时承受接穗的植株），承受杏之接穗所嫁接者，味即酢，以桃树为砧木，承受杏之接穗所嫁接者，味即甘。

⑦《花镜》载："梅杏黄而带酢，沙杏甘而有沙，木杏扁而青黄，奈杏青而微黄。又一种金杏，圆大如梨，深黄若金橘。"

⑧海东红：成熟时果色似旭日映射海水而得名。

⑨此处所说的"五月杏"、"六月杏"、"七月杏"，均指在农历五月、六月、七月时成熟之杏。

⑩䴢：音chào，即糗以麦蒸磨成屑。又熬米麦谓之"䴢"。《齐民要术》有作奈䴢法，有作林檎䴢法。

⑪见《甘肃日报》1981 年 7 月 28 日 3 版"世界知识"栏《世界人口之最》一文。

⑫《中药志》（第二册）：中国医学科学院药物研究所、中国科学院南京中山植物园、北京医学院药学系、天津市药材公司、北京中医学院、北京市药材公司编著，人民卫生出版社 1959 年 12 月第 1 版。《甘肃经济植物》：甘肃师范大学生物系编，甘肃人民出版社 1962 年 3 月第 1 版。

⑬苦杏仁也可作杏仁茶喝，不过量稍小、且须作一些加工处理罢了：或在开水中浸泡，或在沸水锅中略煮，然后立即捞出投入冷水中，这样就可以使皮仁分开，擦去皮，淘洗后晒干即成。从前除皮后尚须去尖，尖即胚根、胚芽等，现因去皮过程中大部分"尖"已掉落，故不再费此繁琐手续。苦杏仁做的杏仁茶有一股焦香可口的味儿。

⑭见《药学通报》1（7），261（1953）。

⑮笔者按：应作：桂枝汤加厚朴杏子方。

⑯蘘草：即蘘荷，又名"阳藿"、"羊藿姜"，为姜科姜属植物蘘荷（*Zingiber mioga* (Thunb.) Rosc.)，以根状茎入药，味辛性温，温中理气，祛风止痛，止咳平喘。

"瓜果之城"说西瓜

阳历七、八月间，正是兰州的夏季，最高气温可达 39.1℃，虽有黄河由西而东横贯其间，但因有海拔 2075 米的皋兰山耸立于南，又有海拔 2020 米的九州台障于其北，使处在这一海拔约 1500 米的牛胃形冲积河谷盆地的人、仍然有如坐蒸笼之感；更加之新中国成立后人口激增，红楼林立，古老的消费城市变为新兴的工业城市后，空前繁盛，其热闹远非昔日可比。节假日上街，姑娘们虽有彩裙飘动，儿童们纵有短裤透风，一般人又有"的确良"着身，但跟古人所说的"车击毂，人摩肩，呵气成云，挥汗成雨"比较起来，毕竟还是有过之而无不及。可是，话说回来，热也有热的乐趣，原来这正是金城中一年中的黄金季节，素有"瓜果之城"美名的兰州，显示了她征服暑热的特有魔力。

甘肃有"好不过武山的大米兰州的瓜"的歌句，号称"瓜果之城"的兰州，真是名不虚传。单就瓜而言，继味香而甜、酒味甚浓，为兰州特产的麻皮醉瓜上市之后，又有味较醉瓜更加清香而甜，且能久贮远运的兰州瓜（白兰瓜、华莱士）"驾临"，然而就其数量之多，擅长解暑热之渴而言，都不及西瓜迎人。

兰州西瓜早已名闻海内，在赤日炎炎的三伏天，乘着骄阳当天之际，一家人围坐在桌旁，切刀下去，那汁多味甜红瓤西瓜，又好看，又中吃，放进嘴里，顿觉胸开神爽，沁人心脾，一个个赞不绝口，吃了一个，又想一个。富于好奇心的孩子，便问起亲爱的爷爷、奶奶，对于兰州西瓜的籍贯、身世、形态、品种、栽培、营养价值、性味功能等等，无不想了解了解。现在就让我们简要地介绍介绍吧。

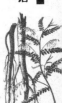

97

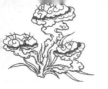

西瓜，为葫芦科西瓜属一年生草本植物西瓜（*Citrullus vulgaris* Schrad.）。俗话说："清明前后，种瓜点豆"，从仲春下种生长至季夏时节，瓜便熟了。夏日，当你跨入翡翠般的世界——西瓜园时，扑入眼帘的便是一派美不胜收的迷人景象：长长的蔓子，铺于地面；花花的叶子，伸向两边；黄黄的小花，金光闪闪。俗话说："瓜见花，四十八"，开过花后大约五十天左右就可以吃上瓜了。圆球形或长圆形的瓜，大的可达 30 千克那么重，直径足有 60 厘米那么大，花皮的、菜皮的、白皮的、黑皮的，光怪陆离，摆满一地，璀璨耀眼，宛若珍珠，真是使人饱享眼福。红瓤白子，黄瓤黑子，又有粉红、橙黄的瓤，配着褐、红等色的种子，天公作美，艳若彩霞，胜似玫瑰，太漂亮了。那瓜子的样子尤为别致，一端圆而大，一端尖而微，我们常以她比喻姑娘们的脸庞，称作"瓜子脸"，真够俊俏的了。

西瓜的原籍是热带非洲，现广泛栽培于全世界各国。据李时珍考证，郇阳县令胡峤《陷虏记》谓：峤征回纥，得此种归，名曰"西瓜"。李氏据此推断："则西瓜自五代时始入中国"。所谓中国，即指今中原地区。回纥，为中国历史上之一少数民族，本为匈奴之苗裔，后属突厥，与敕勒同族，唐时叛离突厥，始称"回纥"，助郭子仪平定安史乱后，赐号"回鹘"，为回纥最强盛的时代，唐文宗开成四年，内部大乱，部属西奔，遂散居于今新疆东南部，宋、元时并入蒙古，号为"畏吾尔"，仍据有天上南路。以此推测，西瓜先从热带非洲传入中亚一带，后经"丝绸之路"传入我国新疆，又由新疆经甘肃传入中原地区。因从西域（今新疆地）传入，故名"西瓜"。另据元人吴瑞之《日用本草》讲："契丹破回纥，始得此种……"与李氏之说虽不相同，但来自回纥却似乎确凿无移。

自从西瓜传入中国后，不久即在兰州安家落户，其具体年月虽已无从查考，但历史悠久确是不容怀疑的，公元 1833 年（清道光十三年）《兰州志》中记载的西瓜就有许多品种。这个有"瓜果之城"美名的兰州，多年来，由于人工培育的结果，不仅瓜类品种繁多，形成独特的地方风格，如花皮西瓜、黑皮西瓜、白皮西瓜、虎皮西瓜、菜皮西瓜、黑核桃皮西瓜、牛头西瓜、小

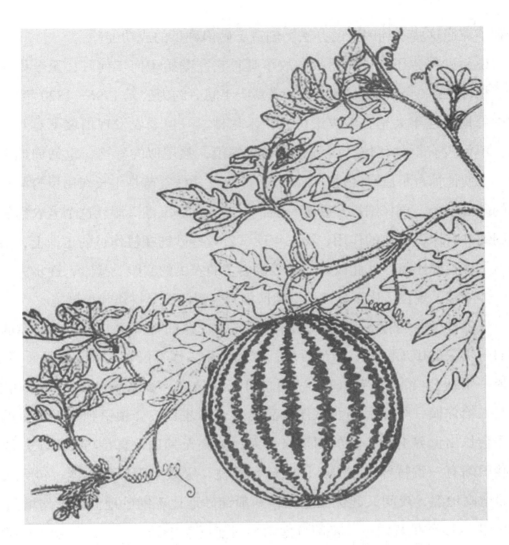

麦仁子西瓜、大板麦仁子西瓜等，五十年代末，又引种成功了苏联西瓜、法国西瓜（即克朗代克）、蜜梅瓜等，且更具有适宜瓜类生长的自然环境与气候条件，各类西瓜、甜瓜都能良好生长，这在国内是少有的。兰州位于黄土高原西北角，甘肃中部干旱地区，土质肥沃疏松，大部分为黄壤土，含砂质多，排水良好，带微碱性的砂土或砂质壤土，pH值为7.5~8.5，又加之雨量少，气候干燥，日照强烈，昼夜温差大，极适宜于瓜类生长，真是一块得天独厚的瓜园。但土壤含碱，生长季节短，过分干旱，春寒期长，却是瓜类生长的不利因素。

　　种瓜是一门专门的学问，我们的祖先，通过长期的生产实践活动，终于

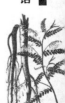

药苑漫话

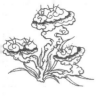

找到了克服这些不利因素的办法，创造了砂田种瓜的成功经验。

　　说起砂田，还有一段迷人的故事哩！它究竟始于何年何月，至今说法不一。相传在距今一百六十多年前，清嘉庆年间（约为公元 1796—1820 年），甘肃中部地区连年大旱，地皮滚烫，田禾尽枯。一位老农发现山坡下有几株谷苗，不但没有干枯死掉，而且长得青绿繁茂，狼尾似的穗穗，重甸甸地弯垂着，这使他惊奇不已。经过仔细观察，原来这几株谷苗是生长在田鼠打洞扒出来的砂砾堆上。再仔细扒开砂砾一瞧，下面的土壤又潮又湿。这个老农猛然省悟到铺砂有保墒抗旱的作用，第二年就试着背些砂铺在耕作过的土地上，果然长出了一茬好庄稼。从此以后，又经过更多的农民的实践、摸索，逐步完善和推广，便成了现在适用于甘肃干旱地区极其宝贵的抗旱耕作栽培措施。

　　瓜熟季节，当你有幸领略瓜园的风光时，在铺着一层五寸到一尺厚的砂砾的一块块砂田瓜园里，千瓜万瓜，缭乱眼花，你不仅有"满园西瓜看不尽，选择一个任公尝"的特殊享受，而且可以使你进一步了解砂田的特殊功能，当主人给你摘一个斗大的西瓜任你品尝时，你才真正会领悟到天下少有的砂田才会长出世界上第一流的西瓜来，无其地必无其瓜，真是巧夺天工。原来这砂田确有一番特殊的本领：因为砂砾覆盖，吸收太阳辐射热能，传导于土中而增高地温，夜间又起保温作用，一般铺砂地比不铺砂地温度平均增高 2~3℃；再因砂砾是灰白色，将部分太阳辐射能反射于低空，形成一层灼热的空气层，最高可达 45℃，特别是早春，能促使气温迅速升高，免受冻害；另一大作用是保墒，由于砂砾覆盖，土壤毛细管作用受阻，水分蒸发大大减少，保墒能力很强，稍稍下点雨，一般土地很快蒸发而干，砂田则无此弊，含水量比一般不铺砂的土地提高 1.28%~2.76%，从而减轻了干旱的威胁。正因为砂田具有抑制土壤水分蒸发的作用，避免了土壤的盐渍化，故农谚所谓的"砂压碱，刮金板"之说，是有其科学道理的。砂田的这些特殊功能，给西瓜的生长创造了良好的环境与条件，使产量增加，成熟期缩短，含糖量提高，品质优良，从而使"瓜果之城"的西瓜更加驰名了。

　　可是，话说回来，铺砂并不是一件容易的事，旧社会流传着"挣死老子，富了儿子，穷坏孙子"的民谣，说的正是铺砂田由苦而甜、由甜而苦的辛酸经历与过程。为了糊口度日，与干旱作斗争，爷爷从山洞里一背斗一背斗地背着砂砾铺地，累断了脊梁压弯了腰；爸爸，从爷爷手里得到这块新砂田，种瓜谋生，精耕细作，勉强过上不饱不饿的生活，遇着风调雨顺的一年，收入略有富裕；到了孙子这一辈，又从爸爸手里接过这块砂田，由于多年耕种，砂砾与其下土壤相混，土层板结，砂田老化，种瓜不长，种豆不收，就只有穷坏了。

民歌唱："山歌好唱口难开，樱桃好吃树难栽"，西瓜更是好吃难种啊。瓜农们为了种出色、香、味俱佳的上等西瓜，呕心沥血，茹苦含辛，铺砂、选种、上粪、管理……多艰辛呀！有些瓜农，为了使西瓜含糖分更高、味更甜，在施肥时，特意积攒大粪施之，有"大粪上瓜蜜珍子"之说，狗粪亦佳，但不易得，也有施以豆粉或糜面的，若在豆粉中加些糜面，种出的西瓜味道极甜。甘肃有名的西瓜产地靖远县的瓜农们，特别喜用糜面，所种的瓜，不仅味道特甜，个儿也比较大。种瓜施肥真是一门大学问，该施者不施，不该施者施之，那就坏事了。如果你施上羊粪或炕土，不但味酸不好吃，甜味顿减，而且有时甚至还带有一种焦苦味，品质极为低下。真是没有瓜农们的"吃尽苦中苦"，也就没有我们的"尝得甜中甜"。亲爱的朋友，当你吃着一个个味甜如蜜的西瓜时，你是否想到过这一点？

现在，有一种颇为流行的说法，说近年来西瓜不甜，是由于上化肥的结果，瓜地施化肥后，所长的西瓜个儿虽大，但味不甜不沙，当真是这样吗？这个说法虽有一定道理，但并不全面。为了说明这一问题，还是让我们先从植物体内糖的合成、转化和运输说起吧。须知，在人类有了微观世界的知识后，认识到植物这个人类和动物借以维持生命的东西，是怎样忙忙碌碌、但一声不吭地为人类和动物工作着；白天，红日普照，她艰苦卓绝地劳动，叶子以水和二氧化碳为"原料"，以吸收的太阳光为能源，从事着复杂的化学变化，随着瓜秧的呼吸，把氧气源源不断地放出来，进行"光合作用"，合成的基本物质是葡萄糖，其他各种有机物都是以它为基本原料合成的，合成葡萄

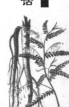

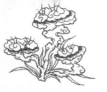

糖是在磷酸化酶的参与下进行的，在光合作用的同时，已合成的葡萄糖随之转化为淀粉，在叶子中储存起来；晚上，满天星斗，她又夜以继日地劳动着，将淀粉又水解成葡萄糖，转运到她的其他器官和组织中去。所有这些过程，也都需要在磷化物的参与下才能进行，否则将一事无成。此外，钾的生理作用，也和糖的合成、运输有着密切的关系。再说植物的生长吧，可分为"营养生长"和"生殖生长"两种，前者是指营养器官如根、茎、叶的生长，后者主要是指生殖器官如花芽分化、开花受精、果实种子的生长成熟。营养生长需要大量氮素，因为氮是组成蛋白质的关键元素，而生殖生长除需要氮外，更重要的还是需要大量的磷和钾。根据我国目前化肥工业生产的实际情况，主要是生产了大量的氮肥，所以，一般说施化肥，基本上主要是指施氮肥而言的，在这种情况下，如果在施农家肥时，其中含磷、钾的有机肥施得不多，只施氮肥使西瓜徒长瓜秧，到了结瓜乃至瓜快要成熟时，还不施适量的磷、钾肥，氮肥过剩而磷、钾肥不足，造成营养生长和生殖生长关系失调，光合作用产物主要用于器官生长，而很少转化为储存物质——糖，这样的西瓜怎么会甜呢？中国农业科学院土壤肥料研究所，曾做过两项很有说服力的试验：他们以庆丰西瓜为试验品种，单施氮肥者含糖量只有 8.9%，施氮、磷、钾三种肥料者含糖量为 10.8%，此其一；辛勤的科学工作者，为了让人们吃到沙甜沙甜的西瓜，又做了另一试验，在含磷、钾很少的瓜园土壤中，当西瓜坐瓜期，每苗施有机肥 5 千克、饼肥 250 克者，含糖量为 7.64%，另加过磷酸钙 40 克者，含糖量为 8.5%，再增施硫酸钾 20 克者，含糖量为 8.75%，此其二。这两项实验告诉我们：西瓜不甜是单施氮肥的必然结果。但这并不意味着氮肥不好，而是施肥不合理。三十多年来，我国氮肥工业飞速发展，但磷肥工业还极其幼稚，钾肥工业基本上还是一片空白。对瓜苗来说，仅施氮肥，不施或很少施磷肥和钾肥，所结的西瓜不仅味道不甜，而且氮肥的增产效果也要下降，作物对病虫害的抵抗力降低，徒长倒伏，贪青晚熟，籽粒不饱满等问题便会接踵而来。因此，建议有关部门，应在发展氮肥工业的同时，采取相应的措施，重视磷、钾肥的生产，这对我国农业全面持续增产，对于整个国民经济的发展，有着十分重要的意义。

有些瓜农，还在瓜地四周种上一圈凤仙花（*Impatiens balsamina* L.），这不仅是为了美化环境，据说还有一个重要的作用，即在旧社会，有怀着恶意的人，专带些麝香故意从瓜地边走过，这样一来，瓜秧就会迅速萎黄枯死，结不出瓜来，瓜农一年的辛勤劳动将会付诸东流，种上凤仙花，可解麝香毒，即使有人携带麝香从瓜地边走过，也不会带来什么危害。美丽的凤仙花，还是瓜田的一个强有力的保卫者哩！

西瓜，真可以说是世界上第一流的中看又中吃的上等食品，当甘甜多汁、清凉可口的瓜瓤放进口中时，我们自然而然会被元朝诗人方夔所说的"香浮笑语牙生水，凉入衣襟骨有风"的华章所打动，拜倒在她征服热魔的能力之下。不仅如此，她的营养价值亦极高，据中国科学院劳动卫生、环境卫生、营养卫生研究所 1965 年资料分析，西瓜可食部分占 54%，每 100 克食用部分中含：水 94 克、蛋白质 1.2 克、碳水化合物 4 克、粗纤维 0.3 克、灰分 0.2 克、钙 6 毫克、磷 10 毫克、铁 0.2 毫克、维生素 A 0.17 毫克、维生素 B 0.02 毫克、维生素 B_2 0.02 毫克、维生素 C 3 毫克、尼克酸 0.2 毫克，能产生热量 21 千卡。另有材料报道，说她的果汁部分含有磷酸、苹果酸、果糖、葡萄糖、

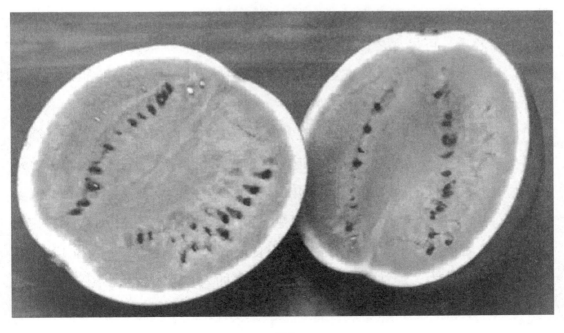

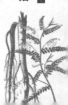

药苑漫话

103

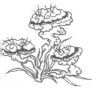

枸杞碱、番茄红素、γ—胡萝卜素、维生素 C、蔗糖酶、蛋白质及多种氨基酸、瓜氨酸、缬氨酸、异亮氨酸、苯丙氨酸、苏氨酸、酪氨酸。这些成分对人体健康都是极为有利的。种子含脂肪、蛋白质（2%）、维生素 B_2、瓜氨酸、月桂酸、棕榈烯酸等等，生食或炒食均可。果皮含有丰富的蜡质，鲜瓜皮除去最外层部分切成片状或条状，醃成酱瓜皮，亦甚可口。

西瓜全身是宝，作为清暑解渴的佳品而言，既有很高的营养价值，又有很高的药用价值，中药学上称她为"天生白虎汤"。远在距今六百四十多年前元文宗（1329—1337 年）时吴瑞的《日用本草》一书就收载了她，李时珍《本草纲目》将她列入果部三十三卷而详加介绍。

她味甘性寒，故又名"寒瓜"。有清热解暑，除烦止渴，利水通尿之功，为治暑热烦渴、热盛津伤、小便不利的要药。《本草汇言》治阳明热盛、舌燥烦渴者，或神情昏冒、不寐、语言懒出者，以红瓤西瓜剖开，取汁一碗，徐徐饮之即可。关于西瓜的利尿作用，古今中外各家医药学著作中多有记载，尤以日本为最——据吉本医学博士谓：西瓜中之糖分，确有利尿之效；因有利尿之功，故可用治肾脏炎，据新泻医学专门学校木村氏谓：西瓜中含有少量盐类，对肾脏炎有特殊功效；因有利尿之力，又可用治黄疸，据枝松新氏谓：治普通黄疸，用西瓜奏效极著，有时且在他药之上，但须除其外皮与皮质，中存髓质，可尽食之，尤有特效，若但饮绞汁，则效力减弱，患者食西瓜后，不但小便通利，大便亦可调匀，大概因尿量增加，可减少胆汁色素之含量，大便调匀，可除去胆汁之郁滞。

善于研究的日本人还研究出：经常吃西瓜的人，可减少患食道癌的危险。烟酒嗜好者和喜吃咸食的人易患食道癌。这一结论是日本名古屋大学医学系青木国雄教授等人的研究组在 1980 年召开的日本癌症学会免疫学分科会议上发表的。这个研究组对 201 个食道癌患者和 403 个健康人进行了对照调查，结果发现：烟酒嗜好者和喜吃咸食的人患食道癌的可能性比平常人高 12.3 倍。这个研究组还认为，经常吃西瓜、黄瓜和李子的人，可减少患食道癌的危险。在谈癌色变、恶性肿瘤严重威胁人类健康和生命的今天，西瓜竟有这么大用场，真可谓对人类的又一大贡献。

西瓜还是治疗痢疾的一味好药。夏天到了，易得痢疾，其中一种患有大便脓血、里急后重、精神疲倦、不进饮食，或有发热恶寒等症状，此即俗称之"噤口痢"。可用西瓜一个，切开，将瓤榨取汁水，第一次饮一茶杯，过一至二小时再饮，其后逐渐增加饮量至一饭碗，日饮四次为度，以后可酌情增加饮量，多饮无妨，约三、五天后，病即可痊愈。愈后半流食调理，一月之内忌食鱼、虾、螃蟹、白薯和其他刺激性食物，以免复发。所谓噤口痢，按中医说法，是暑湿热邪伤损肠胃，热邪格拒，所以饮食难进。西瓜清香利窍，甘寒除热，安中和胃，健脾利水，徐徐饮之，使寒凉之液津津而下，格拒之热，得其利窍清化之力而渐开，其道理，如沸汤得冷水，其沸立止。饮食得进，水利热除，痢疾自获痊愈。

此外，对于高血压头晕目眩者及咽喉肿痛、眼目红肿、口舌生疮等虚火上炎所致诸证，以及糖尿病患者，用之皆有良效。

西瓜好吃，且能治病，但不可食之过多，关于这一点前人屡有论述。明朝正德年间九江知府江陵人汪颖之《食物本草》谓："西瓜性寒解热，有'天生白虎汤'之号。然亦不宜多食。"《本草纲目》亦谓："西瓜、甜瓜，皆属生冷，世俗以为醍醐灌顶，甘露洒心，取其一时之快，不知其伤脾助湿之害也。真西山《卫生歌》云：'瓜桃生冷宜少飧，免致秋来成疟痢'是矣。又李鹏飞《延寿书》云：防州太守陈逢原，避暑食瓜过多，至秋忽腰腿痛，不能举动，遇商助教疗之，乃愈。此皆食瓜之患也，故集书于此，以为鉴戒云。"此外，吃过羊肉后，切忌在短时间内食西瓜，否则，因西瓜之寒与羊肉之热相拒，则顿生病矣！

西瓜用于治病时，不仅可供内服，且可外用，为治疗烫火伤的良药。将熟透之大西瓜，去瓜子，取瓤连汁置于密闭的干净玻璃瓶内，贮放三至四个月，待产生似酸梅汤气味时过滤应用。先将烫伤部位用冷等渗盐水或冷开水洗净，再以脱脂棉在澄清的西瓜液中浸湿，敷于患处。每天换数次，一般一、二度烫伤，一周可愈，三度者二周可愈。

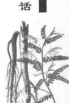

药苑漫话

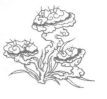

除西瓜瓤汁供药用外，西瓜皮和西瓜霜亦作药用。

西瓜皮，又名"西瓜翠衣"，简称"西瓜翠"，将食后的瓜皮，用刀削去残留的瓜瓤即可，亦有除去外面青皮，仅取其中间部分者。性味功能与西瓜瓤汁略同：与滑石、甘草配伍，可治暑月烦渴；与冬瓜皮、丝瓜、浮萍、淡竹叶合方，可治急性肾炎并兼有水肿者；或单用本品一味，制成"翠衣注射液"，肌肉注射，治疗肾炎所引起的小便不利之症，甚佳；或与党参、枸杞子，或与冬瓜皮、天花粉共煎，可治糖尿病；与决明子同煮汤代茶饮，可治高血压；单味阴干研末，盐酒调服，可治闪挫腰疼不能屈伸者；单味烧存性研末，外敷牙缝内，可治牙痛。

西瓜霜，分西瓜白霜与西瓜黑霜两种。白霜的制法为：于农历中秋节后天气转凉时，将较生的西瓜切开一小口，挖出部分瓜瓤，放入皮硝，然后再将瓜皮盖好，风干，待皮硝往西瓜外面渗出时，刮下白色结晶性粉末即可，为治热性咽喉肿痛、白喉的吹喉剂，虚寒性患者忌用。黑霜的制法为：大西瓜一个，切开蒂部，取出瓤、籽，装满大蒜瓣，仍以蒂盖好，纸筋泥封固，于火中煨一天，取出研末即可，为治慢性肾炎、浮肿、肝病腹水的良药。

兰州西瓜，除上面所说的普通西瓜外，还有一种籽瓜，瓜形较小，瓤白色、黄色或淡红色，质韧液多，但不甚甜，成熟期较迟，极耐贮藏，可放至次年农历正、二月间，性平偏热，为对于偏寒或偏热病证皆有效的佳品；瓜子大而饱满，品质极佳，产量高，为产瓜子的著名品种，兰州一带有名的"大瓜子"、"黑瓜子"，即为本种所产，生食或加盐、油、五香粉等调味品炒食更为鲜美可口，能榨取高级食用油，出口品在国际市场上颇受欢迎，深为华侨及外国友人所喜爱。

西瓜除了供人们食用、药用外，还给人之娱乐活动以启示，相传篮球这项体育运动，就是外国水手们在码头上用传递方式装卸西瓜而发明的。这算是西瓜对于人类的又一贡献吧。

"瓜果之城" 颂冬果

近来常听朋友讲：现在有些学生不愿到"新西兰"（新疆、西宁、兰州），要到"天南海北"（天津、南京、上海、北京）①。这一方面表明了这些学生是留恋天津、南京、上海、北京全国有名的四大城市、缺乏远大抱负的燕雀之志的人，另一方面也表明了他们对新疆、西宁、兰州的无知。新疆是个好地方，自有《新疆好》这支歌证明②；西宁是个好地方，因她作为青海省省会，在开拓青海的伟大壮举中将发挥不可估量的作用③④；兰州是个好地方，何以证明呢？请看笔者曾仿照白居易《望江南》词所诌的拙作《望兰州》吧⑤：

兰州好，风物媲广州。春来梨花白如银，冬吃金果甜心头。能
不赞兰州。

这首词挂一漏万，只把"瓜果之城"的冬果梨来赞，既言冬果梨树花之美，又说冬果梨树果之色、香、味俱佳。古老而又新兴的兰州，确实是一座名副其实的"瓜果之城"，夏有西瓜消暑解渴，冬有冬果梨生津润肺，在全国乃至全世界诸大、中城市，亦属罕见，谁能说兰州不好呢？

说起冬果梨，真是遐迩闻名，誉满中华，不愿到"新西兰"的朋友，请你还是到兰州来尝一尝吧。那么，冬果梨究竟是怎样一种果子呢？其树到底属何科何属何种，何以值得一颂呢？

冬果梨树，属蔷薇科仁果亚科梨属白梨（*Pyrus bretschneideri* Rehd.）系统，其学名为 Pyrus Serotina Rehd.。她是一种比较高大的乔木，高约 15 米，树性强健，树姿优美，枝叶扶疏，常呈自然半圆形。叶片大，长卵圆形，先端尖长，有锐锯齿，表面光滑，绿如翡翠，颇为好看。炎热的夏天，人们坐

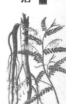

药
苑
漫
话

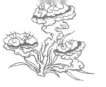

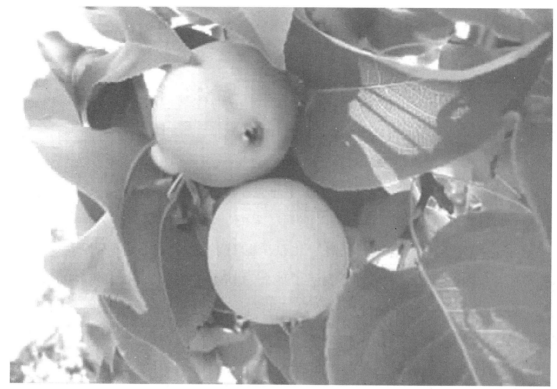

在绿树成荫的梨园下纳凉，微风吹来，树叶飒飒作响，确使人惬意极了。秋天霜降后，那树叶又是一番景致，一片片的叶子都变成红色、黄色、红黄色的了，远远望去，就像一团团一簇簇的红花、黄花、红黄色花，"霜叶红于二月花"⑥，真是美极了。兰州没有枫和圆叶乌桕一类的红叶树⑦，这时梨叶红染，自成一景，每当红日落山，夕阳返照的当儿，其叶与晚霞相映，红红的一片，却也格外壮观，在红叶林梢，掠过点点暮鸦，这情景，俨然是一幅绝妙的天然彩色图画。其实，这还不算最美，最美的当属真正的花，即冬果梨树的花了。

暮春三月，兰州草发，梨花生树，蝶飞蜂舞，可算是金城一年中花的黄金时代了⑧。梨花色白，古人常常把她比作雪，岑参《白雪歌送武判官归京》一诗中有"忽如一夜春风来，千树万树梨花开"的名句⑨，将边塞雪光写活了，如果用来形容此时之兰州，倒是十分确当的。兰州一带是梨的王国，此时各种梨花竞相开放，黄河中州的雁滩、马滩，黄河两岸的徐家湾、十里店，兰州附近的靖远、榆中、皋兰，都变成了梨花的海洋，徜徉其中，悠然自得，个中情景，令人醉倒，真会使人爱到发狂的程度，难怪传说古时候有个叫梁绪的人，"于花开时，折花簪多，压损帽簷，至头不能举，人为美谈"⑩。元代诗人朱德润"玉压帽簷花底春"一诗句，大约就用的是这个故事。我虽然没有这番闲情逸致，但对她的爱，较之出于污泥而不染的荷花，雍容华贵的牡丹，傲霜怒放的红梅，香气清幽的兰花，却毫不逊色。她，雅素俏丽，独具风韵，远眺如堆云涌雪，近看似凝脂美玉。白居易在形容杨贵妃——杨玉环"幽居"蓬莱宫中的神韵时，就独选了梨花来言其绝美。她，"闻道汉家天子使，九华帐里梦魂惊。揽衣推枕起徘徊，珠箔银屏迤逦开。云鬓半偏新睡觉，花冠不整下堂来。风吹仙袂飘飖举，犹似霓裳羽衣舞。玉容寂寞泪阑干，梨花一枝春带雨。"好一个"玉容寂寞泪阑干，梨花一枝春带雨"。亏他想得出，真是妙极！梨花，为伞形总状花序，上有花 7~10 朵，白色，五瓣，真是美极了，春雨过后，露珠滚动其间，水淋淋的，白晶晶的，尤为漂亮，恐怕只有

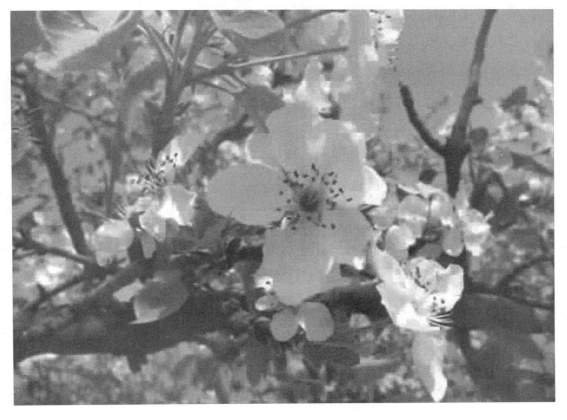

药苑漫话

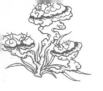

像古代四大美人之一的杨玉环才能比得上呢①？古往今来，骚客墨人以梨花入于诗词曲赋者可谓多矣，然其心绪格调迥乎不同。赞其高洁者，有苏东坡的"玉骨那怕雾瘴，冰肌自有仙风"；怨其匆匆者，有秦观的"安排肠断到黄昏，……雨打梨花不出门"；惜其韶华者，有曹雪芹笔下林黛玉的"花开易见落难寻，阶前愁杀葬花人"。然以慕其光华者的史达祖《玉楼春》一词为最，史氏以他的生花妙笔描绘了晴、雨、黄昏和月夜中的梨花情韵：

> 玉容寂寞谁为主，寒食心情愁几许。前身清淡似梅妆，遥夜依微留月住。香迷蝴蝶飞时路，雪在秋千来住处。黄昏著了素衣裳，深闭重门听夜雨。

读之确使人神往不已。这样美的梨花，把兰州城及其郊野打扮得妩媚多姿，分外妖娆，你能说兰州不好吗？

梨花之中，尤以冬果梨树之花最美，在她的姊妹行中，居群芳之冠。她先叶开放，白茫茫的一团，真是耀眼如雪。春华秋实，绝美之花，必结出绝佳之果。冬果梨树的果实——冬果梨，又为果中之佼佼者。

仲秋时节，你到冬果梨树园中去看看，领略一下秋实的风光吧：只见碧绿泛黄的叶丛中，硕果累累，压枝欲坠，颜色渐次由翠绿转而为鹅黄，又由鹅黄转而为淡金黄，淡金黄中有时布满星星点点朱砂色斑和红晕，望之令人心醉。最叫人赏心悦目者，就是鲜果上市后的果品商店，堆成小山一样的冬果梨，如一堆堆金蛋，香气扑鼻，着实袭人。没有耕耘，哪来收获？果农们用汗水辛勤浇灌出的冬果梨把一座兰州城装点得金碧辉煌。地道的兰州人说着兰州话啧啧誉扬，眉开眼笑，外地的客人们撇着南腔北调的语言赞不绝口，喜形于色。吃吧，吃吧，你要知道梨儿的滋味，你就得亲口尝一尝，种瓜的说瓜甜，务果的说果美，我们兰州人就喜欢外地客人们尝尝兰州的冬果梨，享享这难得的口福。这一尝，可真尝出了滋味：皮薄质细，酥脆汁多，甜酸适度，清爽可口，久负盛名的"瓜果之城"，可真是名不虚传啊！没想到西北黄土高原上的这座傍山依水的古城竟然能出产这样好的梨儿，于是山南海北的旅游者从飞机上、火车上、汽车上便竞相带至全国各地，送进各自亲人的口中。其实何止冬果梨一种呢？这时的兰州城，真是百果云集，各逞其美，有下市者，有上市者，络绎不绝，接踵而来，如光洁细腻、松脆可口的酥木梨，果肉细脆、汁多味甜的长把梨，果肉变软、食之适口的软儿梨……哪一个不叫人垂涎呢？然而人们果中挑果，美中选美，到底还是挑选中了冬果梨。

冬果梨，由于长期以来经过数十代劳动人民的精心培育和选择，已形成了众多的地方品系，如小冬果、红冬果、碎大果、哈思梨等。其中尤以小冬果优点最多。她是由大冬果梨母株芽复而来，果实大小均匀，外形美观，果肉细腻，味浓略酸，有香气，耐贮运，商品价值较高，而且年年结果，产量亦较稳定。还有哈思梨，她的树形与冬果梨树相似，可能是冬果梨树的同一品系，主要栽培在兰州黄河下游的靖远县，果实虽较粗脆，石细胞多，但汁多味甜，果肉极不易氧化则是其一大特点。果肉白色，咬一口放下，次日其色仍白如初，一直被视为上品，传说清朝时，常常作为贡品进贡给皇帝吃，可见其品质之佳。

冬果梨的外形特别美观，似乎只有冬果梨才有这种得天独具的形状：梗端小，梗洼浅狭，萼端大，萼洼深狭⑫，一般纵径约为 9 厘米，横径约为 8.3 厘米，平均重量为 120~500 克，俗称"大果子"，顾名思义，即因其果实特大而得名，最大的冬果梨其重量可达 1250 克，真是名副其实的大果子⑬。那么为什么又称作"冬果梨"呢？这是就冬果梨最大的特点耐贮性强而言的。兰州地处祖国西北，夏、秋有果可吃，为寻常事，不足为奇，冬天能吃到本地产的果子，则为稀罕事，甚足为奇。冬果梨在众果品下市后的严冬，尚能供人们所食，自然为人们所注目，于是便起了这么一个中听中吃的名字。岂止冬天可吃呢？果农们在不会制罐头的年代，就发明了保存冬果梨的好方法。他们掘地丈余，挖一地窖，内掏偏洞，将冬果梨窖于其中，能贮到翌年五、六月间⑭，吃起来仍甜酸可口，醇香无比，基本上赶上了某些早熟果品上市，是解决市场上果品"青黄不接"现象极为理想的果品，赢得了国内及世界果品商的青睐。冬果梨贮到冬天，可算是最好看最好吃的时候了，这时她转为

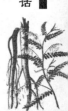

药苑漫话

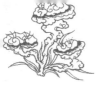

纯金黄色，含糖量（约为 13%）越来越高，石细胞越来越少，其味甜中略有一点酸味，确实可口极了。真是形、色、味、质俱美的佳果。生食最美，熟食亦佳，在冬果梨刚刚下树后，加一点白糖煮食，俗称"热冬果"，吃果喝汤，别是一种风味，滋补作用甚强。

这样上等的佳果，何以独出兰州一带呢？兰州地处祖国西北黄土高原，纯属大陆性气候，极为干燥，夏天缺雨，冬天乏雪，据载 1951~1955 年年平均降雨量仅为 336.7 毫米[15]，近年来更为干旱。大抵世间万事万物，有矛必有盾，有盾亦必有矛，断无有矛无盾之事，绝无有盾无矛之物，燥者润之，如上所述，夏天燥热，自有西瓜消暑解渴，冬天燥寒，自有冬果梨生津润肺，皆以此特殊之物，以制彼特殊之气。居兰州之地，如于燥寒之冬，每天或间日吃一颗冬果梨，确有生津润肺之效，顿感心清神爽，精力倍增，此即为冬果梨之大用也。刘因在《读药书漫记》中写道："……岭南多毒，湖南多气，而有姜、橘、茱萸以治气。鱼、鳖、螺、蚬治湿气而生于水，麝香、羚羊治石毒而生于山。盖不能有以胜彼之气，则不能生于其气之中，而物之与是气俱生者，夫因必使有用于是气也……"正好说明了兰州一带产生冬果梨之必然性。干燥气候之地，必有制干燥气候之水果应运而生，汁多味美的冬果梨不出他处，而独出兰州一带者，正是以她之多汁与人以克彼之干燥防人之气。此即"瓜果之城"无冬果梨即不成为其"瓜果之城"之因也。

今之愚人，或则无病呻吟，或则药必补养，每以人参、鹿茸、黄芪、枸杞子为大补而索之，殊不知药之于人，治病之中常有伐人之过。宋金医家，攻下派代表人物张从正对此曾有一段极为精辟的高见，他说："补者，以谷、肉、果、菜养口体者也。若人无病，梁、肉而已；及其有病，当先诛伐有过。病之去也，梁、肉补之，岂可以药石为补哉！"[16]深务营养价值、食疗本草的医家，对补益人、养口体的谷、肉、果、菜十分重视。

果类之中，冬果梨之价值又远非别果所及。她不仅为深受人们喜爱的佳果，而且也是治疗疾病的药物之一，大有寓治于补之中的功效。元代医家，滋阴派代表人物朱震亨说："梨者，利也。其性下行流利也。"[17]本草著作最早见于南朝时梁人陶弘景的《名医别录》，距今已有一千四百七十多年的历史了。陶氏谓："梨种殊多，并皆冷利，多食损人，故俗人谓之'快果'，不入药用。"并列为"下品"。这实际上是一种很大的偏见。李时珍在《本草纲目》中一针见血地给以批评，他说："《别录》著梨，止言其害，不著其功。陶隐居言梨不入药。盖古人论病多主风寒，用药皆是桂、附，故不知梨有治风热、润肺凉心、消痰降火、解毒之功也。今人痰病、火病，十居六七。梨之有益，盖不为少，但不宜过食尔。"说真的，梨确实是一味不可多得的良药，全看用者之是否善用罢了，祖国医学认为，梨性寒味甘微酸无毒，有生津止渴、止咳化痰、清热降火、养血生肌、润肺去燥、解酒毒等功效，最宜于热病烦渴、肺热咳嗽、痰多不爽、小儿风热、喉痛失音、眼赤肿痛、大便秘结等症。"生者清六腑之热，熟者滋五脏之阴"，对肺结核、急性或慢性气管炎和上呼吸道感染的病人出现的咽干喉痛、声音嘶哑、痰多而稠、大便燥结、小便黄少等症状无不有效。有上述诸疾患的病人，在服药的同时适当吃些梨，可帮助缓解病情，促进病愈。据药学史记载，自唐代以下诸本草，莫不言梨药效之佳者。唐人苏恭《新修本草》谓：治"热嗽，止渴。切片贴烫火伤，止痛不烂。"孟诜《食疗本草》谓："猝暗风不语者，生捣汁频服。胸中痞塞热结者，宜多食之。"宋人刘翰、马志等《开宝本草》谓："治客热，中风不语，治伤寒热发，解丹石热气、惊邪，利大小便。"大明《日华诸家本草》谓："除贼风，止心烦气喘热狂。作浆，吐风痰。"明人李时珍《本草纲目》谓："润肺凉心，消痰降火，解疮毒、酒毒。"仅举上述有代表性的数家本草为例，就足见其功用之大了。

我很喜欢药物治病之传奇故事，尤喜梨治病之传奇故事。说来也怪，有关梨治病的传奇故事，从五代至清，凡三则，虽非一时一地一人之事，亦非一时一地一人之作，但内容大同小异，如出一辙，真是越传越奇，越奇越传，读之如啖蔗饴，令人咀嚼不已。现抄录如下，以飨读者：

　　孙光宪《北梦琐言》云[18]：有一朝士见奉御梁新诊之，曰："风疾已深，请速归去。"复见郫州马医赵鄂诊之，言与梁同，但请多吃

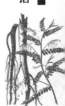

消梨，咀龁不及，绞汁而饮。到家旬日，惟吃消梨顿爽也。

——唐慎微《证类本草》

按：《类编》云：一士人状若有疾，厌厌无聊，往谒杨吉老诊之。杨曰："君热证已极，气血消铄，此去三年，当以疽死。"士人不乐而去。闻茅山有道士医术通神，而不欲自鸣。乃衣仆衣，诣山拜之，愿执薪水之役。道士留置弟子中。久之，以实白道士。道士诊之，笑曰："汝便下山，但日日吃好梨一颗。如生梨已尽，则取干者泡汤，食滓饮汁，疾自当平。"士人如其戒，经一岁复见吉老。见其颜貌腴泽，脉息和平，惊曰："君必遇异人，不然岂有瘥理？"士人备告吉老。吉老具衣冠望茅山设拜，自咎其学之未至。此与《琐言》之说仿佛。观夫二条，则梨之功岂小补哉？然惟乳梨、鹅梨、消梨可食，余梨则亦不能去病也。

——李时珍《本草纲目》

这篇耐人寻味的故事，也许对后人教益太大了吧，故今之学者余瀛鳌翻译改写为《杨介设拜的启示》。笔者不愿忍疼割爱，亦录之如下：

北宋名医杨介，是我国古代重视内脏解剖的屈指可数的医家之一。一天，一个年轻书生来找杨介看病，杨介诊视后，无可奈何地摇摇头说："你热症已极，气血消铄且尽，三年内可能要患背疽。一旦发作，就难愈了。"书生回家后，一直闷闷不乐。不久，他听人说茅山观中有一个道士，医理颇精，只是不肯以此来邀取名利，轻易不给人看病。书生求治心切，便换了一套僮仆衣衫，上山求见道士。他每天给道士劈柴担水，做杂活。道士看他勤快，也把他当弟子看。两个月过去了，道士总觉得他与别人不同，诘问他上山的真正目的，书生乘势说出了原委。道士仔细诊看之后，告诉书生："你马上下山去吧。我不给你什么药，只要你天天吃好梨，没有生梨就用梨干泡汤，连渣一起吃，日久此病可愈。"

书生下山后小心照办，一年后身体果真好了起来。他高高兴兴去见杨介。杨介发现书生颜貌腴泽，脉息平和，十分惊奇。听完书生的叙说，杨介深深感到自己医术的不足，立即整理衣冠，点燃香火，望茅山设拜，以表示他的敬慕。从此，他毅然放下名医的架子，向学有专长者学习。杨介这种尊重同道、虚怀若谷的道德风貌，与那些妄自尊大、互不服气的医生，实不可同日而语。

——1982年12月30日《健康报》

更有趣者，当推清代名医叶天士与梨的一篇逸闻医话，请看：

清代名医叶桂，字天士，年轻时就开始学医，除继家学外，先后拜师十七人，吸取各家之长加以发展，终于自成一家。这与他勤奋学习是分不开的。有则故事可说明叶桂为学得一项真本事是如何刻苦奋发。

某年，一举子赴京应试，路过苏州时，叶已为江南名医。举子慕名拜谒，顺便就诊。叶诊脉问证。举子说："我无其他不适，惟每天都感口渴，时日已久。"叶说："先生请回，不必去应试了，此病不出百日必不可救。"举子问："有法治否？"叶说："实已无法治疗。"举子辞别，似信非信，怏怏而去。出城十数里，见路旁一寺院，遂入内歇息，顺便摇了一签。老僧询其所问何事。举子遂言其故。老僧说："既如此，待我给你诊视一下。"诊视结果与叶桂所诊无二。举子急问治法。老僧说："既有其病，必有治方，从今日起，你每天即以梨为生，渴吃梨，饿亦吃梨，连续百日自然会好。"举子拜谢而归，按嘱每天吃梨。百日之后，举子秋闱高中，衣锦还乡，归途拜见老僧，感谢治病之事。老僧说："不用谢我，你去将叶天士的招牌给取掉。"举子更换衣服，又到叶桂处就诊。此时叶已忘记这事，诊后说："先生无病。"举子说："先生忘了吧，半年前你不是说我百日必死吗？"叶恍然记起，十分惊讶，忙问其故。举子便将老僧治病等事一一叙述。叶听后，立即将招牌取下，并款留举子，结为好友。举子走后，叶扮为穷人模样，到寺里向老僧拜师学医。

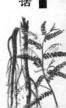

药苑漫话

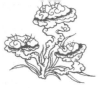

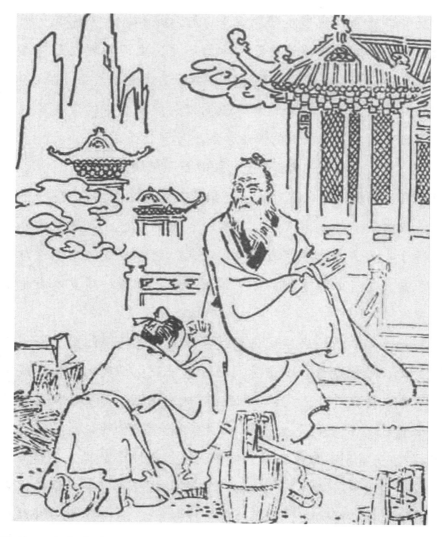

老僧说："我出家人不懂医道。"不肯收留。叶再三苦求。老僧便问其姓名。叶假说姓张，因家贫无名，人称"张小三"。从此张小三就在寺中学医。叶桂为学本领，不辞劳苦，每天起早摸黑，挑水砍柴，样样粗活都干，抽时间精心学医。老僧见其勤劳好学，非常喜欢，每出诊必带叶桂，而且叫叶先诊，然后自己亲自再诊。叶桂所诊与老僧大都相同。转瞬三年，一天老僧对叶说："张小三，你可回去了，凭你现在的医术，就可赛过江南叶天士。"叶桂一膝跪下，说："请师父原谅，为学得师父的医术，我瞒哄师父三年，'张小三'就是'江南叶天士'。"并说明前来拜师之真实情况，要求继续学下去。

116

老僧见叶身为名医，不耻下问，为求学问不辞辛苦，甘作三年学徒，很受感动，便毫无保留地将他的医术全部教给了叶桂。

——1980 年 1 月 24 日《健康报》

上述三则由简而繁、愈演愈详的故事，一方面表现了杨吉老、叶天士二位名医见贤思齐、从善如流的治学态度、作风与美德，另一方面又反映了梨儿力挽沉疴、救病膏肓的医疗效果。真是"单方一味，气死名医"，"单方一味，成了名医"。末则故事未指用何种梨，一则故事只说用"消梨"，二则故事又说"惟乳梨、鹅梨、消梨可食，馀梨则亦不能去病也"。虽均未提及冬果梨，然冬果梨治"风疾已深"、"热证已极，气血消铄"、"每天都感口渴"诸证，则当更为有效，因其味甘微酸性较别梨更寒故也。

以梨汁与他药配伍亦可，历代医家誉为"五汁饮"的方剂，可治疗各种热病、津液不足、酒后烦渴等症，疗效颇佳。该方主要取梨汁和荸荠汁、藕汁、芦苇汁、麦冬汁各等份而成，混匀后凉服或温服均可。所用梨汁如用冬果梨汁，其效当在别梨之上，亦取性较他梨更寒之故。

兰州一带民间，凡遇冬日热咳病，常将冬果梨果肉部分用刀划一小块，内盛犌猪生油⑲、花椒、冰糖（或蜂蜜）、川贝母等药物，再将所划开的小块果肉覆盖原处，以线扎之，放锅内煮熟，吃梨喝汤，确有清心润肺、消炎止咳之效，对于不能胜药之老人、小儿尤为适宜。这一家喻户晓、妇孺皆知的有名验方，已有一千多年的历史了，传说唐太宗时宰相魏徵（580—643 年）的母亲患咳嗽病，但又不爱吃药，以致病情加剧，魏徵想到他母亲爱吃梨，而且梨又有止咳的功效，便令人将治咳嗽的中药研成细末，同梨汁一起熬成梨膏糖，他母亲吃后，不久咳嗽病就好了。后来广为流传，一直传到今天。上海产的专门用于镇咳止嗽的"梨膏糖"，据说即来源于此。有文字记载者，可见于唐武则天时进士及第、任过同州刺史的孟诜的《食疗本草》，该书谓治猝得咳嗽："用梨一颗，刺五十孔，每孔纳椒一粒，面裹灰火煨熟，停冷去椒食之。又方：去核纳酥、蜜，面裹烧熟，冷食。又方：切片，酥煎食之。又方：捣汁一升，入酥、蜜各一两，地黄汁一升，煎成含咽。凡治嗽须喘急

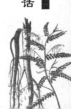

药苑漫话

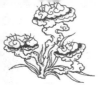

定时冷食之。若热食反伤肺，令嗽更剧，不可救也。若反，可作羊肉汤饼饱食之，使卧少时，即佳。"过了三百多年，宋仁宗时太常博士苏颂所撰的《图经本草》也收载了此方，配伍、用法与诜书大同小异，颂谓："崔元亮《海上方》：用好梨去核，捣汁一碗，入椒四十粒，煎一沸去滓，纳黑饧一大两，消讫，细细含咽立定。"一个方子，辗转传用了一千余年，可见其疗效之佳，生命力之强。

冬果梨治病的方剂很多，或独用，或配伍，姚黄魏紫，各有特色，为省笔墨起见，此处就不再一一列述了。

现代医学研究认为，梨还有降低血压，清热镇静的作用。

高血压与心脏病患者如有头晕目眩、心悸耳鸣诸症，食梨大有益处。另外，因梨含有丰富的糖分和多种维生素，有保肝和帮助消化的作用，所以，肝炎、肝硬化病人，常吃梨尚可作为辅助治疗的手段之一。在果品淡季，耐贮性极强的冬果梨即可充此大任。

用梨治病的好处很多，既可生食，又可熟食，饮汁或切片煮粥、煎服均可，甚为方便。但因其性寒，不可多吃，过食则可助湿伤脾，因此，脾胃虚寒之人，应该少吃，夜间与早晨寒气隆盛之时，亦不可食。《本草纲目》指出："多食令人寒中萎困。金疮、乳妇、血虚者，尤不可食。"《罗氏会约医镜》又指出："产妇及脾虚泄泻者禁之，以其过于冷痢也。""金无足赤，人无完人"，天下无十全十美之人，亦无十全十美之物，梨如此，性较他梨更寒的冬果梨亦如此。望食者戒之。此其一。另外，尤须注意者，今日吃梨，还要谨防农药中毒。据有关部门调查，现在水果上残留"六六六"、"DDT"、"乐果"等农药是极为普遍的，有时用水冲洗也冲洗不掉，唯有削皮吃，方可避免农药吸收，不致中毒。过去的一些卫生科普文章，往往强调果皮的营养价值，提倡水果连皮吃。今天，在普遍使用农药的时代，如果舍不得削皮，或者怕麻烦而不愿削皮，一旦中毒，就懊悔不及了，岂止"捡了芝麻，丢了西瓜"，甚者会"痛惜果皮，与世长辞"。有些聪明的人，常拣虫子或鸦、雀吃过的梨吃，大凡虫子或鸦、雀吃过的梨即未施农药者，一般来说，将虫子除去后，清水洗净，开水烫过，倒可以放心地去吃。冬果梨，虫害亦烈，近年来常常施用农药，亦应引起我们的警惕。此其二。

冬果梨树，除果实可供入药外，其花、叶、树皮亦均可药用：花，可去面黑粉渣；叶，可治霍乱吐痢不止、祛风、治小儿寒疝、解中菌毒；树皮，可解伤寒时气。此外，茎枝部木材因纹理特别细密，色淡紫，是作案板和雕刻用的良材，为版画家所格外看重。

《本草纲目》有"好梨多产于北土"之说，真是一点不假，而北土之好梨，以甘肃为多，甘肃之好梨，又以兰州及其附近的靖远县等地为多。据记载，兰州、靖远等地栽培冬果梨树的历史相当悠久，清康熙时编写的《兰州志》、《河州志》中就有"冬果"、"白冬果"和"红冬果"的记载，随后雍正年间编写的《甘肃通志》则较详细地记载着"兰州出梨"、"梨，兰州者佳"、"梨花，靖远最多"等文字。我们如果漫步于兰州、靖远一带老梨园中，常常可看到一棵棵二、三百年生的老冬果梨树，其历经风霜、苍劲古朴之姿，其春华绽雪、秋实赛金之态，确使人敬仰爱慕不已。这一株株活标本，记载着甘肃人民栽培冬果梨的史迹，也凝聚着我们祖先在漫长悠久的岁月里所付出的辛勤劳动。果农们把果园称作"高田"，足见其重视程度。长期以来，他们积累了丰富的栽培经验：如土壤以冲积的砂质壤土为最宜，所结果实又细又嫩，又脆又甜，如系胶泥土，则果实较粗糙，石细胞又多；其树抗风、抗寒力较强，在一般风害情况下，落果较少，在零下 22℃亦可以安全越冬；但抗旱力较差，受旱后果实产量下降质量亦显著降低，质粗汁少，味酸酢口，因此果农们常常在树下，按树之大小，挖一小于树冠的围池，将黄河之水，引进其中，浇得满满的，让她喝得饱饱的，将果儿结得蕃蕃的，使皮儿薄薄的，肉儿细细的，汁儿多多的，味儿甜甜的，池水刚干，又放一池，如此接二连三，继踵不绝，方能结出上等佳果；"人是铁，饭是钢，果树没粪枝上荒"，肥料对冬果梨树亦极为重要，如于每年秋末冬初时，按树冠大小在地面挖一圆周形的 50 厘米宽 50 厘米深的小沟，填入人粪尿，覆盖后浇一次冬水，一者可使树木硕而茂、壮而寿，二者可使果实早而蕃、大而甜；为

药苑漫话

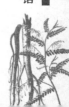

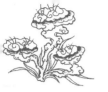

了不使歇枝[20]，年年有果吃，可在果实特蕃的时候间果[21]，将树枝上特别稠密处的果实在未成熟前分数次摘下来一些；其繁殖方法有二：一属无性繁殖，凡冬果梨树或其他梨树下长出之芽条，挖下插条于潮湿之处，待成活后移栽定植，长二至三年后嫁接即成，一属有性繁殖，据《花镜》谓："植法：用最熟大梨，全埋经年，至来春生芽，次年分栽之，多著肥水，及冬叶落，附地刈杀之，以炭火烧头，二年即开花。接法：在春、秋二分时，用桑木或棠梨或杜接过，其实必大。"[22]据司马迁《史记》载："淮北、荥阳、河济之间，家植千树梨，其人与千户侯等。"[23]可见古人对栽植梨树之重视程度。俗话说："一年栽树，百年受益"，古人尚且十分重视种植梨树，我们对于梨树中之佼佼者——冬果梨树难道不应该更加加以重视而种植吗？愿兰州、靖远一带的农民们，能扬长避短，发挥本地优势，出现成千上万个种植冬果梨树的郭橐驼[24]，俾使"瓜果之城"更加璀璨耀眼，金碧辉煌。

【注释】

①这种说法亦见于 1983 年 3 月 12 日《甘肃日报》《文摘》版第 89 期《让人才流向大西北》一文。该文摘自 1983 年 2 月 28 日《世界经济导报》"读者论坛"专栏刊登的北京师范大学教授陶大镛的短文，但将"西宁"说成"西安"。

②《新疆好》：系新疆民歌，马寒冰词，刘炽编曲，载《革命群众歌曲选》（上海文化出版社，1964 年 5 月新 1 版）。

③参阅《光明日报》1983 年 8 月 4 日头版头条重大新闻《胡耀邦同志考察访问青海各地并发表重要讲话：立下愚公志，为大规模开拓青海创造条件》一文。该文指出 20 世纪末和 21 世纪初，我国经济开拓的重点势必要转移到大西北，号召勇于进取的青年来青海参加开拓的伟大壮举。

④西宁市：位于湟水中游南岸，当兰青铁路和青藏公路交会点，扼青海高原东方门户。

⑤望江南：亦名《忆江南》。《乐府杂录》说："《望江南》本名《谢秋娘》，李德裕镇浙西，为姬谢秋娘所制。后改为《望江南》。"白居易《望江南》词之一为："江南好，风景旧曾谙。日出江花红胜火，春来江水绿如蓝。能不忆江南。"

⑥唐代诗人杜牧《山行》诗云："远上寒山石径斜，白云生处（按：一作"深处"）有人家。停车

坐爱枫林晚，霜叶红于二月花。"

⑦枫：为金缕梅科枫香属高大乔木枫香树（*Liquidambar taiwaniana* Hance），果实称"路路通"，树脂称"白胶香"，均供药用。一经霜降，叶尽皆赤，故又名"丹枫"，为秋色之最佳者。圆叶乌桕：为大戟科乌桕属灌木或乔木圆叶乌桕（*Sapium rotundifolium* Hemsl.），种子油可制润滑油、蜡烛及肥皂，别名"红叶树"、"雁来红"。

⑧金城：为兰州旧称。古县名，西汉置，治所在今甘肃兰州市西北。十六国前凉为金城郡治所，西秦曾在此建都。北魏废。隋大业初曾改子城县为金城县，治所在今兰州市。后又改名五泉县。称兰州为"金城"即源于此。

⑨"忽如一夜春风来"句中的"忽如"，一作"忽然"。

⑩见《花镜》（清初陈淏子辑，伊钦恒校注，农业出版社修订版，1962年12月第1版）卷四《花果类考·梨》。

⑪古代四大美人：通常指西施（一作"先施"。春秋末年越国苎萝——今浙江诸暨南——人，由越王勾践献给吴王夫差，成为夫差最宠爱的妃子。传说吴亡后，与范蠡偕入五湖。见《吴越春秋》、《越绝书》等。明梁辰鱼据此故事编为传奇《浣纱记》。）、王嫱（即"王昭君"。西汉南郡秭归——今属湖北——人，名嫱，字昭君。晋避司马昭讳，改称为"明君"或"明妃"。元帝时被选入宫。竟宁元年——公元前33年——匈奴呼韩邪单于入朝求和亲，她自请嫁匈奴。入匈奴后，被称为"宁胡阏氏"。呼韩邪死，其前阏氏子代立，成帝又命她从胡俗，复为后单于的阏氏。对汉朝和匈奴的和好关系，曾起了一定的作用。其故事成为后来诗词、戏曲、小说、说唱等的流行题材。）、貂蝉（《三国演义》中人物。司徒王允家的歌伎。为了帮助王允为国除奸，自己献身，用"连环计"离间董卓和吕布，最后借吕布之手，杀死董卓。）、杨太真（即"杨贵妃"。唐蒲州永乐——今山西永济——人。小字玉环。晓音律。初为玄宗子寿王瑁妃。后入宫得玄宗宠爱，天宝四年封为贵妃。姊妹皆显贵，堂兄杨国忠操纵朝政，政事败坏。天宝十四年安禄山叛乱，即以诛杨国忠为名。玄宗逃奔到马嵬驿——今陕西兴平西——时，军士以咎在杨家，杀杨国忠，她亦被缢死。）

⑫萼洼深狭者，俗称"母果"；萼部突出者，俗称'公果'。近年来果农们于开花时常施保花药，果实形体起了变化，萼部几全突出。

⑬以幼龄树所结果实为大。

⑭李时珍《本草纲目》云："《物类相感志》言：梨与萝卜相间收藏，或削梨蒂插于萝卜上藏之，

121

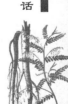

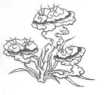
皆可经年不烂。"可供我们贮藏冬果梨时参考。

⑮见孔宪武著《兰州植物通志·I总述·一、兰州植被的生态条件》（甘肃人民出版社，1962年10月第1版）。

⑯张从正（约1156—1228年），字子和，号戴人，睢州考城（今河南兰考县东）人。宋金时代医家，攻下派的代表人物。其理论多见于《儒门事亲》，本段话即出此书。

⑰朱震亨（1281—1358年），字彦修，号丹溪，婺州义乌（今浙江义乌市）人。元代医家，滋阴派的代表人物。著作甚多，以《格致余论》、《局方发挥》为其代表作。

⑱孙光宪（约900—968年），字孟文，贵平（今四川仁寿县东北）人。五代词人。家中聚书数千卷，校勘抄写，老而不辍，自号"葆光子"。事南平三世，官检校秘书少监等职。后归宋，官黄州刺史。其词大部分收入《花间集》，撰有笔记《北梦琐言》。

⑲猳（yá）猪：公猪，割去生殖腺后称"猳劁猪"，供育肥后食肉用。

⑳歇枝：隔年结果的树。

㉑间果：又称"疏果"。

㉒按："用桑木或棠梨或杜接过"句"杜"下可能脱一"梨"字。

㉓转引于《花镜》修订版本。

㉔参看柳宗元《柳河东集·种树郭橐驼传》。

"银杏之国" 赞银杏

搞药用植物的人，每走到银杏（*Ginkgo biloba* L.）树下，一边采压标本，一边总要慨叹一番："银杏啊！银杏！你可真是个宝贝。"

俗话说："物以稀为贵"，的确是这样。

学过点植物分类学的人都知道，种子植物有三百多个科，被称为五大名科的菊科、兰科、豆科、禾本科、蔷薇科包括六万多种植物，大约占种子植物总种数的四分之一，它们的冠军菊科有二万五千多种。可是高大的落叶乔木——银杏，在银杏科中只有银杏属银杏一种，真是个宝贝蛋蛋——"独生子"。

说她稀贵，还不仅仅限于这一点。一个科中只有一属一种的植物绝不止此，

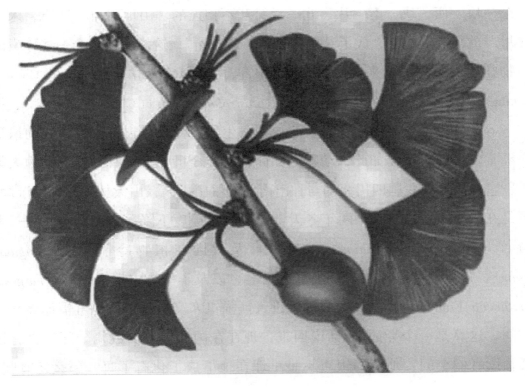

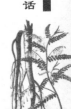

药苑漫话

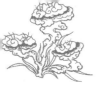

如杜仲科杜仲属杜仲（*Eucommia ulmoides* Oliv.）、马尾树科马尾树属马尾树（*Rhoiptelea chiliantha* Diels et Hand.-Mazz.）等等。她的稀贵还有一层意思，这就是她是一种古代的孑遗植物①，为世界上现在仅生存于我国著名的"活化石"。

原来在距今一亿多年前中生代的上白垩纪时期②，地球上气候非常温暖，万木丛生，繁花似锦，蕨类植物及裸子植物中的苏铁科、松科、柏科植物极为茂盛。有人将中生代称为"裸子植物时代"，属于裸子植物的银杏，并不是什么稀有的"奇货"，几乎到处都有，"同胞兄弟"也有好几个。但是，没过多久，银杏的"家族"就衰亡了。银杏"家族"的衰亡，跟其他许多古代植物的命运一样，是地球历史变化的必然结果。因为在地质史上第四纪时，地球上发生了大片的冰川，白茫茫的一片，"搅得周天寒彻"，在没有山或少山的地方，如欧洲、北美洲一带，许多植物都经受不了寒冷的长期折磨与蹂躏而灭绝；我国因山脉纵横绵亘，地形地理复杂，在很大程度上起了阻隔冰川的作用，当时我国大陆上的冰川，与欧美冰川不一样，不是连成一大片，而是东一块、西一块，南一片、北一片，互不相连的"山地冰川"性质，未受冰川严重影响的地方，成了某些植物的"避难所"，这样就使当今一些珍贵的植物在山中保存了下来，闻名于世的银杏、银杉（*Cathaya argyrophylla* Chun et Kuang）（松科）、水杉（*Metasequoia glyptostroboides* Hu et Cheng）（杉科）、杜仲等等，就是最著名的例证。自然界中，生物遭受自然灾害大量死亡的情形是经常发生的，植物如此，动物亦如此，如当今世界上稀有的珍贵动物大熊猫，它的故乡在我国四川北部与甘肃南部的岷山山区，山大林深，气候湿润，可是在 1975 年与 1976 年两年冬天，由于气温极度下降，它们的食物——大箭竹（*Sinarundinaria chungii* Keng f.）及其同属植物冷箭竹（*S.fangiana* Keng）、紫箭竹（箭竹）（*S.nitida* Nakai），以及华桔竹（拐棍竹）（*Fargesia spathacea* Franch.）大量死亡，一大批大熊猫饥寒交迫，跟着也可惜地离开了世间，这算是一个旁证③。话说回来，现在在国外，有少数几个国家也有银杏，读者们会问：他们的银杏不是早埋在地下成了化石了吗？怎么还有呢？

哪里来的？问得好！中国——银杏之国，真可谓"只此一家，别无分店"，所以我国一些有代表性的植物学专著均以银杏作封面图案，如《中国植物志》（中国科学院《中国植物志》编辑委员会编，科学出版社出版）、《中国高等植物图鉴》（中国科学院植物研究所、中国科学院北京植物研究所主编，科学出版社出版）等，既美观，又意味着为中国所独有。银杏既然这么珍贵，许多国家只好从我国引种栽培，就像朝鲜、日本、美国、英国、法国等国家国家动物园中的大熊猫一样，都是我国特意赠送给他们的。这样看来，她真够稀贵的了。

奇货可居的银杏树虽为我国所独有，但分布却很广，除浙江天目山一带尚有野生类型而外，各地多有栽培，据 1981 年 6 月 27 日《人民日报》报道，江苏省泰兴市所栽植的银杏树已发展到一百三十多万株，按全县人口平均已达到每人一株。就其产地而言，南自广东，北至辽宁，东起江、浙，西达陕、甘，西南到四川、云南、贵州等省，都可见到一株株、一片片美丽的银杏树，但就全国情况来看，其数量实在是微乎其微，各地仍然视为上品。甘肃省陇南之徽县银杏乡，有一棵长了千年以上的银杏树，听老人们说，不知何代何年，可惜被一场大火烧了，"野火烧不尽，春风吹又生"，生命力极强的银杏树，从基部又发成了三大株，愈长愈旺，气势极为雄伟壮观，合而围之，胸径足有 12 米之多，诚为陇南之一大名胜古迹。1975 年 11 月 6 日，当地人民政府已确定为县级文物保护单位。该地广大群众常常引以为荣，就以她命名地方名，昔称"银杏庄"，今称"银杏乡"。亲爱的读者们会说，以树名命名地方名的多的是，如枣园、杏花村、槐树庄等等，并没有什么稀奇可谈。可是，这不一样，枣树、杏树、槐树，到处都有，银杏树就不见得了，像江苏省泰兴市那样典型的事例实在太少了，特别是祖国西北一带，银杏树虽不至于与凤毛麟角相比，但确乎是少得可怜。笔者也算得一个大有眼福的人，1980 年 5 月 19 日，竟有幸特地拜谒了这位仰望已久的"历史老人"，只见她扎根大地，昂首蓝天，显示出一派搏击冰川后胜利者的雄姿。

与此类似的情况还有，如最近被湖北省林业科学工作者所发现的一棵古

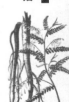

药苑漫话

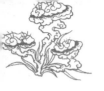

银杏，据考察已生长了八百多年，大约在距今二百年时，曾被雷电所殛，心材部分被烧毁，从 4 米处至树顶有三分之一的杆材也被烧毁，其余三分之二由上而下被雷电劈开，树梢也被打断，露出一道大裂缝。如今，这位死而复苏的"老人"，两边主侧枝上已抽出新枝，代替了原来的主梢，枝叶繁茂，茁壮地生长着。

这种古老、珍贵、生命力极强的树种，人们通常所见，多为一、二棵，三、四株地散生着。可是，你知道吗？除浙江天目山一带尚有野生品外，在我国著名的风景区武夷山，至今仍保存着罕见的成片的天然古银杏。不久前，武夷山自然保护区综合科学考察队，又在武夷山麓挂墩一带的庙湾村头，发现一棵高达 30 米之多，胸围 6 米多的古银杏，经初步鉴定，树龄约一千年，可以与甘肃省徽县银杏乡的那棵古银杏相媲美，而且植株完整无损。距今一千年之时，已经是很遥远的古代了，还是那个千里送京娘、与陈抟老祖在华山下棋、杯酒释兵权，建立了大宋王朝的赵匡胤时代。"人生七十古来稀"，如果以平均年龄七十岁为一辈人计算，那么至少也经历了十四辈人了。但是，山外有山，天外有天，还有比她更古老的古银杏树哩，作为我国树木之最，以年龄大小比较而言，年龄最大的当推山东莒县定林寺的古银杏树，据说她已有三千多岁，最大周粗达 15.7 米，要八个人手拉手才能合围起来。这位"历史老人"，真是一棵历史悠久的老古董，她正好诞生在《封神演义》开首所写的纣王宠妲己、武王伐纣王那个时代，然后从容不迫地度过了合纵连横的东周列国时代，夭折短命的秦王朝，长夜漫漫的两汉时代，兵连祸结的三国鼎立时代，动荡不安的两晋十六国时代，南北对峙的南北朝时期，波浪起伏的隋、唐、五代时代，翻云覆雨的宋、元、明、清时代，灾难深重的中华民国时代，20 世纪 40 年代末进入了翻天覆地的中华人民共和国时代，幸运地生活在 20 世纪 80 年代。银杏树，又名"公孙树"，古代传说中华民族的祖先轩辕氏复姓公孙，因银杏的树龄极长，可以与中国有文字记载的历史相等，所以才得了这样一个美名。这样看来，山东莒县定林寺的古银杏，还不算最古老的哩。

除此而外：称银杏树为"公孙树"，还有一个原因，因她长得特别慢，爷爷栽种下树苗，到了孙子这一代才能吃到种仁（白果仁），故名"公孙树"。《老子》谓："合抱之木，生于毫末"，银杏树就是这样。她虽然长得特别特别地慢，但一年长一点，一年长一点，坚持不懈地长，几百年，几千年，终于长出十多人也合抱不住的大树来，而且全身是宝，广大人民无不喜爱：种仁既能吃又能药用；叶子是治冠心病的良药；正由于她生长得特别慢，木材亦极优良，颜色白亮肌理细，质地轻柔不易朽，性极坚韧，不易翘裂，可供雕刻、图版、器具、建筑等用，既为细工用料，又是栋梁之材。虽然如此，但是假若没有"前人种树，后人乘凉"，造福子孙万代思想的人，是不肯下功夫栽种她的，尽管觉得她的名字好听，样子漂亮，经济价值又很高，可是由于在"远水解不了近渴"近视眼光的错误思想指导之下，急功近利，对此一珍贵的良种树视而不见，听而不闻，更谈不上像江苏省泰兴市那样大规模地栽植了。这又是她珍贵的原因之一。尤其到了20世纪80年代的今天，"我们的朋友遍天下"，许多国外友人都喜欢从我国引种一些银杏树，栽培在他们祖国的大地上，借以瞻仰瞻仰这位历经沧桑，生活了一亿多年的"历史老人"。这样一来，她就更加珍贵了。

　　银杏树之所以稀贵，除上面所说的几点而外，还有一个原因，就是她是雌雄异株（极少同株）。俗话说："什么树开什么花，什么藤结什么瓜"，银杏树也不例外，雄树只开雄性花，雌树只开雌性花，受精后才能结籽。假若一个地方只有雄树或雌树，她就无法受精结籽，也就不能很好地繁殖了。关于这一点，我国明代杰出的医药学家李时珍，早在三百八十多年前就作了十分详细地观察与分析，并在其巨著《本草纲目》中指出了种植方法，他说："……其核两头尖，三棱为雄，二棱为雌。……须雌雄同种，其树相望，乃结实。……"

　　谈到此处，我们顺便说说银杏树的种植方法吧。

　　种植银杏，春播、秋播均可，春播时宜先将种子埋入湿沙内，保持湿润，但避免过湿发霉。开沟条播，盖土3~7厘米。幼苗忌涝，夏季须遮阴。生长

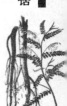

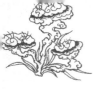

七至八年后即可移栽。因为她是一种阳性树，不耐寒冷，宜栽于向阳的肥沃砂质壤土处。定植后如发现只有雄树或雌树，必须调栽，使雌雄相居一处，如夫妻互相配偶，才能结子繁殖。还应该注意春末夏初时开花期间的风向，最好将雄树定植于上风处，雌树定植于下风处，风一吹，雄花花粉随风飘散，使下风处雌树上的雌性花自然受粉率大大增高，这样就会结出更多的银杏来。俗话说："一窍不得，少挣几百"，掌握了这个诀窍后，也许还会变成"银杏之国"种植银杏的状元哩！如果我们违背客观规律，将雄株与雌株分离开，让他（她）们过"牛郎织女"的生活，自然界就会给人类以惩罚的。那么，怎样区别雄树与雌树呢？这里作个简单的介绍吧：（1）雄树的大枝上伸，雌树的大枝开展；（2）四至五月间开花，雌、雄花均生于各自短枝的先端，雄球花4~6个簇生成下垂的短柔荑状花序④，雄蕊具短柄，雌花6~7个簇生，有长梗，梗端2叉（或3~5叉，或不分叉），叉端各附1珠座，每珠座生1胚珠，仅1个发育成种子。掌握了这些知识，对我们栽培银杏大有益处。

高大的银杏树，像一把天然的大伞一样给我们遮阴。抬头细看，她的树枝原来有两种，长枝淡黄褐色，短枝灰色。短枝生长缓慢，可是几年后她就会来一个飞跃，忽然生长成长枝。叶有长柄，在短枝的顶端数个簇生，在长枝上螺旋状散生。一个个叶片像一把把黄绿色的扇子，上缘浅波状，有时中央浅裂或深裂，具有多数二叉状并裂的细脉。造物主似乎有意偏爱这位"历史老人"，给她生就了多漂亮的叶片，太美丽啦！我们见过许多形状的叶片：针形的、披针形的、矩圆形的、椭圆形的、卵形的、圆形的、条形的、匙形的、镰刀形的、肾脏形的、倒披针形的、倒卵形的、倒心形的、提琴形的、菱形的、楔形的、三角形的、心脏形的、鳞形的……从没有见过这么独树一帜的叶片，宛若一只只翩翩起舞的飞蛾，所以叫"飞蛾叶"或"飞蛾树"，又像一只只鸭脚掌，所以又叫"鸭脚子"或"鸭脚树"。也许因为对故乡名产有特殊感情的原因吧，以盛产银杏著称的宣城籍北宋诗人梅尧臣曾写道："鸭脚类绿李，其名因叶高"，说的正是这一点。

银杏，又叫"白果"，当她成熟的时候，我们用不着爬上树去一个个地摘她，那太费劲了，现介绍一个巧妙的办法：用竹篾箍在靠树根的地方，用力敲击竹篾，一个个银杏就会哗啦啦地落下，这叫做"子熟自落"。我们将落下的银杏拿在手上一看，确实像个小杏子，外面覆盖着一层银白色的粉霜，银杏的名字也许就是这样来的⑤。《本草纲目》则谓："原生江南，叶似鸭掌，因名'鸭脚'。宋初始入贡，改呼'银杏'，因其形似小杏而核色白也。今名'白果'。"

但是，从植物学角度而言，无论是银杏，还是白果，这两个名称都不科学，因为银杏表面像个小杏，但她与杏子截然不同，虽然叫"白果"，但她并不是果。我们吃的杏子是吃她的果肉，可以叫做果实，可是我们摘下的银杏，整个来说，却是一颗完整的种子，只能叫"子实"而不能叫"果实"。这又是为什么呢？原来银杏和松子、香榧子一样，同属于裸子植物果树的种子，她们跟其他所有的果树不同的地方，就在于她们的胚珠及种子裸露在外面，而不是包藏在子房里，胚乳（即雌性原叶体）在受精前已形成。这就是裸子植物与被子植物间不同的地方。她的可食部分是种子而不是果实。由于种子在外观上很像核果类的果实，外表还生有一层肉质，初呈绿色，熟时变为紫红色，老熟后会自行裂开，极容易被人们误认为是果肉，但事实上是种子的外种皮；中间的白色骨质硬壳，是种子的中种皮；砸开硬壳，包着种仁的一层膜质紫色包皮，是种子的内种皮，或叫种衣。

可提制栲胶的银杏肉质外种皮，含有一种能引起皮肤炎的银杏毒，其成分为白果酸、氢化白果酸、氢化白果亚酸、白果酚，白果二酚及白果醇等。直接接触此种毒质后即可发生皮肤炎，从皮肤吸收，通过肠与肾排泄，引起胃肠炎与肾炎，有溶血作用。所以，我们千万不可乱吃。既然如此，那么干果店里为什么还要卖她呢？原来那是除去外种皮的银杏的核，吃的是砸开硬壳（核）里面的种仁，即白果仁，正是入药的部分。好多人都喜欢到干果店里买一些来吃，或炒或煮，品品味道，虽然算不上十分鲜美，但翻开历史来看，在宋朝初年还作为一种进贡品贡献给那些过着骄奢淫逸生活的最高封建统治者——大宋皇帝。欧阳修诗里有这样两句："绛囊初入贡，银杏贵中

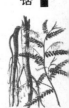

药苑漫话

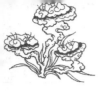

州。"大意是说用绛色绸子做的袋子装上进贡给皇帝的银杏，在中州（今河南省一带）特别显得珍贵。"盛名之下，其实难副"，白果可真是个好听不好吃的东西，不知道当时那位皇帝吃得多少，要吃得多些就会送掉他的命的。为什么呢？因为白果仁中含有一种跟苦杏仁一样的微量的氢氰酸（尤以绿色的胚为甚）。这是一种剧毒物质，被人体吸收中毒后就有死亡的危险。《本草纲目》中引用了李廷飞《三元延寿书》中的一句话：白果食满千个者死。又说：古代大荒年间，一大批饿得皮包骨头的穷苦劳动人民，都以白果代饭吃了个尽饱，第二天全都死了。"前车之覆，后车之鉴"，我们一定要记住"病从口入"这句俗话的意义，千万不可多吃。根据今日观察，婴儿食 10 粒左右即可中毒，三至五岁儿童食 30~40 粒亦可造成中毒。在医院中常见抢救白果中毒的病人，患者发烧、呕吐、腹泻、惊厥、抽搐、肢体强直、皮肤青紫、瞳孔散大、脉弱而乱、意识丧失以至昏迷不醒。医生们忙着又是洗胃，又是导泻，又灌盐水或鸡蛋清和活性炭，静脉注射高渗葡萄糖，并且加以对症处理：皮肤青紫者给氧气或人工呼吸；出现抽搐者给镇静药；昏迷不醒者让吸入氨水或注射兴奋剂。在农村中还有一些解救的土办法：或煮些白果壳（核皮）汤喝；或用生甘草适量煎服。清朝初年陈淏子辑的《花镜》一书，也介绍了一种解救的方法："如食多，误中其毒，一时腹内痛胀，连饮冷白酒几杯，一吐即愈。"我们如果碰到白果中毒的病人，最好用中西两法治疗，使患者迅速脱险，万万不可延误病情。但主要的还是要作好卫生宣传教育工作，普及医药卫生知识，预防为主。

作为药用的银杏，最早收载于元文宗时吴瑞的《日用本草》一书，至今已有六百三十多年的历史了，《本草纲目》将她列入果部第三十卷。

将采来的银杏，堆放一处，使其腐烂，用水淘去外种皮，晒干即成药用的白果。用时宜去硬壳，将仁捶碎，如果蒸、炒后去壳，即成熟白果仁。她是一种止咳平喘兼具收敛固涩作用的药，有敛肺，定喘，止遗尿、白带等功能。生者降痰清毒较好，熟者定喘截水较佳。主治支气管哮喘、慢性气管炎、肺结核、尿频、遗尿、遗精、白带等病证，外敷治疥疮。对于肺虚咳喘，特

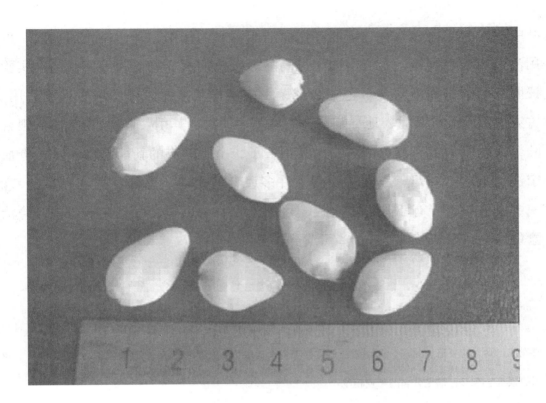

别是慢性喘息性气管炎尤为适用，代表方如定喘汤，常配伍麻黄、杏仁、桑白皮、冬花等；又对湿热带下证有较好疗效，代表方如易黄汤，多与山药、芡实、黄柏、车前子配伍，或配伍乌贼骨、莲肉等；封建社会盛行科举制度，当时的知识分子考秀才、举人、进士时，常煮些白果吃，以截小便。有一验方用菜油浸泡新鲜的具有肉质外种皮的银杏一百天，即为油浸白果，每服一粒，每日三次，连服三十至一百天，可治肺结核，现代科学实验证明，银杏肉质外种皮的浆液中含有一种或数种抗菌成分，对结核杆菌的抑制作用不受加热的影响（但在有血清存在时，则使其抑菌效力减低），可见古人用治结核病是确有其道理的。白果外用，又可治滴虫性阴道炎，按常规冲洗阴道，然后掺以白果粉，每三天换药一次，一般经十次左右，即可痊愈。

　　近年来患冠状动脉硬化性心脏病的人日渐增多，这与我国人民生活逐步改善，食用多脂肪类食物，特别是动物脂肪有关，有矛就有盾，研究治疗冠心病的药也不断增加，银杏叶就是其中之一。她所含的黄酮甙元，据动物实验报告，具有轻度扩张家兔下肢血管的作用，可增加其血流量。据临床观察，

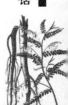

药苑漫话

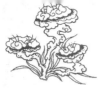

叶中所含的此种成分有一定的降低血清胆固醇的作用，其活血止痛功效，可用治冠心病心绞痛、血清胆固醇过高症，以及痢疾、象皮肿等症。药理实验证明：叶的水煎液对金黄色葡萄球菌、痢疾杆菌、绿脓杆菌均有抑制作用。古人说："天尽其时，地尽其利，人尽其才，物尽其用"，过去当柴烧的银杏叶今天变废为宝，真可谓"物尽其用"了，由她制成的新药舒血宁片、舒血宁注射液、"707"等药⑥，受到了许多患者的欢迎。另外，据《和汉药考》一书讲：银杏叶有驱除害虫之效，可用于农业杀虫。又可夹在书册中，防治蠹鱼蛀书，因其形状美观，尚可起到书签的作用。

【注释】

①孑遗植物：指在地质历史的较老时期，曾经非常发育繁盛、种类很多、分布很广，但到较新时期或现代，则大为衰退，只一、二种孤独地生存于个别地区，并有日趋绝灭之势的植物。如原来仅产于我国的银杏、水杉，都是著名的孑遗植物。

②白垩纪：地质学名词，地质年代中生代的最后一个纪。因欧洲西部该年代的地层主要为白垩沉积而得名。约开始于一亿三千七百万年前，结束于六千七百万年前。初期的生物群中，巨大爬行类（恐龙）和裸子植物仍很繁荣，但至本纪末恐龙已完全绝灭。海中无脊椎动物有孔虫兴盛；菊石类、箭石类动物，也由繁荣而趋向绝灭。本纪后期，被子植物大量发现。当时我国除西藏等少数地区外，其他地方多为陆地、发育湖泊和河流。白垩纪的岩浆活动在我国异常活跃，尤其是在东部沿海各省。这一时期形成的地层叫"白垩系"。代表符号为"K"。

③1976年冬，笔者赴文县采集、调查中草药时，适值寒流来临，气温极度下降，生活在该县铁炉公社深山密林中的大熊猫，处在冻馁之中，死亡甚多。其时，甘肃省有关部门曾采取有效措施，组织一批精干的青年成立了大熊猫抢救队，将走投无路、濒于死亡的大熊猫抓回来人工饲养，不失为权宜之计。

④柔荑花序：无限花序的一种。花侧生于柔软的花轴上，单性，无花梗，具苞而缺花冠，花后或果实成熟后整个花序脱落。如杨、柳、枫杨的花序和胡桃、榛的雄花序。

⑤这是笔者的看法，仅作参考。

⑥"707"：银杏叶制剂，每片含黄酮2毫克。可治高血压，动脉硬化、大动脉炎、闭塞性脉管炎、心绞痛、心肌梗死、脑栓塞、再生障碍性贫血等病证。每服二片，每日三次。

"逢人说项"马齿苋

夏天，我们漫步在菜园、路边、田野等肥沃潮湿而又向阳的地方，随时随地都可看到一种肥嫩肥嫩的野菜——马齿苋。

马齿苋，为马齿苋科马齿苋属一年生草本植物马齿苋（*Portulaca oleracea* L.）。因为她的叶片肉质肥厚，长方形或匙形，或倒卵形，先端圆，稍凹下或平截，基部宽楔形，状似马齿，味如苋菜，所以叫"马齿苋"。正如李时珍《本草纲目》所说："其叶比并如马齿，而性滑利似苋，故名。"又名"马齿菜"。

除上面两个名儿外，她的芳名还有许多，如"五行草"、"胖娃娃"、

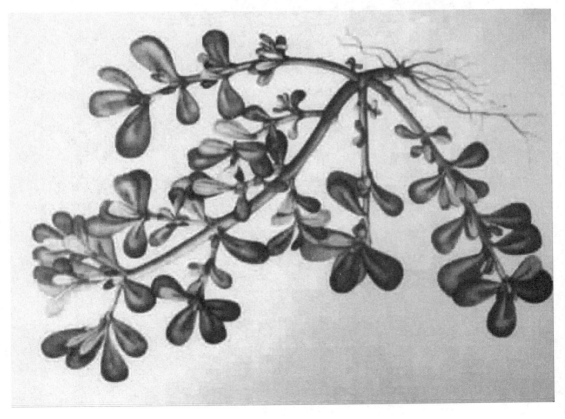

药苑漫话

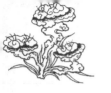

"心不甘"、"长寿菜"、"太阳草"、"报恩草"等。这植物真是出类拔萃得奇，别看她茎下部匍匐地面，四散分枝，上部略直立或斜上，得不到文人学士、姑娘妇人们的青睐，或赋诗以歌之，或插瓶以赏之，但农民和植物学家、中药学家对她却有一番特殊的感情，这不仅是由于在植物分类学中她是马齿苋科这个家族的头领，而且她的模样也很俊俏，用途宽广。他们对她观察得真是细致入微：白根根，红茎茎，绿叶叶，黄花花，黑籽籽，多出众呀！根、茎、叶、花、籽，白、红、绿、黄、黑，自下而上，五色皆备，故名"五行

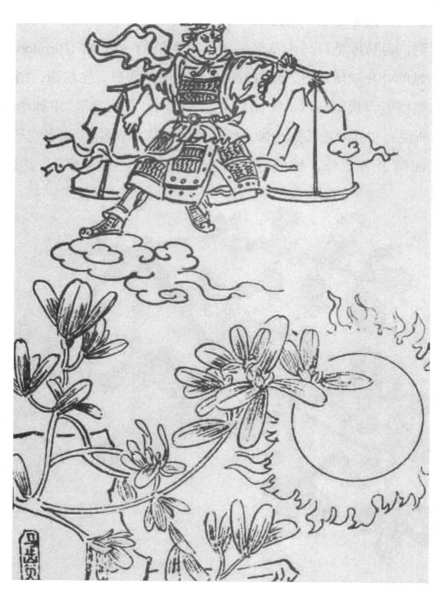

草"。宋代药物学家苏颂《图经本草》谓："一名'五行草'，以其叶青、梗赤、花黄、根白、籽黑也。"不仅样子奇特，性格也极古怪，因为她是一种柔嫩而质软、肥厚而多水的肉质草本植物，胖墩墩的像个"胖娃娃"，有一股天不怕、地不怕的倔脾气，偏和太阳结上了缘。长夏开花，朝开暮闭，中午太阳越晒，花开得越盛，假若把她拔下来，挂于屋檐下，任凭风吹日晒，十天半月，照样开花结籽，所以有"心不甘"、"长寿菜"的名儿。流传在我国民间的神话故事，对这一现象作了极富于想象力的说明：传说上古之时，十日并出（实为对于古代大旱时期的朴素解释），田禾皆枯，真是"赤日炎炎似火烧，野田禾稻半枯焦"，有一个名叫杨戬的二郎神，威武雄猛，力大无比，肩担两山，直赶太阳，逼得太阳无处躲藏。情急智生，向下一看，只见马齿苋长得油绿滴翠，郁郁葱葱，便藏在她下面，才算躲过了危险。太阳确实有心，为了报答马齿苋的救命之恩，始终不晒马齿苋，天旱无雨，别的植物一株株、一棵棵、一苗苗、一朵朵尽都垂头丧气，没精打采，蔫乎乎的，茶呆呆的，惟独马齿苋绿油油的，开花吐蕊，结子繁殖，这就是"太阳草"、"报恩草"名字的来历。

我国劳动人民对马齿苋的利用有悠久的历史，远在南北朝时梁人陶弘景之《名医别录》中就有记载，陶说："俗呼'马齿苋'，亦可食，小酸。"作为野菜，马齿苋确实是别具风味的。夏秋季节，我们采拔茎叶茂盛、幼嫩多汁的马齿苋，除去根部，洗净后开水烫软，将汁液轻轻挤出，拌入食盐、米醋、酱油、生姜、大蒜、脂麻油等佐料、调味品做凉菜吃，味道鲜美，滑润可口；也可与面粉掺和，烙成饼或蒸食，或做成馅吃。我国许多地方的农民，还有将马齿苋洗净，开水烫过或稍蒸一下，切碎，晒干，贮作冬菜用的习惯。她的营养价值很高，根据化学分析，每 100 克可食部分含蛋白质 2.3 克、脂肪 0.5 克、碳水化合物 3 克、粗纤维 0.7 克、钙 85 毫克、磷 56 毫克、铁 1.5 毫克、胡萝卜素 2.23 克、硫胺素 0.03 毫克、核黄素 0.11 毫克、尼克酸 0.7 毫克、抗坏血酸 23 毫克。这些成分对于人体健康或治疗某些疾病都有很大作用，但食之过多，却有滑利之弊，所以大便溏泻者应该少吃。关于这一点，

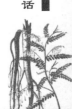

药苑漫话

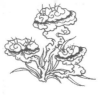

宋人寇宗奭《本草衍义》就曾指出："人多食之，然性寒滑。"

我们的祖先，不仅把马齿苋当作野菜吃（明代朱橚的《救荒本草》中还把她作为救荒食物而加以收载），而更重要的是把她当作一味很好的药传给我们后辈儿孙的。作为药用，五代十国时后蜀韩保升等人的《蜀本草》中有比较详细的记载，李时珍《本草纲目》将她列入菜部，《中华人民共和国药典》1963年与1977年版均收载了她。

她全草入药，鲜用或干用均可，但因系肉质草本植物，甚难干燥，采得后须用沸水略烫后，迅速晒干方可。《蜀本草》中教给我们一个好方法，可供参考，它说："然至难燥，当以槐木捶碎，向日东作架晒之，三两日即干如隔年矣。"

马齿苋作为药用，她究竟含有哪些化学成分，能治哪些病呢？

我国古代，早已认识到马齿苋的茎节处含有大量"草汞"，含量大约为10%左右。"草汞"可能是各种钾盐的混合物。据现代科学实验证明，马齿苋的全草含有：左旋去甲肾上腺素（鲜草约含250毫克%），并含有多巴明及少量多巴；此外，尚含维生素A样物质，维生素B_1、B_2、PP、C，胡萝卜素，皂甙，鞣质，树脂，脂肪，尿素，钙，磷，铁盐，草酸氢钾，氯化钾，硝酸钾，硫酸钾及其他钾盐，并含有丰富的苹果酸、枸橼酸、氨基酸、草酸盐及微量游离的草酸。全草并显生物碱、香豆精、黄酮、强心甙及蒽醌类化合物反应。

马齿苋味酸性寒，功能清热利湿，凉血解毒，治的病可多哩！现择其要者，介绍如下：

因对大肠杆菌、痢疾杆菌、伤寒杆菌均有较强的抑制作用，所以为治疗细菌性痢疾与肠炎的好药：或单味水煎服；或加沙糖水煎服，白痢（便脓）加红沙糖，红痢（便血）加白沙糖更好；或将鲜品洗净，开水烫过后加入大蒜汁拌成凉菜吃；或与地锦草、铁苋菜等配伍应用，效果更佳。民谚有"莫要小看马齿苋，治疗痢疾真灵验"的说法，可见其疗效之高。若于痢疾流行期间煎汤服用或拌凉菜吃，且有预防作用。

因含有丰富的维生素 A 样物质，故能维持上皮组织如皮肤、角膜及结合膜的正常机能，参与视紫质的合成，增强视网膜感光性能，也参与体内许多氧化过程；又可用于维生素 A 缺乏症：如皮肤粗糙、干燥，角膜软化症，眼干燥症，夜盲症等。并能促进溃疡的愈合，对胃及十二指肠溃疡、口腔溃疡等病症，用之常获良效。

因对血管有显著的收缩作用，对于妇女产后出血、剖腹产、刮宫等子宫出血及功能性子宫出血有良效，制成注射液肌肉注射或直接向子宫注射即可。

此外，因她有较强的清热解毒作用，和蒲公英等配伍，水煎服，可治产褥热；水煎浓缩服，可治急性阑尾炎，又有驱虫作用，将鲜品浓缩成流浸膏，加米醋服，可治钩虫病。

马齿苋不仅可供内服，又是一味外用良药，举凡阴茎肿痛、疔疮肿毒、痔疮肿痛、蜈蚣咬伤，用之无不见效。李时珍《本草纲目》以极其概括性的语言说："马齿苋所主诸病，皆只取其散血消肿之功也。"用鲜品捣烂外敷，可治阴茎肿痛极其难忍者；马齿苋二份，石灰三份，共为末，和鸡蛋清调敷，可治疔疮肿毒；马齿苋适量，煎汤熏洗患处，可治痔疮肿痛；鲜品捣烂，绞汁涂敷，可治蜈蚣咬伤肿痛。《图经本草》收载了李绛《兵部手集》中关于马齿苋治恶疮取得卓效的一段故事，谓："多年恶疮，百方不瘥，或痛痒不已者，并捣烂马齿苋敷上，不过三两遍。此方出于武元衡相国。武在西川，自苦胫疮痒不可堪，百医无效。及到京，有厅吏上此方，用之便瘥也。"《本草纲目》收载《海上方》中马齿苋治蛀脚臁疮的方子谓："干马齿苋研末，蜜调敷上，一宿其虫自出，神效。"上二方一用鲜品，一用干品，确有异曲同工之妙，真可谓药到病除，妙不可言。这与马齿苋对常见致病性皮肤真菌有抑制作用有密切关系。近年来，又多用鲜品捣烂外敷患处治带状疱疹，或于鲜品中加入鲜薄荷，各适量，共捣烂敷患处，以治水田皮炎。

随着人类社会的不断向前发展，人们对外界事物的认识也不断逐步深化，马齿苋除可供作蔬菜、入药用外，还可作兽药与农药：煎服治牝大牲畜赤白带下及尿道炎等病；浸液有抑制马铃薯晚疫病菌孢子和小麦叶锈病菌夏孢子

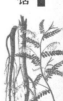

药苑漫话

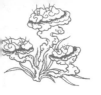

发芽之效，煮汁加樟脑对防治棉蚜虫效果良好。

我国农民，通过长期生产活动实践，又进一步发现马齿苋是良好的猪饲料，喂养时无论采用鲜、干、煮熟、青贮、发酵均可，因含有 30.11% 粗蛋白质，3.82% 粗脂肪，15.4% 粗纤维，24.37% 无氮抽出物，20.4% 的灰分等，其中尤以所含粗蛋白质为多，接近米糠所含的三倍，对猪有很强的育肥作用，难怪民间有"马齿菜，红梗梗，猪儿吃上跳蹦蹦"（甘肃省靖远县）的谚语。

马齿苋性耐干旱，再生力很强，生于湿地者特别肥大，我国各地几乎都有生长。她的用途既然如此之大，我们应该很好地加以利用，使其造福于人类。

南国红豆最相思

> 红豆生南国，
>
> 春来发几枝；
>
> 愿君多采撷，
>
> 此物最相思。

这是唐朝初年有名的大诗人王维的一首寓情于物的诗。古时候好多人都喜欢吟咏她，借以抒发自己对所怀念者的相思相爱之情。古诗词中多以"红豆"说相思，《红楼梦》里贾宝玉不是也有"滴不尽相思血泪抛红豆"的词句吗？时至今日，中国人民与异国人士大凡结为挚朋好友，在他（她）们恋恋不舍、依依惜别的时候，中国友人则常常以相思子为赠，以表示自己对异国他邦友人的深切怀念。这种地道的东方古典式的表示相思之情的方式，又是多么富有诗意啊！

也许因为这些古典诗词与地道的东方古典式的表示相思之情方式的一些原因吧，不仅搞中草药的人，就是其他行业的人，由于好奇心驱使，也想看看相思子究竟是怎么个样子？她有哪些用处？名字是怎么来的？

相思子，为豆科相思子属植物相思子（*Abrus precatorius* L.），是一种热带植物，喜生于疏林或灌木丛中，分布于我国广东、广西、台湾、福建、云南等省区，就是王诗中所说的"南国"。国外热带地区也广泛分布。她是一种多年生的细弱缠绕藤本，长可达数米；互生的双数羽状复叶，约有小叶 8~15（或 20）对，排列得整整齐齐，仿佛检阅场上的士兵队伍；腋生的总状花序，开着淡红色或紫色的蝶形花，一串一串，可与紫藤（*Wisteria sinensis* Sweet）相媲美；然而最漂亮的要数长椭圆形或长方形荚果内的种子，打开荚果，映

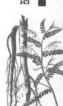

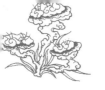

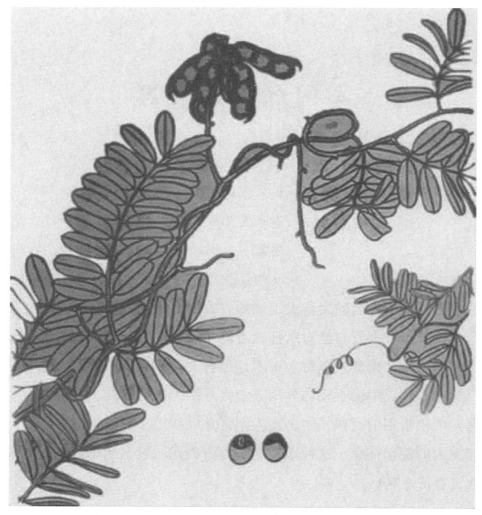

入眼帘的便是里面安详地躺着的 1~6 粒像美人一样的豆豆，这就是引人醉心的相思子。

相思子为不太常用的中药，最早收载于被王世贞誉之为"真北斗以南一人"李时珍氏的鸿篇巨制《本草纲目》一书中。药用的种子，椭圆形，有绿豆那么大，上部三分之二朱红色，下部（基部靠种脐部分）三分之一黑色，正是李氏所说的"半截红色，半截黑色"。我们见过许多豆豆，有纯红的、纯白的、纯黑的、纯黄的、纯绿的，大都色泽单调，并不惹眼，从没有见过这么美丽的豆豆，红黑相映成趣，光泽晶然耀眼，太好看啦！因而她也就戴上了一大沓好听的桂冠，什么"美人豆"啦，"观音珠"啦，等等。产地妇女还用她镶嵌首饰，水国泽乡的村妇，经这样一打扮，显得更秀气了。工艺美术工作者，又常常用她作鸡和鱼的眼睛，形象逼真，栩栩传神，简直就像活的一般。

好看的东西不一定好吃，相思子可真是个名副其实的"中看不中吃"的东西。她的毒性可真不小，含有剧毒的相思子毒蛋白（作用性质与蓖麻子所含毒蛋白相似）及多种毒蛋白，误食 0.5 毫克，就会中毒，轻则有腹泻、呕吐、虚脱、尿闭、幻视、溶血等症状，并能导致肺、心、胃、小肠及肾出血，重则甚至死亡。所以，我们要特别注意，万勿内服。如果因一时不慎误服而中毒，可按解救毒蛋白中毒常规处理，民间有用甘草、金银花二药水煎服而解毒者。这东西怕热，如果我们将她加热至 65℃以上，毒性也就消失了。

河南、湖南、湖北、广西、云南、四川、上海等省市区部分地方，有将相思子当赤小豆用者，鱼目混珠，以假乱真，欲治其病，反误人命，可真出了不少问题。其实，这种误用情况已有相当长的历史了，清代大植物学家吴其濬（1789—1847 年），在他的著作《植物名实图考》一书"赤小豆"项下就曾指出："医肆（按：指医药商店）以相思子半红半黑者充之，殊误人病。"所以，我们在购买赤小豆时，应该仔细鉴别，千万勿上当受骗。

这样说来，是不是她就没有用处了呢？不！事物总是一分为二的。她的用处可大啦：中医外科常常用她来杀虫，拔毒排脓，捣烂如泥或研粉调涂，可治疥疮顽癣，痈疽肿毒等病证。现在又可用她治疗癌症，动物实验证明：相思子的水溶性蛋白部分在体内（大鼠的 Yoshida 肉瘤及小鼠的纤维肉瘤）、体外有抗肿瘤作用。据此可见，在治疗严重威胁人类生命与健康的恶性肿瘤方面，她是很有苗头的药物。在国外，美洲人用以治疗皮肤病，荷兰人制成治小儿鹅口疮的搽剂，其他国家还有用浸剂治慢性颗粒状眼炎的，据说常获奇效。又为兽医用药，在我国广东一带，常用来治马病（又名"马料豆"）。相思子的种皮特别坚硬，有遇潮不变，入水不腐的特点，保管中药材的人，常常在装冰片的密闭容器中放几粒相思子，有防冰片潮解与香气走窜耗散的作用。

药苑漫话

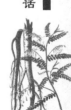

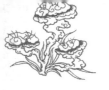

人类社会总是不断地向前发展的，原先没有认识的事物，逐渐地被人们所认识，这是一条辩证法的规律。相思子也是这样，她的根、藤、叶在古代文献上并未记载有什么用处，可是今天已被广大劳动人民利用了：根有清热解毒，清暑解表的功能，可用治咽喉肿痛、黄疸型肝炎、支气管炎，并可作凉茶的配料，因含有甘草酸，有一股甘草的味道，广西等地又叫"土甘草"或"山甘草"，印度等国常以此代甘草或作提取甘草甜素的原料；藤与叶有生津润肺、清热利尿的功效，可用治咽喉肿痛、乳痈、肝炎、支气管炎、感冒发热等，并亦可作凉茶的配料。其中根与叶亦有毒，毒性虽比种子略轻，但用者仍宜慎之。

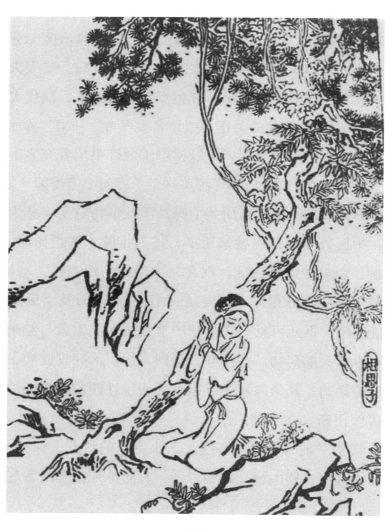

读者们会问：这么一个半截红、半截黑的种子，为什么起了个"相思子"的怪名儿呢？原来这是一个民间传说，《古今诗话》里记载了这么一个故事，相传老人们讲：从前有一个人为了保家卫国，不幸战死于边关，他的妻子非常怀念他，在相思子树下伤心地啼啼哭哭个没休没止，终于悲恸地死在树下。因此，就把这种树叫做"相思树"或"相思藤"，她的种子就成了"相思子"、"相思豆"、"鸳鸯豆"、"郎君子"或"郎君豆"啦。广东惠州人氏钟敬文教授在《花的故事》一文里，引《广东新语》中岭南人关于相思子的传说道："相传有女子望其夫于树下，泪落满树，结为子，遂以名树云。"颇有点像"湘妃竹"的故事。与《古今诗话》的记载有各有千秋之妙。钟氏说："悲剧的主人翁——尤其是女性——的眼泪和鲜血，能化成一种名花或树实，这是民众传说中很流行的一个方式吧。"（《花的故事》）确是如此。这两个娓娓动听的民间传说，内容虽然不完全相同，但所表现的劳动人民的爱情观，赞美忠贞不贰、矢志不渝的夫妇情感的思想，却是一致的。

　　传说只能看作传说而已，她是一种流传在民间的口头文学，往往是事出有因，查无实据，我们只能采取姑妄言之、始妄听之的态度。然而这些优美动人的传说故事，却常常给人以启示，使我们从纷繁的万事万物中，终究找到了某些事物的蛛丝马迹，来龙去脉，即使是曲折的反映，也大大丰富了中华民族悠久而光辉灿烂、丰富多彩的文化。

药
苑
漫
话

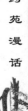

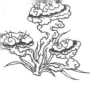

有草名含羞，人岂能无耻？

> 有草名含羞，
>
> 人岂能无耻？
>
> 鲁连不帝秦，
>
> 田横刎颈死。

这是陈毅元帅 1960 年 12 月写的《冬夜杂咏》中的一首诗。读其诗，便知其人，惟是其光明磊落，刚正不阿，大智大勇，文武双全具有高度文学才华的诗人气质的元帅，才能写出这样一首是非分明，爱憎分明，入木三分，寓意深刻的不朽诗篇。从这个角度而言，这首诗可以说是陈毅元帅一生的自白与写照。

诗人用含羞草作比喻，取战国时齐人鲁仲连说辛垣衍义不帝秦，与秦末汉初狄县（治所在今山东省高青县东南）人田横耻不称汉臣刎颈而死的两个故事，旨在赞颂中国历史上无数英雄好汉们，在强敌面前大义凛然，威不可犯的气节与情操。

每读陈毅元帅这首诗篇，常有掩卷深思，激动难抑之感，总想了解了解含羞草是一种什么植物？样子有哪些特征？何以要起这么一个引人注目的名字，真的怕羞吗？诗人又为什么用她作比喻呢？她究竟有哪些用处？这一连串问题一齐涌进脑海，迫使我不得不对她作一番探讨。

含羞草，为豆科含羞草属植物含羞草（*Mimosa pudica* L.）。她生于山坡丛林、路旁、潮湿地。原籍美洲，为我国引入的驯化植物。分布于华东、中南、西南等省区，广布于热带地区。因其模样漂亮，名字奇特，全国各地常栽培为观赏植物，北方各地大都为盆栽。

这种多年生的亚灌木，高可达 1 米，有的亭亭玉立，有的弯腰低俯，有的攀枝附木，为了保护她自己，枝上散生着倒刺毛和锐利的钩刺；二回双数羽状复叶，羽片 1~2 对，掌状排列于长柄的顶端，小叶 7~24 对，一对接一对地作羽状排列，整整齐齐，翠绿翠绿的；生于叶腋的 2~3 个圆头状花序，秋季开淡紫样的红色花，茸茸成团，粉红娇嫩，别是一般景致，扁扁的荚果，有 3~4 个节荚，每一节荚含 1 粒种子，成熟时自行断裂，把一粒粒种子撒布在地上，又繁殖出许许多多株小含羞草来。

这样一种小小的植物，却有一股很怪很怪的脾气：她非常怕羞，就像大姑娘似的，当你用手轻轻地碰一下她的枝叶，或将气呼近枝叶时，她就像害羞了似的，非常敏感地把叶子合拢起来，叶柄亦随之低垂下去。所以人们就

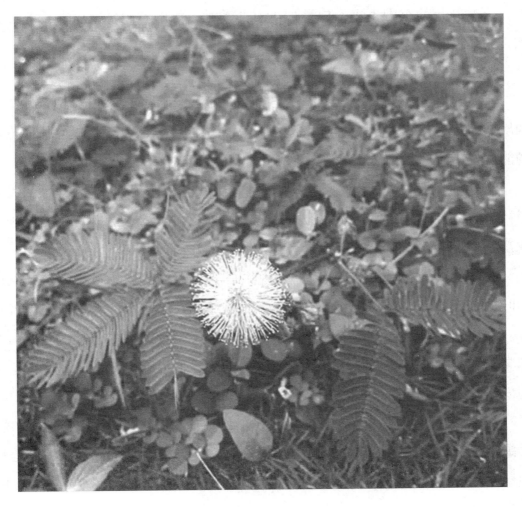

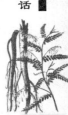

药苑漫话

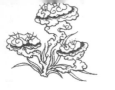

给她起了个"害羞草"的怪名儿，后来由于大家把音念转了，叫成了"含羞草"，不过仍意味着她怕羞的意思。她的芳名很多，如"知羞草"、"怕羞草"、"怕丑（注："丑"，本当为"醜"，今讹为"丑"。）草"等，都是这个意思。关于这一点，在注重于实际考察的清代大植物学家吴其濬的《植物名实图考》一书中早有记载，吴说："……手拂气嘘似皆知觉，大声恫喝，即时俯伏。"所以又叫"感应草"、"喝呼草"，都说明了她富感应性的这一特点。现今许多人都说她是具有"生物电"的代表植物之一，亦不无道理。

世界上万事万物，千差万别，我们平时只知道动物有知觉，不承认植物有知觉，如成语"麻木不仁"、"呆若木鸡"都有这个意思，小小的含羞草竟然有了"知觉"，岂不是一件怪事？不信你可以试试：你轻轻地乿她，她动得慢，合拢叶片的范围也小，你稍加重点儿动她，她的"感觉"就显得非常灵敏，立即将叶片合拢起来，将叶柄低垂下去。

这是什么原因呢？

伟大导师恩格斯曾经指出："难道那些稍被触动就会卷起叶子或合拢花瓣的敏感的植物，那些食虫的植物都没有丝毫感觉的痕迹，甚至也没有任何感觉的能力吗？"

问得好！要回答这一问题，还是让我们看看《十万个为什么》（上海人民出版社1973年5月第1版）十一册一书中《含羞草为什么一受触动，就把叶子合拢？》一文吧。

原来含羞草之所以会动，有一种说法是全靠她的叶子的"膨压作用"。她的叶柄基部，有一个叫"叶褥"的薄壁细胞组织，水鼓鼓的，里面充满着水分。当你用手一乿含羞草，叶子震动了，叶褥下部细胞里的水分，立即向上部与两侧流去。这时，叶褥下部像泄了气的皮球似地瘪下去，上部像打足气的皮球似地鼓起来，叶柄就下垂了，一对对小叶片也就合拢起来了。

含羞草的这股怪脾气，正是自然界生物适应外在客观环境的一种表现，对她的生长极为有利。因为含羞草的老家是在热带南美洲的巴西，时常会碰到暴风骤雨，如果她不在刚碰到第一滴雨点、第一阵狂风时就把叶片收起来，那么又娇又嫩的含羞草，将会被狂风暴雨摧残得七零八落，惨不忍睹。

含羞草作为一种观赏植物，常常被人们的好奇心所驱使，一次一次地掩盖住她美丽的容颜，低垂下她俊俏的头儿，羞羞答答地供人们观赏，使不少人竟然忘记了她的药用价值，实在惋惜。

说起含羞草的药用价值，可真不小哩！她的全草都可作药用。根据现代科学研究：叶枕含藏红花酸的甙，嫩芽及叶柄含含羞草素，根显生物碱、黄酮类及内酯性物质的反应。另有材料报道：全草含黄酮甙、酚类、氨基酸、有机酸，又含含羞草碱、含羞草碱 O-β-D 葡萄糖甙；叶含类似肌凝蛋白的收缩性蛋白质；种子含油量约 17%，可榨油，性质类似大豆油，另含不皂化物质 2.5%，主要为甾醇。抑菌试验证明：对金黄色葡萄球菌、白色葡萄球菌、卡他球菌均有较强的抑制作用，并对亚洲甲型流感病毒和鼻病毒 17 型均有抑制作用，既抗菌又抗病毒，一身而二任，绝不可等闲视之。虽然有小毒，但能清热利尿，化痰止咳，安神镇静，散瘀止痛，收敛止血，对于感冒、小儿高热、急性眼结膜炎、支气管炎、胃炎、肠炎、泌尿系结石、疟疾、神经衰弱，以及伤科、外科中之跌打肿痛、痈肿疮毒等，均有一定疗效。治疗小儿高热，可用全草 9 克，水煎服；治疗神经衰弱或失眠，可单用或配粉防己，水煎服；治疗咯血，可配卷柏与藕节，水煎服；治疗跌打损伤，可与蟋蟀草合用，各 60 克，水煎，加酒少量，温洗患处；治疗带状疱疹，可用鲜叶捣烂外敷。但因她有麻醉作用，内服时切勿过量，以 6~9 克为宜。

因有小毒，活血作用亦较强，有堕胎之弊，故孕妇忌用。另外，包括含羞草在内，凡含有含羞草碱之植物（如银合欢 *Leucaena glauca* (L.) Benth.的种子中亦含此碱），无论人或马、驴等动物食之，都可引起头发或毛突然脱落，用者不可不慎。

含羞草根亦可药用，有止咳化痰，利湿通络，和胃，消积之功，可治慢性支气管炎、风湿疼痛、慢性胃炎、小儿消化不良等病证。

含羞草全身是宝，药源又广，取之者易，用之者效，实在是一种经济价值很高的中草药。然而，人们喜爱含羞草，还在于她固有的知耻怕羞精神，

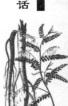

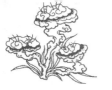

就像陈毅诗中所说的："有草名含羞，人岂能无耻？"人若无耻，或人不知耻，即成为寡廉鲜耻、恬不知耻之徒，到头来就只能被人民一个个钉在历史的耻辱柱上了。

啤酒花香飘万里

我不会喝啤酒，但却非常爱啤酒花，爱闻她那醇香醇香的啤酒味儿，爱看她那一嘟鲁一嘟鲁像灯笼似的果穗。

啤酒花，简称"酒花"，顾名思义，是因她的果穗气味像啤酒似的，又是制作啤酒的主要原料而得名。以气味得名的中药很多，如白鲜皮、鱼腥草、鸡屎藤、败酱草、黄瓜草等等①，虽然各有特色，但都不及啤酒花那样引人注目和经济价值之大。

她的原植物为桑科葎草属的啤酒花（*Humulus lupulus* L.）②，是一种多年生的缠绕草本。所谓多年生，是指地下根状茎部分是多年生的，寿命比较长。这里所说的寿命和其他经济林木一样，有两种概念：其一，按生产概念讲，叫"经济寿命"，种植一次，经济寿命为 20~30 年，这是指生产啤酒用的果穗结果的年限而言的，包括产果穗的初期、盛期和衰败期；其二，按生长的概念讲，叫"自然寿命"，指栽植发芽成活开始，到最后根状茎全部死亡，其寿命为 40~50 年。这样看来，从某种意义上来说，种植啤酒花可以说是"毕其功于一役"的大好事情。

啤酒花的果穗不仅可供制作啤酒和药用③，而且因为她的植株样子特别好看，还可作观赏植物。她的蔓可长达 10 米以上，茎、枝和叶柄密生着细细的毛，并有倒钩刺，借以保护她的身体而不受侵犯。叶对生，有柄，柄较叶片略短；卵形的纸质叶片，宽 4~8 厘米，基部心形或圆形，有时不裂，有时作3~5 个深裂，边缘像大麻叶似的具有一周边粗锯齿，上面密生小刺毛，下面有疏毛和黄色的小油点。这种高等植物真够高级的了：为雌雄异株的单性花。所谓雌雄异株的单性花，即雄株只开雄性花，雌株只开雌性花，和雌雄同株

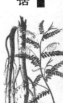

药苑漫话

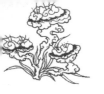
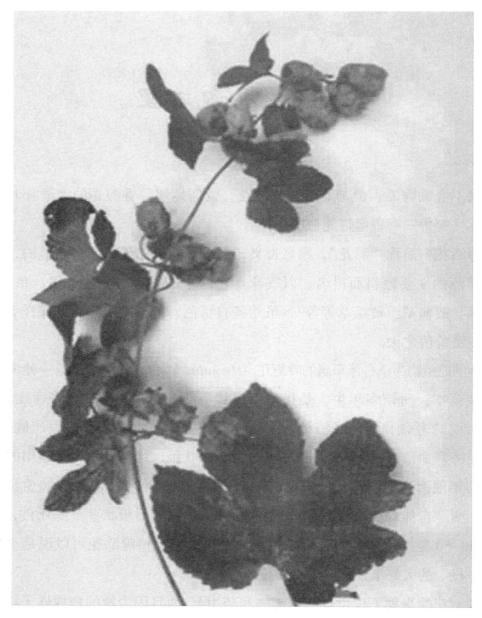

的植物是不同的。雄花黄绿色，排列成圆锥花序，花被片和雄蕊都是5枚；雌花每2朵生一苞片于腋部，苞片覆瓦状排列成一近圆形的穗状花序。植物界这种雌雄异株的自然现象，简直就像一对穿着一样衣裳的孪生哥妹，同生同长，相依为命，她们如果不开花结果，我们实在难以分辨出哪是哥哥、哪是妹妹来。她的果穗呈球果状；宿存的苞片像膜质一般，增大成薄薄的一片一片，层层重叠，十分别致，由淡绿色渐变为白色，干枯后则呈黄褐色，有油点，里面就包藏着1~2个扁平的瘦果。这个美丽的果穗，就是我们通常所称的啤酒花的"花"，因为她的样子太漂亮了，以致使人们错误地把果当成了"花"。甘肃陇南民间称她为"灯笼花"，就是由此而得名的。生机勃勃的啤酒花，每年都要抽出新生的枝条，新枝条生长极为迅速，栽培二、三年后，每年所发的新枝条即可扯出10米长的蔓子，依靠树枝或架杆缠绕而上，形成一个个天然的或人工的凉篷。由于枝密花繁，果穗累累，气味清香，外形美观，真是赏心悦目极了，特别是她那被誉为"啤酒花香"的一股浓郁清香，时时给人以芬芳袭人之感，或栽植于庭院，或点缀于公园，既可美化环境，供观赏和乘凉之用，又可收取果穗，供制啤酒和药用。

我国人民很早就利用啤酒花来为人类服务了，经笔者细心查阅，始发现李时珍《本草纲目》第二十一卷所引宋代《开宝本草》一种名叫"陀得花"的草药，指的可能就是今天我们所说的啤酒花，《开宝本草》的作者与注解者马志④谓："……生西域，胡人将来。胡人采此草以酿酒，呼为'三勒浆'。"短短二十个字，但却十分有力地说明了在宋代时这种被胡人用以酿酒的产自西域（今新疆一带）的陀得花，已经"丝绸之路"的东段而传入内地了，从啤酒花大量野生于新疆北部这一事实与其别名"忽布"、"忽布花"、"霍蒲"、"列巴花"等外来语来看，这种推测并不是毫无根据与道理的。"陀得花"中的"陀得"二字也是外来浯，"忽布"和"忽布花"中的"忽"字也许是由"胡"字讹变的。啤酒花在传入内地的同时，又经"丝绸之路"的西段新疆、中亚一带而传入欧洲。在此之前，欧洲啤酒是用香草、生姜、黄花龙胆的根等添加香苦味而制成的。中国啤酒花传入后，经人工栽培，始正式用作啤酒的香味剂和苦味剂。啤酒花传入中原后，作为友谊的使者，又远涉重洋，在异国邻邦日本安家落户，日本人称她为"唐花草"，就是因为啤酒花作为一种重要药草和制啤酒的原料是由中国传入日本国的。"唐"者，中国也。因唐代盛时，声誉远播海外，后来海外各国称中国人为"唐人"，今天华侨或中国血统的外籍人聚居城市的街道或区域，亦称为"唐人街"，供制啤酒原料的赫赫有名的啤酒花也就自然而然地戴上了"唐花草"的桂冠。

药苑漫话

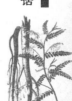

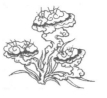

除上面所述历史上遗留下来的一些名字外，她的芳名还有很多：如"啤酒花"、"酵母花"、"猪食草"、"肥猪藤"、"蛇麻"、"蛇麻花"、"蛇麻草"、"香蛇麻"、"灯笼花"等，但其中以"啤酒花"三字最为切合而传神。

为了说明作为制作啤酒的主要原料啤酒花的价值，我们不妨把啤酒在"啤酒之国"中的地位作一点简单的介绍。

啤酒，为德文 Bier 的音译，也叫"麦酒"，是用大麦芽及啤酒花为主要原料，经酵母发酵制成的一种含二氧化碳的低浓度酒精饮料⑤。

与德国相毗连的捷克斯洛伐克为全世界公认的"啤酒之国"，自中世纪以来，就有家家户户自己酿造啤酒的传统。人口只有一千五百万的捷克斯洛伐克，啤酒的牌号竟达八十一种之多，而且每种牌号的生产者又按照酒精度数生产三、四种啤酒。仅就人口一百零七万的首都布拉格而言，就有"斯塔罗普拉门"和"普拉江"两种牌号。而且，市内还专设有久负盛名的传统的啤酒厅。捷克人和斯洛伐克人，以及来自国外的游客们，可以在那里尽情地品尝特制的啤酒。最有名的啤酒厅，要算乌·富莱克啤酒厅和乌·卡里哈啤酒厅。在乌·富莱克啤酒厅里陈列着一件颇为惹眼的顾客遗忘品，据说是当年不可一世的建立法兰西第一帝国和百日王朝的皇帝拿破仑将军的军队被俄国军队击败后，在逃跑途中到这里聚饮时遗忘的一面军旗。而乌·卡里哈啤酒厅，在小说《好兵帅克》中早已为世人所知。

在"啤酒之国"里，屈指可数的捷克名啤酒中特具风味的，是位于布拉格西南八十公里的比尔森市酿造的"普拉斯德罗伊"。它是用当地的优质泉水和啤酒花，按古代流传下来的方法酿制而成的。这种"遵古炮制"的名牌啤酒，无论它的苦味和浓度，可以说都是世界上第一流的，就连另一"啤酒之国"的德国也甘拜下风，以特价销售"普拉斯德罗伊"。据说：如把"普拉斯德罗伊"啤酒洒在木椅上，坐上去就会把裤子牢牢粘住。据医生推荐说，"普拉斯德罗伊"对人体健康也有好处，对肠胃病、肾脏病、胆结石都有疗效。

名不虚传的"啤酒之国"，饮啤酒成了人们生活的重要内容之一，在布拉格市内到处都有啤酒厅，喝啤酒成瘾的捷克人，在没有酒菜的情况下，就会把成瓶的啤酒一饮而尽。在居民区，到了晚饭的时候，可以看到鱼贯而行的顾客们，一个个提着酒壶到啤酒厅买散装的鲜啤酒，几乎每家每户都备有粗制而有提手的陶瓷壶。家里款待客人饮酒时，妇女们也毫不在乎地举杯畅饮，以表示对客人登临府上的答谢。

在"啤酒之国"的邻邦——德国中，人们把啤酒誉之为"液体面包"。慕尼黑啤酒远销全球各地，每年"啤酒节"，要喝掉一百万公斤，其饮用量居世界之冠。在这里，啤酒还有另一大妙用，即可用来治疗头皮屑。1980年11月20日《健康报》上登载的贾裕民写的《啤酒治疗头皮屑》一文说："据西班牙《巴斯克》报报道，一位曾在西德工作了两年的西班牙人科尔帕斯用啤酒治好了头皮屑。这种快速治疗头皮屑的方法起源于西德。先用温啤酒将头发弄湿，保持十五分钟或更长一点时间，然后用水冲洗，最后再用普通常用的洗发膏洗净。每日两次，四五天即可除净头皮屑。用这种方法治疗头皮屑，患者丝毫不会感到不舒服，也不会对头皮造成损害。"我们经常看见一些抓头搔痒的人，被讨厌的头皮屑弄得立坐不安，那么就请买几瓶啤酒治一治吧，试试这个外国验方灵不灵。

据长期喝啤酒的人讲，啤酒实在是一种高级营养品，每天喝少量啤酒，大大有益于人们的身体健康，可健胃、清目、解渴、降压、止咳、利尿、镇静⑥。啤酒好喝果难得，善于喝啤酒的饮士们哪里知道，啤酒花的果穗即为酿造啤酒的主要原料之一。她那瘦果外的小苞和花被上布满着黄色粉状的香脂腺，含有挥发油、苦味素、树脂和单宁，有特殊香气，加入啤酒中，不仅别具风味，而且有防腐作用。加工啤酒，国内外的酒花用量标准都是千分之二。美丽的啤酒花，虽然广布于亚洲北部和西北部，以及太平洋彼岸的美洲东北部，但都不及中国的产量大而质佳。可爱的中国，真正是啤酒花的故乡，要讲地道货，国产啤酒花就是首屈一指的了。在中国，1921年，我国黑龙江省尚志市一面坡三星啤酒厂，舍近而求远，把出嫁到日本的啤酒花又引进到中国，开始大面积种植，此为国内人工种植啤酒花之始，随后山东青岛等地，

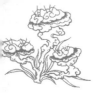

也给大腹便便的洋人种起啤酒花来，所做的啤酒，因其气味特香，深得国际市场的好评。1950年，多年埋没在祖国许多地方的大量的野生啤酒花也一一被人们所发现，真是捷报频传：先是在陕（注："陕"，本当为陕，今讹为"陕"）西秦岭山区发现了大量野生酒花⑦，同年又在新疆阿尔泰山及天山地区发现了大量野生酒花，其后又陆续在甘肃陇东和宁夏交界处及四川省发现有不少野生酒花⑧。经群众反映，由当地政府汇报到有关部门，中国专卖公司及有关单位十分重视，曾组织专业人员到现场进行详细地调查了解。当他们看到一大片一大片挂满灯笼似的啤酒花时，顿时被那一股股浓郁的"啤酒花香"的清香所陶醉，一个个如获至宝，兴高采烈，眉飞色舞，特别是那些饱尝过民族恨的老专业人员，更是得意忘形，"不知老之将至"，高兴得手舞足蹈起来。诚然，啤酒花确无牡丹之国色浓妆，更乏芍药之绰约多姿，但花之素雅，果之繁茂，叶之苍翠，蔓之悠长，却是他花莫能比拟的，尤其长在这山清水秀的林国花乡，显得格外茁壮繁盛，当一串串果穗挂满藤架时，就像吐鲁番的葡萄那样使人醉心。他们看呀，闻呀，闻呀，看呀，眼睛里尽是果，鼻子里尽是香，简直就跟当年李时珍初次见到多年梦寐以求的羊惊花一般⑨，达到了如醉如痴的程度，那么高兴，那么愉快，那么欢乐，那么舒畅。

从此以后，我国便开始了更大面积的人工种植，到今天为止，已发展成从东北大平原到华北大平原，从华东丘陵地到西北大高原等几个酒花生产基地，包括二十多个省市区。更可喜的是古代啤酒花从西域传入内地时必经之道"丝绸之路"的东段——甘肃河西走廊一些国营农场的肥沃土地上也种上了啤酒花，使"生西域，胡人将来"的啤酒花，终于联成了一大片。真是：神州逢春一片绿，阳关内外皆啤酒。可爱的啤酒花，的确是一项经济收入很高的经济作物，种植一、二年就有收获，每年有所增加，三年后凡田间管理良好者，一般每亩可收果穗约200~300千克，相当于7500千克小麦的价值。近几年来，通过采集野生品，收获家种品，不仅满足了我国啤酒工业生产的需要，而且还有出口。说到出口，啤酒花确是一种畅销货，而且常常成为脱销货，外国朋友，特别欢迎中国的啤酒花。当前国家统一规定的内销价为：

一级品每吨 8000 元，二级品每吨 6500 元，三级品每吨 5500 元；外销价就更高了，出口一吨，可换回外汇 2400 美元，可买小麦 30 吨，或钢材 30 吨，或水泥 60 多吨。

啤酒花的另一大用途就是药用，药用部分为未成熟的绿色果穗。据分析，其化学成分为：主要含挥发油 0.13%~0.45%（内含香叶烯、葎草烯、香叶醇酯、卢杷酮、卢杷烯醇、卢杷醇等）；此外，尚含有葎草酮、异葎草酮，蛇麻酮、葎草灵酮、后葎草酮等结晶性苦味质和黄腐醇、鞣质等。通过药理实验和临床观察证明，她确是一味疗效极为理想的好药。为了宣传推广这一草药，笔者以极大的热情，翻阅有关中医药学书籍，现将其主要作用归纳为下列几项来说吧：

1. 治疗结核病：葎草酮和蛇麻酮均有抑制或抗结核杆菌的作用。动物实验证明：后者对小鼠的实验性结核，口服或肌肉注射均有疗效[10]。酒花浸膏对大鼠皮下埋藏棉球所引起的结核组织增生有一定的抑制作用[11]。治肺结核，可用啤酒花制成的酒花素片[12]，每次服 4~8 片，每日三次。用酒花素乳剂，又可治疗结核性渗出性胸膜炎。治疗矽肺及矽肺结核，可内服啤酒花浸膏片 3~4 片（每片 0.45 克）及维生素 C 200 毫克，均每日三次。治疗淋巴结结核，可用酒花素软膏外敷患处，隔日换药一次，对溃破者能迅速消除局部炎症，消除肉芽水肿，使脓性分泌物减少，促进肉芽增生，并有止痛作用[13]。《中华人民共和国药典》（1977 年版）以未经授粉的雌花（习称"啤酒花"）提取的浸膏所制成的"啤酒花浸膏"（含啤酒花软树脂不得少于 45%)[14]，作抗菌、消炎药，用于治疗肺结核病、结核性胸膜炎、麻风。

2. 治疗麻风病：对结核样麻风效果最为显著，皮损消退快，神经损害的恢复亦较明显；对疣型麻风也有不同程度的疗效，但奏效较慢。临床报道，用啤酒花制剂——三合素，对 46 例结核样型麻风进行半年以上至二年半的治疗观察，初治病例 32 人，临床治愈 4 例，近愈 7 例，显著进步 11 例，进步 9 例，无变化 1 例；复治病例 14 人，临床治愈 1 例，近愈 3 例，显著进步 7 例，进步 2 例，无变化 1 例。

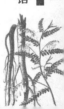

药苑漫话

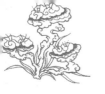

3. 治疗痢疾病： 啤酒花可治疗急性细菌性痢疾，用酒花素压片，每片 0.4 克，成人每次服 3 片，每日四次，小儿按年龄酌减，七至十天为一疗程，疗效显著，且未见毒性反应及副作用。治疗期间对高热脱水患者可同时给予补液。

4. 治疗妇科病： 经过多次重复试验证明了这样一件极为有趣的事情：采集啤酒花的妇女，大多于接触啤酒花二至三日后即可使月经来潮，平常有痛经病的妇女可解除或减轻疼痛，经研究所含树脂中的 β-酸具有较强的雌性激素样作用，每克为 15000 单位（以子宫称重法测定，每单位相当于求偶素 0.1 微克）⑮。动物实验亦证明：酒花浸膏有非常显著的雌性激素样作用，能使幼年小鼠子宫重量显著增加：据此推断，可以治疗妇女的幼稚子宫，即子宫发育不良症。如与甘肃省中药厂所产的有名的妇科良药"二益丹"配合运用⑯，可有治疗妇女不孕症的作用，怀孕后服用含有维生素 E 成分的当归与川续断等中药，可有抗维生素 E 缺乏症的作用，借以安胎保孕，对计划生育的夫妇可带来福音。

5. 治疗脏躁证： 祖国医学中的脏躁证与西医所说的癔病（又名"歇斯底里"）有其相似之处，用啤酒花治疗，可取得较好疗效。动物实验证明：啤酒花对蛙及小白鼠的中枢神经系统有抑制作用，其中的苦味质对鸟及小白鼠有麻醉作用。国外民间将啤酒花用于治疗癔病、烦躁不安与失眠，其提取液对中枢神经系统小量镇静、中量催眠、大量麻痹，蛇麻酮与葎草酮均具有镇静作用，或谓此项作用系由于所含异缬草酸所致。善于配伍的中医，如在治疗脏躁证的名方"甘麦大枣汤"中加入啤酒花，则其效更佳。

6. 治疗气管炎： 药理实验证明：啤酒花有一定的镇咳、祛痰、平喘作用，故可治疗慢性支气管炎。常用的止咳、化痰、平喘药，有止咳作用，而无化痰、平喘作用，或有化痰作用，而无止咳、平喘作用，或有平喘作用，而无止咳、化痰作用，或有止咳、化痰作用，而无平喘作用，或有化痰、平喘作用，而无止咳作用，或有止咳、平喘作用，而无化痰作用，啤酒花三者兼而有之，故为治疗慢性支气管炎的理想药物。将果穗研粉，每服 1 克，每日三次，连服二个月；亦可制成 50% 注射液作穴位注射，可选定喘（双）、肺俞（双）、膻中诸穴，痰多者加丰隆穴，每穴注射 0.8~1 毫升，十次为一疗程。

此外，又有健胃消食、通利水道之功，可用于治疗食欲不振与腹部胀满、浮肿与膀胱炎等病证。

世间万事万物都是一分为二的，能治病者往往也能致病，啤酒花也是如此：大凡与啤酒花有接触史者，90%~95% 的人几乎都发生皮炎，究其原因主要是由鲜花粉所引起，此其一。蛇麻酮对人也有副作用，最常见者为胃肠道反应，如食欲不振、烧灼感、恶心、腹痛、呕吐、腹泻等，个别病例尚可出现头痛、头晕、嗜睡、皮肤过敏等，治疗后除个别病例有转氨酶升高外，肝、肾功能，心电图全部正常。血、尿常规检查亦未发现异常现象，此其二。另外，据动物急性毒性实验：于死亡前有兴奋及抽搐现象，死于呼吸困难，肝、肾、肺诸脏器可见明显充血或出血现象；小鼠慢性毒性实验：肺部有明显的病理变化。尽管如此，但是瑕不掩瑜，只要使用得当，啤酒花仍不失为不可多得的一味有效良药。

综合利用大有潜力可挖，啤酒花除可供制啤酒和药用外，她还有许多用处供人类使用：果穗因有防腐之效，发酵后做面包有长期贮存不坏的优点，而且又有营养，称她为"酵母花"的名字就是这样来的。种子含有 25% 左右的油，可以榨油。茎皮有似大麻一样的纤维，可供作造纸的原料，因茎上生有倒钩刺，果穗有一股醇香的味儿，所以称作"蛇麻"、"香蛇麻"、"蛇麻花"、"蛇麻草"。全草又是猪的良好饲料，采鲜嫩茎叶或在水中稍煮，尤为猪所喜食，有良好的育肥坐膘作用，故又有"猪食草"、"肥猪藤"等名。

经济价值这样大的啤酒花，在野生品逐年供不应求的情况下，理应大力提倡种植才对。她虽然色、香俱佳，然而并不娇气，很容易种植，其方法主要是无性繁殖，地下根状茎繁殖或扦插繁殖均可。如采用地下根状茎繁殖，可于早春萌芽前，将地下根状茎挖出，切成 15~20 厘米长的小段，按行距 70 厘米、株距 30 厘米开沟栽种，深栽 15 厘米左右；如采用扦插繁殖，多用粗壮藤蔓或地下根状茎作为扦插材料，插条长 15~25 厘米，插后温度保持在

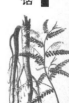

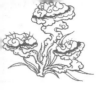
16℃~21℃左右，约十余天即可成活，移栽时仍按上述行、株距定植。她喜欢凉爽气候，耐寒，北京地区可于田间越冬，喜阳光，特别是花期，如果阳光不足，即会大大影响果穗的产量与质量。因此，栽培地应选择向阳而富含腐殖质、保水力强的土壤，但不宜过肥，否则枝叶徒长，影响花果数量。农谚说："庄稼要好，犁深肥饱"，"深耕加一寸，顶上一茬粪"，深耕对提高啤酒花产量有特别重要的意义，一般情况应深耕45~50厘米。"长嘴的要吃，生根的要粪"，"庄稼一枝花，全靠肥当家"，种好啤酒花，施肥也很有些讲究，一般虽以氮肥为主，但在花果期，亦须追施适量的磷肥与钾肥，每年春天冰消雪化解冻时，每亩可施农家肥3000~4000千克，并混合以过磷酸钙15千克。俗话说："三分种，七分管"，种而不管，前功尽弃，所以必须加强田间管理。当蔓伸长时，应设支架或棚架，用稻草或绳系蔓，以助其缠绕；当蔓茎节间生出大量分枝时，应适当摘除。病虫害对啤酒花是一大威胁，最常见的病害是霜霉病，多于七至八月间发生，可用波尔多液（1:1:140）喷洒；最常见的虫害是蚜虫，多于五至六月间为害，可用乐果乳剂（与水比例为1:2000）喷洒。

【注释】

①白鲜皮为芸香科白鲜属植物白鲜（*Dictamnus dasycarpus* Turcz.）的根皮。"白"，言其色，"鲜"，言其气味，"鲜"是一会意字，表示鱼、羊肉的腥膻气味，白鲜的根和根皮有像鱼、羊肉似的腥膻气味而得名，为传统习用的清热解毒，祛风化湿，止皮肤瘙痒药。鱼腥草为三白草科蕺菜属植物蕺菜（*Houttuynia cordata* Thunb.）的全草，有如鱼腥之特殊腥臭气味而得名，有小毒！功能清热解毒，利水消肿，为目前常用的抗多种病菌与病毒的有效良药。鸡屎藤，常写作"鸡矢藤"，为茜草科鸡矢藤属植物鸡矢藤（*Paederia scandens*（Lour.）Merr.）或毛鸡矢藤（*P.scandens*（Lour.）Merr.var.*tomentosa*（Blume）Hand.-Mazz.），以根或全草入药：全株揉碎后有如鸡矢样恶臭，故名；有祛风利湿，消食化积，止咳，止痛之功。败酱草为败酱科败酱属植物黄花败酱（*Patrinia scabiosaefolia* Fisch.）或白花败酱（*P. villosa* Juss.），以根状茎和根或全草入药：根状茎和根揉碎后有似腐败酱之特殊臭气，故名；为常用的清热利湿，解毒排脓，活血祛瘀药。黄瓜草为蔷薇科委陵菜属植物二裂叶委陵菜（*Potentilla bifurca* L.），

以带根全草或垫状茎基入药：全草揉碎后有似黄瓜样之气味，故名；为一止血、止痢的草药；变态植株名"鸡冠草"，枝条缩短，叶片卷曲，呈紫红色，形成如鸡冠花样的疣状物，俗称"鸡冠草"，为止血良药，尤宜于功能性子宫出血与产后出血过多症，民谚谓："家有鸡冠草，不怕血山倒"，可见其疗效之佳。

②除正种外，尚有变种华忽布花（*Humulus lupulus* L.var.*cordifolius*（Miq.）Maxim.），分布于秦岭山区等地。本变种雌花苞片内面基部的黄腺体较正种少而苦味也较淡。据中国科学院西北植物研究所编著《秦岭植物志》第一卷种子植物第二册（科学出版社出版，1974年2月第1版）载："……腺体芳香有爽口的苦味，可做啤酒的配料，并有防腐之效。雌花序入药，可做利尿、健胃及镇静剂，还可治失眠、膀胱炎等症。"

③关于啤酒花供制啤酒和药用部分问题，各家说法颇不一致：或谓果穗供制啤酒，或谓雌花苞片基部的腺体芳香有爽口的苦味，可做啤酒的配料，并有防腐之效；或谓以未成熟的绿色果穗入药，或谓以雌花序入药。

④据李时珍《本草纲目》谓：《开宝本草》"宋太祖开宝六年，命尚药奉御刘翰、道士马志等九人，取唐、蜀本草详校，仍取陈藏器《拾遗》诸书相参，刊正别名，增药一百三十三种，马志为之注解，翰林学士卢多逊等刊正。七年复诏志等重定，学士李昉等看详。"

⑤也有用大米或玉米为辅助原料而制作的。酒精含量为2%~7.5%。味甘，具清爽的苦味，有帮助消化、滋补身体的功效。按酿造方法不同可分为表面发酵和底面发酵两种。前者用表面酵母在较高的温度下进行发酵，发酵时间较短；后者用底面酵母于低温度下发酵，发酵时间较长。装瓶并经过杀菌的，称"熟啤酒"或"贮藏啤酒"；未经杀菌的，称"生啤酒"或"鲜啤酒"，含有活酵母，不耐贮藏。如依色泽分，则有浅色啤酒与深色啤酒之别。

⑥用啤酒花的果穗泡茶喝，亦有健胃、清目、解渴、降压、止咳、利尿、镇静等作用。

⑦⑧参看注②。

⑨羊惊花，今多误写为"洋金花"，《本草纲目》名"曼陀罗花"，为茄科曼陀罗属植物白花曼陀罗（*Datura metel* L.）、曼陀罗（*D.stramonium* L.）及毛曼陀罗（*D.innoxia* Mill.）等的花，其叶和种子亦入药。有大毒！为麻醉、镇痛、平喘、止咳药。青光眼、外感初起的喘咳患者忌用；心脏病或高血压患者、肝肾功能不正常或体弱者及孕妇均应慎用。

⑩蛇麻酮具有良好的脂溶性，分布系数较大，较易进入结核杆菌的蜡膜而起特殊的亲和作用，试管

159

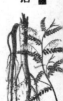

药苑漫话

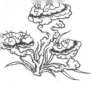

内，其抑制结核杆菌的作用与链霉素无协同作用。曾有报道：在 10%马血清及人血清试管内，不影响蛇麻酮的抑制结核杆菌的作用。

⑪酒花浸膏，又名"啤酒花浸膏"，为未经授粉的雌花（习称"啤酒花"）提取的浸膏。其制法为：取啤酒花粗粉，加乙醇浸泡三次，每次 48 小时，合并浸出液，在 60℃左右减压浓缩成褐绿色的稠膏即可。

⑫酒花素片之制法为：取干燥酒花糟，加二十倍量 85%乙醇，常温下浸渍二至三天，渗漉，漉液减压浓缩至膏状，加 50%酵母，拌匀制粒，真空干燥，加润滑剂，压片。

⑬《中华人民共和国药典》（1977 年版）载"三合素软膏"之制法为：用啤酒花浸膏 200 克，无水羊毛脂 100 克，凡士林 700 克，先将啤酒花浸膏置于乳钵中，然后加入已灭菌放冷至 60℃左右的凡士林与无水羊毛脂，研匀即可（含啤酒花软树脂不得少于 8%）。有拔毒，消炎，抗菌，加速伤口愈合作用，可用于淋巴结结核破溃，卡介苗强烈淋巴结反应破溃、麻风溃疡、皮肤溃疡、痈疖等病。外敷患处，每日或隔日一次。

⑭参看注⑪。

⑮树脂中的 α-酸部分无雌性激素样作用。

⑯二益丹：系民国时兰州坎离堂之名产，畅销国内并出口。据甘肃省新医药学研究所主任中药师尚坦之老师谓：因可内服或作阴道坐药，故名"二益丹"；所含成分为广木香一两、沉香五钱、麝香一钱、肉豆蔻一两、母丁香一两、砂仁二两、官桂一两、吴茱萸一两、草果仁一两、肉桂心一两、洋冰（樟脑）一两、胆南星一两、当归二两、附子一两、川椒一两、血竭五钱、川乌一两、草乌一两、硫黄一两、山奈一两、甘松一两；为末，蜜大丸二钱重，大赤金一块（约十六开）为衣；治妇女阳虚性宫寒不孕。本品现由兰州甘肃中药厂制造，其中出口品商标如下：成分：玉果 8%、砂仁 9%、紫蔻 10%、公丁香 4%、母丁香 6%、附片 6%、煅龙骨 4%、檀香 5%、当归 13%、木香 8%、肉桂 9%、陈皮 8%、吴茱萸 4%、细辛 6%；功能：补血顺气，散寒止痛，暖宫止带，能可受孕；主治：月经不调，赤白带下，心血不足，昼夜不眠，两胁膨胀，胃寒疼痛，腹痛，腰腿疼；服法服量：日服二次，每次一丸，早晚饭前服用；禁忌：服药时期，忌食生冷和刺激性食物。出口品每盒 3.24 元，内销品每盒 2.20 元。

附记：本文写成后，又幸读到《光明日报》1981 年 12 月 8 日张丽珍写的《新疆酒花香飘四海》与同年同月 5 日融所翻译的《啤酒的味道是什么决定的？》两文，除张文说

"李时珍在《本草纲目》中就把啤酒花称为蛇麻花"为笔者所未查见外，其余部分对本文所涉及之内容大有补益，因其文字均短，为了使读者更好地掌握此方面知识，现转抄如下：

《新疆酒花香飘四海》

"每年秋天，在新疆昌吉回族自治州、石河子、乌鲁木齐和阿克苏等地，飘逸着清新淡雅、沁人心脾的啤酒花香。

"新疆是我国啤酒花生产和出口的主要基地。目前国内较有名的一百三十九家啤酒厂中，就有一百一十九家选用的是新疆啤酒花。广州啤酒厂用新疆啤酒花制出的白云牌啤酒，进入国际市场，获得了较高的声誉。

"李时珍在《本草纲目》中就把啤酒花称为蛇麻花，记载着它具有生津止渴、镇静安神、利尿健胃等性能。啤酒花属多年生宿根性植物，花呈灯笼状，既无花瓣也无花蕊，其实啤酒花本身就是果，真正的花开放时间很短。啤酒花中的芳香油有一种独特的香味，所含的软树脂能使啤酒具有清爽的苦味，啤酒花中还含有单宁酸，可以防止啤酒混浊，并且能杀菌防腐。用啤酒花制作酵母配曲，做出的面包清香可口，不易腐坏。

"新疆气候干燥，日照时间长，昼夜温差大，有利于酒花养分的积累，所以新疆生产的啤酒花花体大，花粉多，香味浓，酒花中含有的各种有效成分都超过了国家规定的一级酒花标准。昌吉回族自治州共青团农场，还引用啤酒花和野生酒花培育出一种更适合当地发展的新品种，这个新品种已被全国酒花科技会命名为'新疆一号'。

"新疆种植啤酒花的历史较长。原先啤酒花在新疆是野生植物，后被人们移植到庭院内，作为美化环境的花卉。新疆发展种植啤酒花是从1960年开始的。经过逐年推广，现在全疆已种植啤酒花9800公顷，年总产量达五千五百吨，占全国酒花总产量的百分之八十五。"

《啤酒的味道是什么决定的？》

"据西德《明镜周刊》报道，用大麦和酒花酿制的啤酒，在德国被人们誉为'液体面包'。但是，为什么啤酒具有它那种味道，啤酒里究竟含有些什么成分，过去一直没有较完满的答案。

"现在美国底特律的斯特罗·勃莱温酿酒公司研究部主任、化学家摩尔敦·迈尔加特第

161

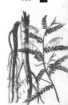

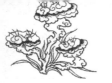

一次找到了答案。据他的研究报告（已被丹麦哥本哈根大学初步接受为博士论文）中说，啤酒里至少含有八百五十种化合物，其中有许多种酸类、硫化物、醋酸盐类、肽类、醛类和呋喃等，能使啤酒产生味道。啤酒研究家原以为无味的极纯酒精，却具有可口和温和的滋味。此外，迈尔加特还从啤酒中分离出一种本来是含在香蕉、苹果或玉米中的味素。这种味素的增减可以改变啤酒的味道。"

薇菜不"微"名天下

　　小时候曾读过鲁迅先生《故事新编》中的《采薇》一文，至今虽然三十多年了，但故事梗概大略还记得一些：商末孤竹国君王的两个儿子伯夷和叔齐，都不愿当国王，双双逃奔到周，在文王设的养老堂里度过一段清静无聊的生活后，因反对武王进军讨伐纣王，武王灭商后，他们不食周粟，偷偷地逃到首阳山采薇而生①，并且做出了可口的"薇汤、薇羹、薇酱、清炖薇、原汤焖薇芽、生晒嫩薇叶……"当时边读边想，感到十分新奇，总想知道薇这种既好吃，又有丰富营养价值的野菜，究竟是怎样一种植物？

　　随着年事的增长，后来又读了司马迁《史记·伯夷列传》和韩愈《伯夷颂》等。这些文章都从不同角度提到了伯夷、叔齐采薇的故事，使我对薇产生了更为浓厚的兴趣，心想有朝一日如果能够目睹她的尊颜，将是多么的欣慰呀！

　　真是无巧不成书，自从笔者借文学药后，踏青山，尝百草，攀悬崖，采仙药，在风景如画的陇南林区，终于一次又一次地和她作了亲切的会见。

　　原来薇的根状茎及叶柄基部是中药中的紫萁贯众，是一种蕨类植物，为紫萁科紫萁属植物紫萁（*Osmunda japonica* Thunb.），又称"高脚贯众"。说起贯众，她的药材来源所包括的植物品种可复杂极了，全国各地所使用者，约有六科三十六种之多②，但 1977 年版《中华人民共和国药典》，结合全国大多数地区用药情况，沙里淘金，去伪存真，将临床疗效较为显著的另一蕨类植物鳞毛蕨科鳞毛蕨属的绵马鳞毛蕨（粗茎鳞毛蕨）（*Dryopteris crassirhizoma* Nakai）③与紫萁分别称"绵马贯众"和"紫萁贯众"而加以收载，可见紫萁所居地位之重要了。

药苑漫话

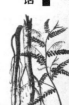

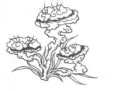

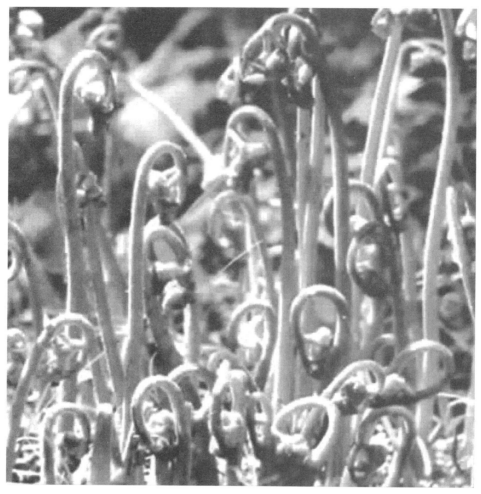

　　她是一种多年生常绿或至冬而干枯的草本植物，高 50~100 厘米。药用的根状茎粗而短，有时成短树干状而稍稍弯曲，常有叶柄残基存留。十分奇特的二型叶，分营养叶和孢子叶两种，幼时叶柄基部密被褐色柔毛，后渐脱落，柄长 20~30 厘米，禾秆色。营养叶，又称"不育叶"，叶片呈三角状广卵形，长 30~50 厘米，宽 25~40 厘米，顶部为一回羽状复叶，其下为二回羽状复叶，淡绿色的纸质小羽片，或为三角状披针形，或为矩圆状披针形，先端或钝或短尖状，基部或圆或圆楔形，边缘有匀匀称称、密密实实的细锯齿，一条条平行的细叶脉，先分一叉，叉上又分叉，特别好看。孢子叶，又称"能育叶"，是她借以传种接代，绵衍繁殖的叶片，在不育叶生长一段时间后，才从容不迫、有条不紊地生长出来，借以显示她的地位的重要。她同不育叶一般高或稍高一点，小羽片极窄，长1.5~2厘米，为了保护她的孢子不受伤害，强度收缩而卷缩起来，好像母亲怀抱自己的婴儿似的，沿叶背主脉（中肋）两侧就是密生着的孢子囊，孢子囊的里面就是她心爱的宝贝儿子——孢子。孢子成熟后，孢子囊就会以特种巧妙的机制（环带）把他散布出来。这时候，一个个小小的孢子随风飘荡，落地后在适宜的条件下萌发生长成原叶体，这种原叶体，又叫"配子体"，配子体又慢慢发育成绿色孢子体，最后成长为蕨类植物。当孢子囊完成她的使命后，也就枯死了。更为奇怪的是本植物有时在同一叶上同时生有能育羽片和不育羽片，两种迥然不同的羽片生长在一片叶上，大大小小，片片条条，错落有致，别具一格，显得更加好看。

这么一株无花无果无子的古里古怪的植物，就凭着她那小小的孢子到处繁殖，居然在我国华东、中南、西南及陕西、甘肃等地都安下了家，成为我国暖温带及亚热带最常见的一种蕨类，虽然主要分布于长江以南各省区，但向北可直达秦岭南坡。像华侨似的，在越南、印度、日本等国也有她的家族。她择地而生，不合口味的地方，是断然不会落脚的，在那郁郁葱葱的林下，叮叮咚咚的溪边④，看山山绿，看水水清的酸性土壤的大地上，她生根、发芽、长叶、繁殖，这就是她最喜欢的生活环境，同其他蕨类植物一起，往往成为森林植被中草本层的重要组成部分，可以作为反映环境条件的指示植物。

在历史上，我国劳动人民早就认识和利用薇了，除见于《史记·伯夷列传》外，远在公元前六世纪的《诗经》中就有"陟彼南山，言采其薇"（《召南·草虫》）、"山有蕨、薇，隰有杞、桋"（《小雅·四月》）和"采薇采薇，薇亦柔止"（《小雅·采薇》）的诗句。从伯夷和叔齐的故事中，也能说明这一点，即在遥远的商代薇菜就已经食用的历史事实。北宋画家李唐所画的《首阳采薇图》再现了这一情景。这幅传世之宝，反映了首阳山的自然景观，李唐是否曾到首阳山写生，还是根据想象创作？当时首阳山植被情况如何？画上的杂树究竟是什么品种？我们虽然不得而知，但这个饶有兴味的故事一再地被再现在古今艺术珍品上，却都说明薇菜是中国人民很早就食用的一种野菜了。既名"高脚贯众"，又何以称"薇"呢？宋朝的那个拗相公——一代明

165

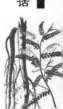

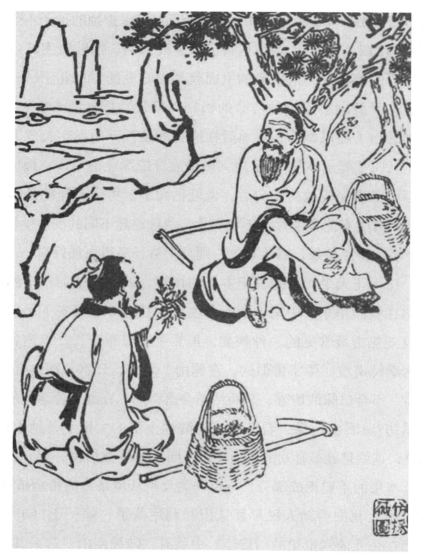

相王安石回答了这个问题，他在其所著《字说》中谓："微贱所食，因谓之'薇'。"难怪逃到首阳山上的伯夷与叔齐，当肚子饿得"咕噜咕噜响"，前心贴在后脊背上，什么食物也找不到时，那位担当着觅食重任的二弟"叔齐真好像落在深潭里，什么希望也没有了"，忽然绝处逢生，"似乎自己变了孩子，还是孤竹君的世子，坐在保姆的膝上了。这保姆是乡下人，在和他讲故事"，除讲了"黄帝打蚩尤，大禹捉无支祁"外，还讲了"乡下人荒年吃薇菜"的故事。乡下人当然是古时所指的"微贱"之人了。"三十年的大道变成河，三十年的媳妇熬成婆"，世界上的万事万物都在向它的对立面转化，这里重要的是条件，由于劳动人民长期对薇菜的利用，逐渐认识了薇菜的营养价值，终于使当初乡下人用来度荒的救命野菜，变成了我国目前出口的重要山菜之一。也许和她的拉丁学名有一点缘分吧，薇的拉丁学名中的种名 japonica 是"日本"的意思，日本人特别喜欢吃薇菜，我国常常加工成"薇菜干"，装进货轮，远涉重洋，出口至日本国。

1981 年 5 月 12 日，《甘肃日报》登载了该报记者孙晶的一篇报道——《薇菜出口记》，写了这样一段有趣的故事：1979 年 5 月，甘肃省外贸公司接待了两位日本东京客商，一位是东华株式会社的矢部博史，一位是东光株式会社的荒井辽子，专程来中国找薇菜。据称，他们为了找薇菜，曾到过我国的东北，那里虽有不少薇菜，却不够理想，于是又千里迢迢地跑到甘肃来，先后在兰州、榆中、临夏等地翻山越岭地寻找，但终未找到。两位商人心里一下子凉了半截，心灰意懒，垂头丧气。正在失望之际，突然喜从陇南飞来，文县农副公司碧口出口商品加工厂的薇菜干样品送来了。二位远方商人接过两个鼓鼓囊囊的塑料袋，拿着样品仔细鉴定，剥开皮槎看内部质量，又与日本薇菜相比较，只见这薇菜又粗又长，颜色发红，质量很好，便十分高兴地说："跑遍世界就找这东西，太好了。"喜出望外的日商立即飞回北京，在外贸部办好手续后，又匆匆忙忙地于六月间乘车到文县，一定要亲自查看查看薇菜生长的情况。他们到文县，穿上登山鞋，兴致勃勃地来到指定地点。一看满山遍野的薇菜，乐得几乎跳起来，这薇菜虽与杂草丛生在一起，但却长得异常茂盛，足有 30 厘米多高，便通过翻译赞不绝口地说："这是第一流的！这是第一流的！"并介绍说：薇菜在日本食用已有几百年的历史，享有"山珍"的佳称，因日本资源不足，供不应求，才出国采购，希望中国大面积开发，有多少要多少。停了一会儿，他们要求说："希望供应一些，哪怕一、二吨也好。一吨薇菜可给人民币一万八千元。"[⑤]

祖国山河无限好，一草一木都是宝，自从和日本签订出口薇菜的贸易协定书后，薇菜真成了文县的一大宝。如果以物易物，进行交换的话，1 吨薇菜的价值等于 23 吨大豆，或 8~10 吨冻猪肉，或 2~3 台载重四吨的汽车。原先

药苑漫话

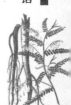

未引起人们注意的薇菜，一下子声名大振，身价十倍。薇菜在这一带有大面积生长，除甘肃文县碧口镇、范坝、肖家、中庙、铁炉、堡子坝、桥头等一些山区外，与该县毗邻的四川省青川县、陕西省宁强县一大片地方，都是薇菜的世界。3～6月，是收购薇菜的旺季，这三个省三个县的山区农民，三个一群，四个一伙，背着采摘的新鲜薇菜川流不息地向加工点走去，当交售过薇菜后，拿上新崭崭的人民币，无不喜笑颜开，眉飞色舞。从前"捧着金饭碗讨饭吃"的山区老乡，今天变得富裕起来了。他们说过去是"百宝山里没钱花，吃粮还要靠国家"，如今是"百宝山里有钱花，吃粮穿衣靠自家"。

笔者有感于此，曾仿《诗经·采薇》篇赋诗曰：

采薇采薇，薇正肥嫩。装满背笼，快去加工。

薇而不微，天下扬名。大量出口，东洋日本。

寒冬过去，大地回春，一苗苗薇菜由宿生的根状茎上萌发出嫩嫩的叶芽来。嫩叶的顶端，叶片曲卷，宛如蜷缩的鸡爪，腿腿对着腿腿儿，爪爪对着爪爪儿，黄绿黄绿的，竞相生长，真像一条条倒栽的来亨鸡的肥鸡腿儿。这时正是采摘薇菜的大好季节，将采摘来的嫩叶炒食，不仅味道鲜美，而且别具一番风味，远远胜过某些山珍海味。当蜷缩的嫩叶继续生长，叶顶端的绒毛逐渐脱落，小羽片开始伸张，叶肉的纤维逐渐木质化时，就不适宜采摘食用了。

薇菜除鲜食外，近年来主要加工成干菜称作"薇菜干"出口。薇菜干大致像金针菜，风味更为别致。她的加工方法简便，易学易会，群众并不难掌握，很容易推广：将采摘来的新鲜薇菜，除净顶端绒毛，按粗细长短分开，用滚烫沸腾的开水略煮烫3～4分钟，捞出晾晒，在晾晒过程中要边晾边晒边揉边搓，直至充分干燥时才可贮藏或交售给收购商店。

这种别具风味的薇菜干，深得国外友人的喜爱，我国每年的出口量远远不能满足他们的要求。为了便于集中采摘，提高产量，扩大对外贸易额，可在早春季节，在薇菜宿生的根状茎四周除草一至二次，这既有利于薇菜的生长，又利于散落在地上的孢子的萌发。同时要注意采摘嫩叶芽时，千万勿伤害根状茎，并要严禁毁林开荒，破坏植被，做出造孽子孙的蠢事来。

作为药用的薇，最初见于唐代陈藏器的《本草拾遗》一书，李时珍《本草纲目》自草部移入菜部，都是指可食用的薇菜而言的。李氏谓其性味"甘，寒，无毒"，陈氏谓她有"久食不饥，调中，利大小肠"的功能。可见确是一种很好的可作药用的救荒蔬食品。据长期食用薇菜的人反映，她具有清热凉血与降压的作用，尤宜于患有高血压病的老年人服用。采薇而食的伯夷、叔齐两个孤老头子，原先当世子时，吃下去了大量的动物脂肪，可能患有高胆固醇血症，逃到首阳山，因为天天吃鲜薇菜，降低了血中胆固醇的含量，精神确乎是很不错的。《三秦记》有"夷、齐食之三年，颜色不异"的记载，可见其延年益寿功效之佳。有的书上说他们饿死于首阳山，但据《三秦记》云："武王诚之，不食而死"，又据鲁迅先生说，是他们听了别人的指责："'普天之下，莫非王土'，你们在吃的薇，难道不是我们圣上的吗！"顿时"就好像一个大霹雳，震得他们发昏……薇，自然是不吃，也吃不下去了，而且连看看也害羞，连要去搬开它，也抬不起手来，觉得仿佛有好几百斤重。"由"不食周粟"，终至耻而不食周薇羞愧而死了，并不是饿死的。

紫萁的根状茎及存留的叶柄残基，就是目前全国各地用得较广的紫萁贯众。据分析含甾类化合物：尖叶土杉甾酮 A、爱克的松及促脱皮甾酮。用纸片法作抑菌试验，对金黄色葡萄球菌、绿脓杆菌均有抑制作用。味苦性微寒；有清热解毒和止血之功；可用于防治感冒、鼻衄头晕、痢疾、崩漏、白带等病证；用量 4.5~9 克；预防感冒时，常放入水缸内饮用其水，近年来民间常用纱布包裹，按人数依比例投入公用饮水井内，七至十天一换，可收到较好效果。应该指出的是，本品虽名为贯众，与绵马贯众同有清热解毒，止血之功，但无绵马贯众所具有的驱虫之力⑥，所以用于防治感冒及流行性感冒，治疗崩漏等证时，二者可以代用，用治虫积腹痛时，则只能用绵马贯众，而不能用紫萁贯众。有些地方给紫萁起了一个很可怕的名字，叫做"老虎苔"，幼叶上的柔毛称作"老虎苔衣"，是一种外用治创伤出血的良药，研粉涂敷即可，故又有"见血长"的别名。

药苑漫话

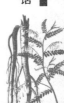

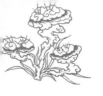

此外，紫萁的紧密的须根可作栽培兰科植物或其他附生植物的优良基质，是花卉盆景爱好者常常求之不多得的宝贝。

蕨菜，古时称为"薇"。近年来，网传美国普度大学农业与生物系食品工程博士云无心的一篇文章，称吃蕨菜有可能会致癌，并称用老鼠等各种动物做实验，证实了蕨这种植物确实能够导致动物的癌变。云无心同时列举了很多例子，称有关人员发现，吃蕨菜会导致人们食道癌、胃癌的发生率变高。2014年2月25日，曾有记者就此事询问采访了马鞍山市中医院肿瘤科主任魏有刚先生，魏先生表示：在国内尚无确切的文献资料和研究能够证明蕨菜的致癌性，少量正确食用蕨菜还具有一定益处，只是寒性体质的人不宜食用。南京中山植物园的高级工程师孙起梦就此事也曾提醒公众千万别生食新鲜蕨菜，他同时认为："少量食用蕨菜对身体还是比较有益的，但不能把蕨菜当作'长寿菜'而大量食用，尤其是脾胃虚弱的人，更应该慎重。"

也有人持蕨菜有抗癌作用的相反观点，例如李景在1995年第12期《中国保健营养》杂志上发表有《从蕨菜抗癌——谈饮食回归自然》的文章，文中称蕨菜是山珍佳品，含有多种维生素，是一种可以抗癌、降血压、清火健胃营养丰富的野生蔬菜。

对以上众说纷纭的观点，希望读者能理性对待。笔者认为，大凡吃食皆有其利与弊的双重性，关键在于掌握好其利用方式和量度，适则对人有益，过则为害；蕨菜在我国有悠久的食用历史和成熟的烹饪方法，读者大可不必闻癌色变！

【注释】

①伯夷与叔齐：商末孤竹君之长子与次子。墨胎氏。初，孤竹君以次子叔齐为继承人，孤竹君死后，叔齐让位于伯夷，不受。后，二人皆投奔到周。到周后，反对周武王进军讨伐商王朝。武王灭商后，他们又逃到首阳山采薇而食，终于饿死。史见《史记·伯夷列传》。首阳山，一称"雷首山"，在山西省永济市南。韩愈《伯夷颂》亦讲此事。《毛泽东选集·别了，司徒雷登》谓："唐朝的韩愈写过《伯夷颂》，颂的是一个对自己国家的人民不负责任、开小差逃跑、又反对武王领导的当时的人民解放战

争、颇有些'民主个人主义'思想的伯夷，那是颂错了。"

②据北京药品生物制品检定所、中国科学院植物研究所编《中药鉴别手册》第一册（科学出版社 1972 年 11 月第 1 版）与《全国中草药汇编》上册（人民卫生出版社 1975 年 9 月第 1 版）所载《贯众》看出，药材贯众的品种极其复杂，各地习用者，均为当地及临近地区所生产的多种蕨类植物的根状茎及叶柄残基，一般来说，东北地区以鳞毛蕨科鳞毛蕨属植物绵马鳞毛蕨为主；华北及西北地区多使用蹄盖蕨科蛾眉蕨属植物蛾眉蕨及球子蕨科荚果蕨属植物荚果蕨；华东及西南地区以紫萁科紫萁属植物紫萁为主；中南地区以乌毛蕨科乌毛蕨属植物乌毛蕨为主。现将全国各地主要使用的原植物分述如下：

鳞毛蕨科贯众属植物：贯众（*Cyrtomium fortunei* J.Sm.）（在国内分布地区甚广，使用地区亦广，但各省均为部分县内使用）、刺齿贯众（*C.caryotideum*（Wall.）Presl）（云南）、全缘贯众（*C.falcatum*（L.f.）Presl）（甘肃、福建）及大叶贯众（*C.muticum*（Christ.）Ching）（甘肃）；鳞毛蕨属植物：绵马鳞毛蕨（粗茎鳞毛蕨）（*Dryopteris crassirhizoma* Nakai）（广布于东北和河北、内蒙古、甘肃等地，东北地区以用此种为主，华北及甘肃、贵州亦用）、欧洲鳞毛蕨（*D.filix-mas*（L.）Schott）（新疆）、阔鳞鳞毛蕨（*D.championi*（Benth.）C.Chr.ex Ching）（湖南）、变异鳞毛蕨（*D.varia*（L.）O.Kuntze）（湖南）、华北鳞毛蕨（美丽鳞毛蕨）（*D.laeta*（Komar.）C.Chr.）（分布于吉林、辽宁、河北、河南、山西、陕西、甘肃和四川等省，山西部分地区用）、*D.sp.*（山西）、大叶鳞毛蕨（*D.marginata*（Wall.）Christ）（云南）、暗鳞鳞毛蕨（*D.atrata*（Wall.）Ching）（云南）等宽鳞毛蕨（*D.lepidopoda* Hayata）（云南）、纤毛鳞毛蕨（*D.fibrillosa*（Clarke）Hand.-Mazz.）（云南）、金冠鳞毛蕨（*D.chrysochoma* Chrsen.）（云南）、芒齿鳞毛蕨（*D.barbigera*（Moore）O.Kuntze）（云南）、辽东鳞毛蕨（*D.peninsulae* Kitag.）（河南、山东、湖南）；耳蕨属植物：耳蕨贯众（*Polystichum braunii*（Spenn.）Fée）（分布于东北、华北、西北及西南等地，黑龙江和山西用）、多鳞耳蕨（*P.squarrosum* Fée）（分布于陕西、甘肃、浙江、河南、四川、贵州、云南、西藏等省区，西藏用）、刺叶耳蕨（*P.acanthophyllum*（fries）Bedd.）（云南）、对马耳蕨（*P.tsus-simense*（Hook.）J.Smith）（河南）；复叶耳蕨属植物：长尾复叶耳蕨（*Arachniodes simplicior*（Makino）Ohwi）（分布于长江流域和福建、云南、陕西等地，湖南用）。

蹄盖蕨科蛾眉蕨属植物：蛾眉蕨（*Lunathyrium acrostichoides*（Sweet）Ching）（分布于东北和河北、河南、陕西、四川、云南等地，北京、河南、甘肃、湖北用）；蹄盖蕨属植物：多齿蹄盖蕨（*Athyrium multidenatum*（Doell.）Ching）（黑龙江、甘肃、北京）、中华蹄盖蕨（狭叶蹄盖蕨）（*A.sinense* Rupr.）（北京、黑龙江）、东北蹄盖蕨（*A.brevifrons* Nakai）（北京）。

171

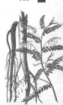

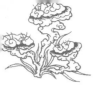

球子蕨科荚果蕨属植物：荚果蕨（*Matteuccia struthiopteris*（L.）Todaro）（分布于东北、华北及陕西、四川、西藏，北京、陕西以用此种为主，此外，吉林、河北、河南亦用）。

紫萁科紫萁属植物：紫萁　（*Osmunda japonica* Thunb.）　（分布地区甚广，使用地区亦广，江苏、浙江、安徽、山东、河南、四川、贵州等地以用此种为主）、分株紫萁（*O.cinnamomea* L.var.*asiatica* Fernald）（吉林、河南）、华南紫萁（*O.vachellii* Hook.）（湖南）。

乌毛蕨科乌毛蕨属植物：乌毛蕨（*Blechnum orientale* L.）　（广东、广西、湖南）；苏铁蕨属植物：苏铁蕨（*Brainia insignis*（Hook.）J.Sm.）（广东、广西、福建）；狗脊蕨属植物：狗脊蕨（*Woodwardia japonica*（L.f.）Sm.）（四川、云南、江西、浙江、上海、湖南）、单芽狗脊蕨（*W.unigemmata*（Makino）Nakai）（甘肃、湖南、云南、贵州）、东方狗脊蕨（*W.orientalis* Sweet）（浙江、福建、湖南、四川、贵州）。

桫椤科桫椤属植物：桫椤（刺桫椤、树蕨）（*Cyathea spinulosa* Wall.）（广东、海南岛）。

由于商品贯众品种极为复杂，因此常常发现各地在应用此一药时，疗效颇不一致。除了上述品种关系而外，贮藏时间的因素也很重要，贮藏日久，疗效即可大为降低。因此，商品贯众应在使用正确品种的基础上，以新鲜品为宜。

③《全国中草药汇编》上册，将欧洲鳞毛蕨（*Dryopteris filix-mas*（L.）Schott）称为"绵马"。

④《尔雅》谓薇名"垂水"，《本草纲目》引孙炎注《尔雅》云："薇草生水旁而枝叶垂于水，故名'垂水'也。"

⑤另据1979年11月18日《甘肃日报》报道："文县讯：不久前，文县发现了在国际上享有山珍美誉的薇菜。日本客商矢部博史和荒井辽子闻讯赶到产地察看，鉴定为优质珍品。""现在国际市场上每吨价一万八千多元。"（杜希甫）

⑥绵马贯众有驱钩虫、蛔虫与绦虫之力。驱钩虫、蛔虫：绵马15克、川楝子9克、紫苏子4.5克；水煎，晚上服。驱蛔虫、绦虫：绵马、苦楝皮各15克；南瓜子30克；水煎，晚上服，次晨空腹冲服芒硝15克。

附记：关于薇的原植物究竟为何科何属何种，几千年来众说纷纭，莫衷一是，综合历代各家代表性本草著作及今日现实情况，一般可归纳为下列三类：

1. 即本文所指的蕨类植物——紫萁科紫萁属紫萁。如：（1）《诗经·召南·草虫》：

"言采其薇"中之薇，朱熹诗集传云："山间人食之，谓之'迷蕨'。"（2）中国医药研究社编辑、陈存仁主编、世界书局1935年4月3版《中国药学大辞典》谓薇"系羊齿门羊齿类薇科"（按：今称"蕨类植物门蕨类紫萁科"），"……高二三尺，无地上茎。其叶自地下茎丛出，尖端卷曲如漩涡，叶有二种：一为绿色，二回羽状复叶，由长卵形之小叶而成；一为褐色，由细长小叶而成，叶间着生多数孢子囊。其茎叶可供食与药用。"所附图亦系紫萁，与文相符。（3）1977年5期《植物》杂志刊登的福州市蔬菜产销办公室魏文麟写的《薇菜》，谓"薇菜（Osmunda japonica Thunb.）又名紫萁……是蕨类植物紫萁科的一种。"（4）甘肃省文县出口的薇菜亦系本品。

2. 指一种"叶似萍"喜"生水旁"的"水菜"，原植物不详。如：（1）唐人陈藏器《本草拾遗》谓"薇生水旁，叶似萍……"（2）唐人李珣《海药本草》谓"薇生海、池、泽中，水菜也。"（3）宋人唐慎微《重修政和经史证类备用本草》谓薇"生水旁，叶似萍。……《广志》曰：'薇叶似萍，可食。'"

3. 指豆科野豌豆属植物大巢菜（救荒野豌豆）（Vicia sativa L.）。如：（1）明人李时珍《本草纲目》谓："案：许慎《说文》云：薇，似藿。"（按：藿：豆类作物的叶子。）"薇生麦田中，原泽亦有，故《诗》云：'山有蕨、薇'，非水草也。即今野豌豆，蜀人谓之'巢菜'。蔓生，茎叶气味皆似豌豆，其藿作蔬、入羹皆宜。《诗》云：'采薇采薇，薇亦柔止。'《礼记》云：'芼羹以薇。'皆此物也。《诗疏》以为迷蕨，郑氏《通志》以为金樱芽，皆谬矣。项氏云：巢菜有大、小二种：大者即薇，乃野豌豆之不实者；小者即苏东坡所谓元修菜也。此说得之。"（2）余冠英选注、人民文学出版社1956年1月北京第1版《诗经选》，《小雅·采薇》篇下注："'薇'，豆科植物，野生，可食。又名'大巢菜'。"（3）上海辞书出版社1979年版《辞海》，在"薇"字下注解说："植物名"，"（3）即大巢菜"。

提供上述资料，旨在供专家们研究，如能对薇的原植物作出有说服力的考证，则不胜欣慰。

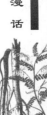

药苑漫话

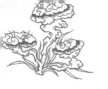

臭椿不"臭"用途广

　　翠满大地，一草一木都是宝，绿色植物种植在城市街道、工矿区域，不仅对美化环境有着极为重要的意义，而且对于净化大气、保护环境亦有十分重要的作用，特别是今天车水马龙的繁华闹市和烟尘弥漫的工业重镇，在大气被严重污染的情况下，她的作用就显得更为重要了。生长在我国南北各地的能城能乡、能上能下的臭椿树，在这方面的作用就远非他种树木所能比拟。她的名字虽不怎么好听，但用途可大着哩，真是臭椿不"臭"用途广啊！

　　臭椿，原名"樗"，早在两三千年前，我们的祖先就开始栽培并利用她为人类服务了，我国第一部诗歌总集《诗经》中之《豳风》和《小雅》里就有"采荼薪樗"和"我行其野，蔽芾其樗"的诗句。因为她的样子跟楝科椿属落叶乔木香椿（*Toona sinensis*（A. Juss.）Roem.）相象①，互生的单数羽状复叶，有小叶 13~35 片，叶缘上半部全缘，近基部常有少数粗齿，齿端背面有腺体 1 枚，破裂后能发出一股奇臭难闻的气味，故名"臭椿"。樗，也是臭的意思，"樗"，亦作"樕"。李时珍《本草纲目》谓："'樕'字从'虖'，其气臭，人呵嘘之也。"意思是说臭椿发出的那股奇臭难闻的气味，就像人嘴里呼出的臭气似的。因为她有这股难闻的气味，陕（见 154 页 3 行）西一带的老乡也挺不客气地又给她起了另一个不好听的名字，叫"恶木"。一个"臭"字，一个"恶"字，便把她给搞"臭"了。其实这些不好听的字眼所构成的贬义词是由来已久了，如《左传》里就有"樗，恶木也"的记载。

　　但是毕竟有不看风使舵的人，在众口一词的情势下，仍然本着一分为二的原则，公正而实事求是地为臭椿说几句好话，给她起几个好听的名字。如唐人陈藏器之《本草拾遗》说："……江东呼为'虎目树'，亦名'虎眼'。

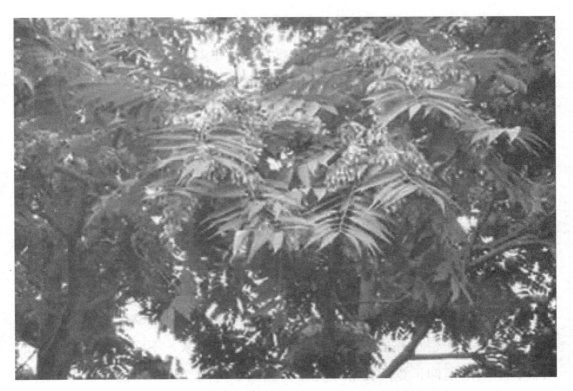

谓叶脱处有痕，如虎之眼目。"又因木材能曲能直，挠性极强，可作木砦，浙江人又叫她"木砦树"。然而，人们对于臭椿的喜爱，则在于她不择地而生随遇而安的天赋性格。你看她处于穷乡僻壤之中而不妄自菲薄，居于名都大市之间而不妄自尊大，不卑不亢，处之泰然。作为一种高大的落叶乔木，常和其他树种生长在一起②，既不甘居中游，更不甘居下游，而是鼓足干劲，力争上游，常常高踞于众树之上，然后向四周铺开她的枝叶，亭亭如盖地屹立在群木万树之间，昂首宏观着无边无垠的宇宙。她的高度可达 28 米，拉丁学名是 *Ailanthus altissima* (Mill.) Swingle，前面的属名是"臭椿"的意思，中间的种名是"高大的"意思，合起来就是"高大的臭椿"，难怪法国称她为"高树"，英国称她为"天树"，德国称她为"神树"，我国民间又称她为"树王"。陇南康县有这样一种有趣的风俗习惯，因为尊她为"树中之王"，盖房时务必找一根端端正正的臭椿木作通贯三间庭房的大梁，或一间、两间房屋的通梁，如万一找不到时，也要砍一根臭椿木楔子楔在他种树木做的梁上，以示有"树中之王"保佑，合家老小身居福地，四季平安，康泰如意，取个大吉大利

药苑漫话

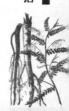

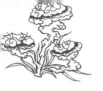

的意思。而更有趣的还要数河南省禹县民间的两种风俗习惯：当地群众把"树中之王"的臭椿，简直迷信得五体投地，神乎其神：风华正茂的青年男女结婚之先，一定要做一副臭椿木做的鸳鸯双人床，想得妙，做得到，这副鸳鸯床处处不离"七"——长6.7尺，宽3.7尺，高1.7尺，床边宽0.7尺，铆0.07尺或0.17尺，上边还要按7根横衬哩。"七"者，"妻"字之谐音也，处处不离"七"，即处处不离"妻"之意，象征着这对新婚伉俪夫妇，若天之比翼鸟，地之连理枝，在树王的保祐下，情若燕婉，白头偕老，此其一；二者，凡身材短小的矮个儿童少年，于一元复始、万象更新的大年正月初一，早早起来，选择一棵又高又大、姿态美观的臭椿树，抱茎而呼："椿树王，椿树王，你长粗来我长长，你长粗来作架梁，我长长来貌堂堂。"③俗话说："百里不同风，千里不同俗"，但从民俗学的角度来看，在欧、亚两大洲这样一片大陆上，在相距万里之遥的土地上，不同的国家，不同的民族，不同的语言，不同的信仰，竟然在尊崇臭椿为高高在上的"神树"这一点上有着如此相同的习俗。这难道是一个偶然的巧合吗？不！这不正是东西方文化同出一源之铁证吗？臭椿用途广之体现吗？

说起臭椿的用途，确实当"刮目相待"，特别在国务院公布《环境保护法》后，她的位置就显得更为重要了。不少植物对有害气体有较强的抗性，能在污染的环境中生长，并可吸收一部分有害气体，减少空气的污染，对人类作出应有的贡献。工业有害气体种类很多，一般排放量较大而普遍的气体有二氧化硫、三氧化硫、硫化氢、氟化氢、氯气、酸雾（盐酸、硫酸等）、氮氧化物、粉尘等，如果我们选择一些对这些有害气体有较强抗性的植物种植在工业比较集中的地方，使它们吸收一部分有害气体，从而减轻对人类健康的威胁，就是一件很有意义的事情。在这一方面，臭椿可以说是有着一种独特的功能的，她对烟尘和二氧化硫的抗性较强，在充满着乌烟臭气的闹市和工矿区能够茁壮地生长，是城市和工矿绿化较为理想的树种。近年来，在城市绿化专家的指导下，兰州市街道上种植了大量的臭椿树，使这个新兴的工业城市给人以舒适惬意之感，炎热的夏季，当"瓜果之城"飘醇香时，我们散步在宽阔而平坦的沥青马路上，顿时便会被姿态美观、枝叶茂密的臭椿树所吸引，特别是她那独具一格的扁平翅果，现着淡黄绿色或淡红褐色的美色，一串一串地挂在浓密的绿叶中，多逗人喜爱呀！光一个"凤眼草"的名字就够诱人的了④。可能与她的奇臭难闻的气味有关，臭椿树不仅病虫害少，而且小孩在玩而生畏之后亦不甚攀折，真是一种良好的行道树和庭院树。

　　一种好的树种，如果繁殖不易，生长速度缓慢，生长条件严格，就会大大降低她的使用价值，臭椿则恰恰相反。她真是一种善于传种接代的好树，一棵臭椿树要结出那样多的果实来，种子成熟后，只要大风一刮，她那凤眼似的轻轻的扁平翅果，便随风翩翩起舞，然后一个个选择适宜的地方着地生根，长出一株株幼小的臭椿来。如果在种子成熟时，上树采摘后人工种植，发芽率更高；分根、分蘖均可成林。作为一种造林树种，她确有其独特的优点，不仅长得快，且能耐旱、耐盐碱、耐不良气候所造成的严酷条件。

　　称她为速生树种，臭椿确实是当之无愧的。她长得特别快，一年一个样，一般来说，十几年就可成材，西北和华北各地的农民群众常常在漫不经心的情况下获得成材的臭椿而意外地增加一笔可观的收入，有时不免惊奇地说："这树长得真快，跟我的三小子同岁，才十来年，就长成这样大的大树了。"因为她繁殖容易，生长迅速，使人大有"无心栽椿椿成荫，有心种花花不红"之感。臭椿造林确乎是比较容易的，如培育用材林，可作乔林经营；如培育造纸材、薪炭材或饲养椿蚕的幼树⑤，可密植作矮林经营，两三年砍伐一次，依靠萌芽更新，成材更快；如培育无节良材，群众常常利用臭椿萌芽力强的特点，栽植两三年后进行平茬，当年即可发出2~3米高的主干，将侧芽摘去，选留健壮顶芽使其继续生长，到一定高度时，可停止摘芽，使高生长减慢，发出分枝，形成树冠，开始加粗生长即可。她很能耐旱，能在干旱瘠薄的土壤中无忧无虑地生长。这与她是深根性树种有直接关系，根深才能叶茂，如果土壤里水分不足，她就"有意识"地落掉一部分叶子，以减少水分的蒸发，当土壤中水分充足时，她就又高高兴兴地迅速长出一些新叶片来，以加强光合作用，制造更多的养料，上下结合、内外协调地作好自身营养的补充，以

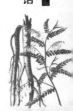

药苑漫话

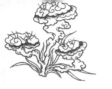

加速生长。她很能耐盐碱，盐碱对许多植物都是有害的，但臭椿却很能适应这种不生草、不长树的不毛之地。据 1979 年第 1 期《植物》杂志上刊登的山东省农业局李继华先生的《臭椿不"臭"》的文章说："在土壤含盐碱千分之三的情况下，能正常生长，在西北渭河滩上土壤含盐碱千分之六的地方，造林成活率仍在 80%以上。在山东渤海岸的盐碱滩地上，也往往是一树独秀，足见它耐盐碱性能之强。"中国九百六十万平方公里土地面积上，白花花的盐碱地不知占去了多少，如能种上一大片一大片的臭椿树，将会给祖国创造多少财富啊！恶劣的气候条件，很能看出一种植物的适应性程度，耐旱、耐盐碱、耐城市和工矿区域烟尘与有害气体的臭椿树，也很能耐不良气候。据李继华先生的上述文章说："在西北能耐绝对最高气温 47.8℃，和绝对最低温度-35℃；在黄土高原的沟壑边沿和山顶风口处，都有它的踪迹。"这一情况的提供，将会使我们把栽培臭椿树的视野大大开阔起来，在甘肃河西走廊、在秦晋高原、在内蒙草原、在天山南北、在青藏高原，不是都可以种她吗？当祖国的铁路干线像蜘蛛网似的不断地向这些地方伸展的时候，当一座座新兴的工业城市像棋盘上的棋子似的不断地向这些地方摆布的时候，作为铁道堤渠的护岸树和城市街道的行道树，臭椿当是首选者之一。难怪在法国常被作为铁道堤渠的护岸树而广泛地栽培在铁道两旁，在印度、英、德、意、美等国常被作为城市街道的行道树而大量地栽培在街道两边。

如上所说，臭椿树的确是一种优良树种，那么她的木材究竟好不好呢？有些人根据战国时期哲学家庄周曾说的"吾有大木，人谓之樗，其本臃肿不中绳墨，小枝曲拳不中规矩"的话，硬给臭椿木加上了"不材"的恶名。樗者，根也，庄周明明地说的是根部和小枝，只字未提干部，而且也只是从木工用材角度而言，但一般人却不细细咀嚼原文，囫囵吞枣地跟上瞎说一气，使臭椿木白受一番冤屈，实在遗憾。"道是无材却有材"，她不但有材，而且大有其材：颜色淡黄而白，软硬适中，纹理通直，光泽漂亮，容易加工，可作建筑、农具和家具等用，群众中又有"榆木梁，椿木门"之说，在空气干燥的西北地区，极为坚固耐用。在"两岸青山相对峙，一曲黄河抱村流，万株红枣尽峡门，千排白杨满汀州"的甘肃省靖远县盆地的最西端，即笔者之故乡，当地的乡亲们极善于使用她的木材，所做的门窗、木锨头、马拉车的车轴与辕条等等，无不耐用而又好看。又据统计，因她的木纤维含量占木材总干重的百分之四十，是上等的纸浆材，比云杉、白杨都好，可造出优质纸来，供印刷、学习之用，这又是她的一大用途。如今成了全木浆中性复印纸的最佳原料，远远供不应求。但如果采伐不时，做成的建筑物、农具、家具和提供的造纸原料，很容易被虫蛀空，所以采伐的时间十分重要。那么什么时候采伐才不容易虫蛀呢？据有经验的农民讲：夏季枝叶茂盛时，木材中含淀粉少，不易虫蛀，初春未发芽时或秋末与冬季落叶后采伐，因木材中含淀粉率增高，极易虫蛀；同时采伐后宜立即剥去树皮，砍光节疤，用开水浇灌，杀死病虫害，则更不易虫蛀。

以上都是就臭椿树及其木材的用途而言的，作为药用植物，她的用处则更为药用植物学家们所重视。远在全世界第一部国家药典——中国唐代《新修本草》中就收载了她，《中华人民共和国药典》（1977年版）亦加以收载。以根皮或干皮、果实和叶入药。春夏采根皮或干皮，去净外面粗皮称"樗白皮"或"椿白皮"，多麸炒或清炒用，秋末采成熟果实称"凤眼草"。

根据分析，已知她们的化学成分为：根皮含苦味质（称"苦楝素"）及少量鞣质等；干皮含臭椿酮、乙酰苦内酯及苦内酯等；果实含臭椿内酯、查杷任酮及酚性物质；种子含油约35%；叶中含异槲皮素。一般中药学书籍均将根、干皮归为收涩药，谓她味苦涩性寒，有清热燥湿，涩肠止泻，止血，止带之功，可用治慢性痢疾、肠炎、便血、遗精、白带、功能性子宫出血等病证。尤为擅长治多种痢疾与肠风便血之证——据国外报道：干皮中所含的臭椿酮具有较强的抗阿米巴原虫的作用，为治疗阿米巴痢疾的有效良药。治久痢便血之证：将根皮或干皮焙干研粉，每服9克，温开水送下；或制成如黄豆大之面糊丸，滑石粉为衣，每服20粒，每日三次。治水谷下痢及每至立秋前后即患痢并兼腰痛者：取樗根皮50克，研为细末，以好面捻作馄饨（如皂子大），水煮熟，每日空腹服10枚，有良效。宋人寇宗奭《本草衍义》记载了这样一则医案："洛阳一女人，年四十六七，耽饮无度，多食鱼蟹，畜毒

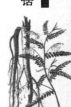

药苑漫话

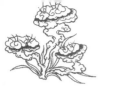

在脏，日夜二三十泻，大便与脓血杂下，大肠连肛门痛不堪任。医以止血痢药不效，又以肠风药则益甚，盖肠风则有血无脓。如此半年余，气血渐弱，食减肌瘦。服热药则腹愈痛，血愈下；服冷药即注泄食减；服温平药则病不知。如此期年，垂命待尽。或人教服人参散，一服知，二服减，三服脓血皆定，遂常服之而愈。其方治大肠风虚，饮酒过度，挟热下痢脓血痛甚，多日不瘥。用樗根白皮一两，人参一两，为末。每服二钱，空心温酒调服，米饮亦可。忌油腻、湿面、青菜、果子、甜物、鸡、猪、鱼、羊、蒜、薤等。"凤眼草也是一味很好的中药，味苦性凉，有清热利尿，止痛，止血之功，可用治胃痛、便血、尿血诸病证，与益母草各等量，共研细末，水泛为丸服之，可治妇女湿热白带。单用凤眼草一味，半生半烧，研为细末，米汤送服，亦治肠风泻血之证。据《卫生易简方》云：用凤眼草烧灰淋水洗头，经一年眼如童子，加椿皮灰尤佳。外用治阴道滴虫。又为治荨麻疹的良药。臭椿叶虽有小毒，但却为治皮肤病的良药，鲜品揉汁涂搽患部，可治漆过敏；鲜品捣汁涂搽，可治白秃不生发之病。

此外，她的树皮还可提制栲胶。种子还能榨油，出油率达25%，是一种干性油，既可供工业用，又可食用；油饼是一种优质肥料，又可防治蝼蛄、蛴螬等害虫。

这样看来，臭椿浑身是宝，真是臭椿不"臭"用途广。

【注释】

①香椿的根皮或干皮、叶、嫩枝及果实均可入药。根皮或干皮除去外面的粗皮，亦称"椿皮"或"椿白皮"。《本草纲目》及历代许多本草学著作与中药学书籍均将香椿与臭椿合并叙述，共称"椿樗"，或谓所谓正品椿皮，应指香椿的根皮或干皮，但就使用地区范围而言，以樗皮为广，香椿皮仅在四川、贵州、湖北、陕（见154页3行）西、甘肃、北京、吉林、福建等省市使用，或椿皮、樗皮兼用，故至1977年版《中华人民共和国药典》即将"椿皮"之正品定为臭椿的根皮或干皮。香椿皮入药的历史亦见于唐之《新修本草》。所含成分为川楝素、甾醇及鞣质。味苦、涩，性温；有祛风利湿，止血，止痛之功；可用治痢疾、肠炎、泌尿道感染、便血、血崩、白带、风湿腰腿痛等病证。据此可见，所含成分与

性味功能主治均与臭椿根皮或干皮不完全相同，故应分别称"椿皮"、"椿白皮"与"樗皮"、"樗白皮"，或"香椿皮"与"臭椿皮"入药使用，不可混用。《本草纲目》谓："椿皮色赤而香，樗皮色白而臭，多服微利人。盖椿皮入血分而性涩，樗皮入气分而性利，不可不辨。其主治之功虽同，而涩利之效则异，正如茯苓、芍药，赤、白颇殊也。凡血分受病不足者，宜用椿皮；气分受病有郁者，宜用樗皮，此心得之微也。《乾坤生意》治疮肿下药，用樗皮以无根水研汁，服二三碗，取利数行，是其验矣。故陈藏器言樗皮有小毒，盖有所试也。"香椿叶及嫩枝可治痢疾，所制成品"香椿流浸膏"为治急性细菌性痢疾的良药。幼嫩叶芽俗称"香椿芽"或"香椿头"，味美可口，为有名的蔬食品。果实称"香铃子"，可治胃与十二指肠溃疡及慢性胃炎。

香椿与臭椿虽为不同科的植物，但形状相似，苏恭等之《新修本草》谓："椿、樗二树形相似，但樗木疏、椿木实为别也。"苏颂《图经本草》谓："二木南北皆有之，形干大抵相类，但椿木实而叶香可啖，樗木疏而气臭……"《本草纲目》谓："香者名'椿'，臭者名'樗'。"但都言之太简，不易分辨。二者之根皮或干皮，多年来常混用不分，但臭椿皮有小毒，所含成分与性味功能主治疾病均不甚相同。为使采药用药者勿张冠李戴，现将二者的植物形态、根皮与干皮的主要区别点分述如下：

香椿：楝科椿属。落叶乔木，高5~12（~25）米。树皮赭褐色，片状剥落。双数羽状复叶互生，有特殊气味；小叶10~22片，对生。春末开白色小花，圆锥花序顶生，芳香。蒴果窄椭圆形，5瓣裂开。种子椭圆形，一端有膜质长翅。

干燥根皮为块状或长卷形，厚薄不一。外表面为红棕色；内表面有毛须。质轻松，断面纤维性。气微，味淡。

干燥干皮呈长片状。外表面红棕色裂片状，有顺纹及裂隙；内表面黄棕色，有细皱纹。质坚硬，断面显著纤维性。稍有香气，味淡。

臭椿：苦木科樗属。落叶乔木，高可达28米。树皮平滑有直的纵裂纹。单数羽状复叶互生，腺体破裂后有奇臭；小叶13~25片。夏季开绿白色小花，圆锥花序顶生。翅果扁平，长椭圆形，中间有种子1粒。

干燥根皮扁平状、卷筒状，或向内卷呈瓦片状，长短厚薄不等。外表面灰黄色或黄棕色，粗糙，皮孔多而极明显，纵向延长，突起而反卷，除去粗皮者则具黄白色皮层；内表面淡黄色，较平坦，密布排列较整齐的点状或短线状突起，有时破裂成小孔状。质硬而脆，折断面不平坦，外侧显颗粒状，内侧显纤维性。气微，味苦，嚼之有砂砾感。

干燥干皮较根皮厚而多呈不规则的板片状，大小不等。外表面灰黑色或暗灰黑色，粗糙不平，有深

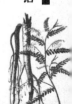

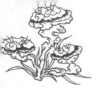

纵裂纹，有的将粗皮刮去而露出淡棕黄色皮层。其余与根皮同。

②据甘肃省靖远县北湾乡高崖村王家庄农民王永英于 1979 年盛夏之时讲：臭椿树不宜与梨树、苹果树等果木树栽植在一起，他的某一亲房家有一棵大冬果梨树，旁有一臭椿树，当臭椿树被砍伐后，生长正旺的冬果梨树亦相继死去。据当地老乡分析，可能是未挖尽之臭椿树根含有某种不利冬果梨树生长之成分所致，与《左传》中"樗，恶木也"的记载不谋而合，兹录之以备考。

③"貌堂堂"，原说为"穿衣裳"，为笔者所改。

④"凤眼草"之名，按中国药名习惯，当属草类，然今之市售品及各家中药学书籍中均根据李时珍《本草纲目》谓樗荚为"凤眼草"，因形象而得名。樗荚之形，确如凤眼，应称"凤眼果"为妥，凤眼草可能是凤眼果的讹传。故清人赵学敏《〈本草纲目〉拾遗》又复出"凤眼草"一药，与李氏所说凤眼草同名而物异。那么赵氏所说的凤眼草，究竟为何物呢？根据成都中医学院中药系徐治国《对〈纲目拾遗〉"凤眼草"的考证》（《中医杂志》1980 年 21 卷 5 期）一文，徐氏"从赵学敏对其形态特征和生长习性的描述中"，"断定是大戟科（按：铁苋菜属）一年生草本植物铁苋菜（Acalypha australis L.）"。现将徐氏之考证文抄录如下：

"《纲目拾遗》谓凤眼草'谷雨后生苗'，'苗如薄荷，叶微圆，长五至六寸'。这些记载与铁苋菜是一年生草本植物，高 30~50 厘米，叶片卵状菱形或椭圆形（较薄荷圆），先端渐尖，边缘有齿等基本相符；但薄荷叶子对生，此是互生，脉形也有差别，此是赵氏用薄荷喻之的疏忽处。但古人多是宏观，不必苛求。

"惟最有鉴定价值的是：'立夏后，枝桠间复生二小叶，节节皆有……俨如凤眼。'这里指的是叶状苞片。因近于肾形，长 1~2 厘米，两两对生，各向一方，酷似一对对的眼睛；'凤眼草'之名，即因此而得。'八九月眼中开花，其花如须（按：即很小的花组成的穗状花序）……紫黄色。'又引《百草镜》：'凤眼草芒种后，其枝桠间二小叶（即苞片），中心各起蕊一粒（即蒴果），如人两眼，细碎如石胡荽子状。至小暑后，色转红黄，渐抽长须（花穗）。'这些形态特点和生长习性的描述，均与铁苋菜完全吻合，故可以论定。

"过去，人们只知铁苋菜有清热利湿、解毒止血之功，用于痢疾、泄泻、疮痈、吐血、尿血、便血、崩漏、创伤出血等证，而《纲目拾遗》则记载'活血去风'，'治一切风瘃'，还附有治干血痨、经闭、遗精白浊与疟疾的处方。赵学敏的这些记载，必有一定的医疗实践的依据，可为我们今后研究铁苋菜的新用途，提供宝贵的线索。"

⑤臭椿叶可以饲养椿蚕，此种蚕野性较强，一般以在野外树上放养为主。今后应大力提倡，加以发展。另外，蓖麻蚕亦吃椿叶。

奇特的生物

——冬虫夏草

亲爱的读者，你听说过冬虫夏草吗？这是一个多怪的名字啊！可是，世界上就有这样奇特的生物，她的的确确是这样的。我们的祖先真会起名字，这个名字既形象又科学，从古以来不知吸引了多少人，使之对她产生莫大的兴趣，从而研究她，利用她，为人类造福。

那么让我们看看，她究竟是冬虫？是夏草？还是冬虫夏草？

原来，冬虫夏草是虫与菌的结合体，为麦角菌科（肉座菌科）虫草属真菌类植物冬虫夏草菌 [*Cordyceps sinensis* (Berk.) Sacc.] 寄生在鳞翅目蝙蝠蛾科蝙蝠蛾属昆虫绿蝙蝠蛾 (*Hepialus varians* Staudinger) 或草蝙蝠蛾 (*H. armoricanus* Oberthür) 等的幼虫上的菌座（子实体）及幼虫的尸体。我们千万莫要小看这小小的真菌，它虽然小，能量可不小哩，当它的子囊孢子成熟后，便随风飞扬，散落在土壤中，等待时间，趁机而动。到了冬季，在一片冰天雪地之中，它就有了英雄用武之地，遇到蛰居在土壤中过冬的蝙蝠蛾幼虫，就用孙悟空钻进铁扇公主肚子里的战术，拼命地钻入幼虫的身体里，以极强的生命力，萌发成菌丝体，吸收幼虫体内的营养而生活，直至将整个幼虫体全部所占据、所充满也不肯善罢甘休。这时，从表面看，蝙蝠蛾幼虫虽然仍像一条虫的样子，但早已是一具死而已僵的空壳了。这些小小的真菌，在幼虫体内养精蓄锐，一个个都在窥测方向，以求一逞。到了夏季，当冻结的表土消融，土壤温度升高时，便从幼虫头顶上顶撞出来，长成一条真菌子座露在土壤外面，像孙悟空的金箍棒从铁扇公主头顶上穿出似的，直挺挺地

183

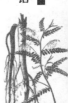

药苑漫话

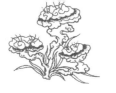
挺立在草丛中。这条小小的金箍棒，上部稍膨大，呈窄椭圆形，表面深棕色，外表上生出一些小球体，里面又隐藏着许许多多个小孙悟空——冬虫夏草的后代（子囊孢子）。这些新的子囊孢子成熟后，又继承了它老子的戏法，仍然钻入蝙蝠蛾幼虫体内，这样便一代一代地繁殖出无数个新的冬虫夏草来。

冬虫夏草，又叫"夏草冬虫"，或简称为"虫草"。她的虫体实际上是一条虫的外壳，宛若一条三眠老蚕，长约 3~5 厘米，粗约 5 毫米，表面黄白色

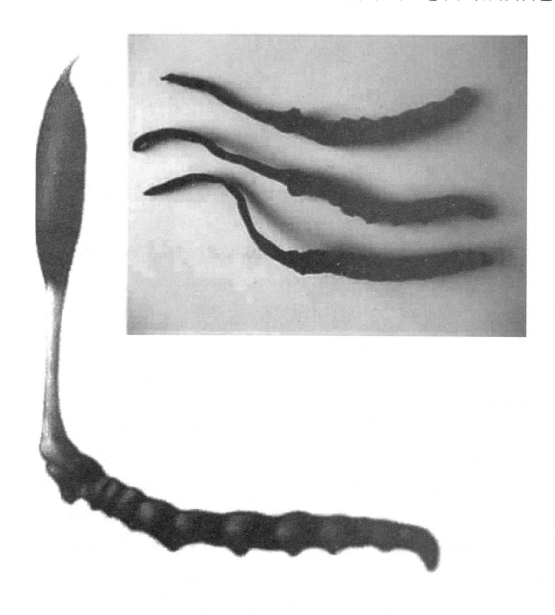

至金黄色，周身具有明显的环纹；腹部有八对脚，尤以中间的四对明显；尾部质脆易断，折断面呈粉白色。冬虫夏草的草，就是从幼虫头顶上长出来的子囊菌的子座，这条独树一帜的子座，全长约4~11厘米，直径约3毫米，表面褐色，有细致的纵纹；上部膨大的部分叫"子座头部"，在显微镜下可以看出满布着密密麻麻的子囊壳，每一个壳内又有多数线形子囊，每一子囊内又有八个具有隔膜的子囊孢子。

一种珍贵的药材，往往生长在极不平凡的环境中，冬虫夏草亦不例外。她主要分布于我国四川西部，云南西北部、青海南部、甘肃南部（甘南藏族自治州）及西藏昌都地区等地方。在那些海拔3600~4500米高寒山区的山地阴坡、半阴坡的高山灌丛和高山草甸之中，我们便可以找到许多冬虫夏草。她最喜欢生活在土层深厚，水分适中，肥沃、疏松的高山草甸土壤里，在这人迹罕至的地方，她休养生息，一年又一年地把自己宝贵的身体和生命无私地献给了人类的健康事业。

这是一个连锁反应：奇特的生物，必然生长在极不平凡的环境中，正由于生长环境的险恶，便自然而然地给采挖虫草者带来巨大的困难，在重重困难中采挖虫草，所付出的劳动代价必然很大，这样便使冬虫夏草身价百倍，成了屈指可数的珍贵药材。

说真的，采挖冬虫夏草可真不是一件容易的事啊！在一片白茫茫、冷冰冰、周天寒彻的世界中，每年夏至前后，当积雪与冻结的表土初融，土壤温度升高时，冬虫夏草的子座即很快露出土外，这是采挖虫草的最好时机。这时，三个一群、五个一帮的兄弟民族药农或牧民，便迤逦来到虫草的故乡，在有经验的老药农、老药牧指导下，选择一个大晴天，日出后，顺着阳光躬身斜视，即可发现一枚枚带光泽的棕色虫草。他们吃糌粑，喝酥油，在高山草甸中一步一个脚印地采着虫草。因为采挖期只有短短的十五至二十五天左右，一旦积雪融化，杂草生长，一者不易找寻，二者土中虫体枯萎，不合药用，所以，那些勤劳勇敢的采药者们是十分紧张的，同一时期，虽然还有赶挖"花像灯笼叶像韭，四月里开花五月里朽"的贝母的紧急任务，但为了不

185

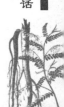

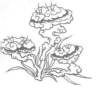

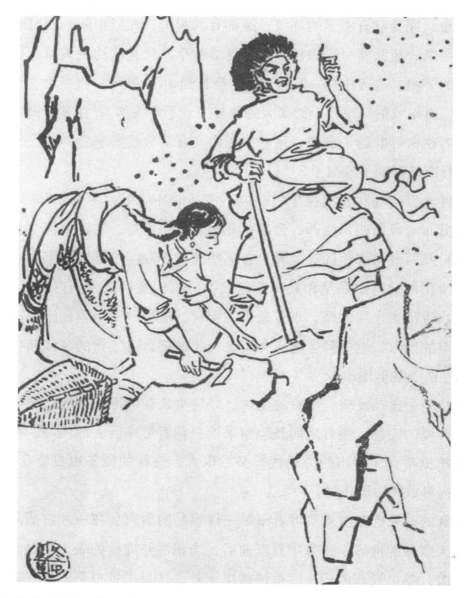

使采挖虫草过时，当地农牧民仍然总结了"先采虫草，后采贝母"的生产谚
语。写到此，由于笔者对采药者所持有的深厚感情所致，仿照唐代诗人李公
垂《悯农》诗，作《悯药农》一首，以奉赠服用虫草者。诗曰：

高山挖虫草，

脚踩冰泥淖。

谁知罐中药，

枚枚皆难找。

采挖到的虫草，要用小刷轻轻扫去泥土，放在阴凉通风处晾干，切忌曝晒；也有将虫草先晾干，再用酒喷软，刷去黑皮而后晾干者。在采挖及修制加工时，一定要保持她的完整性，如果弄得残体断节，支离破碎，则大大降低质量。就经验鉴别而言：以虫体色泽黄亮、丰满肥大、断面黄白色、菌座短小者为佳，否则质次，霉烂虫蛀者不堪药用。本品极易虫蛀，如果保管不善，被蠹虫蛀空，干出劳民伤财的蠢事，则太遗憾了，从前多与藏红花（番红花）同藏，以防虫蛀，但藏红花价昂而不易得，从经济实惠方面而言，最好放置阴凉干燥通风处，或置冷库中更好。

这么一个又是虫又是草的怪物，用处可不小哩，据近年分析，她的化学成分为：水分 10.84%，脂肪 8.4%（饱和脂肪酸 13%，不饱和脂肪酸 82.2%），粗蛋白 25.32%，粗纤维 18.53%，碳水化合物 28.9%，灰分 4.1%。此外，还含有虫草酸约 7%（为奎宁酸的异构物）、冬虫夏草素（为一种淡黄色的结晶粉末）及微量的维生素 B_{12}。可以看出，她是一种经济价值很高的珍贵药材，出口一吨，可换回五十二万美元。

我国劳动人民很早就利用冬虫夏草来治病。据文字记载来看，初见于清人吴遵程之《本草从新》，随后见于赵学敏之《〈本草纲目〉拾遗》。现今各家著作按其功能多归于补阳药类，谓她能补虚损，益精气，止咳化痰。凡老人体弱，病后虚损，腰膝疼痛，肾虚阳痿、遗精、早泄，肺结核咳嗽、咯血、自汗、盗汗诸病证，不论单用或配伍，均可取效。南方民间用虫草炖鸭，视为滋补妙品，其方法为：用冬虫夏草三、五枚，老公鸭一只，将鸭杀死，除去肚杂，劈开鸭头，纳药于内，以线扎好，酌加酱油与酒，蒸烂食之，药气能从头中直贯鸭全身，对于老人体虚衰弱、病后虚损调养者甚宜，每吃一鸭，可抵人参 30 克。《文房肆考》有段医话谓："孔裕堂，桐乡乌镇人，述其弟患怯弱，汗大泄，虽盛暑，处密室帐中，犹畏风甚，病三年，医药不效，症在不起。适有戚自川解组归，遗以冬虫夏草三斤，逐日和荤蔬作肴炖食，渐至痊愈，因信此物之补肺气，实腠理，确有征验，嗣后用之俱奏效。"若以酒浸数枚而服，治腰膝间痛楚大效。有谓虫草为"秘精益气，专补命门"之品，

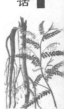

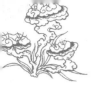

或炖鸡服之，或与枸杞子、仙茅、天雄共为丸服之，或与菟丝子、肉苁蓉、巴戟天等配伍服之，皆有良效；从前广东所制之"鸦片丸"，即为鸦片与冬虫夏草、人参合成，以治阳痿、遗精、早泄诸病证。本品滋肺阴之功颇为显著，可用于肺气虚或肺肾两虚之喘咳短气，或肺结核咳嗽、咯血诸证：与老公鸭蒸服，治肺虚喘咳；与黄芪、胡桃仁合用，治肺肾两虚之喘咳短气；与川贝母、北沙参、杏仁、麦冬配伍，或与阿胶、麦冬、五味子合方，可治气阴不足，肺结核咳嗽、咯血、自汗、盗汗诸病证。近年来通过药理实验证明，浸剂能显著扩张动物支气管平滑肌而有平喘作用，对结核杆菌有抑制作用，可见祖国医药学从临床实践中所获得的经验之正确与宝贵。

作为虫与菌结合体的冬虫夏草，确有以菌制菌之作用，她不仅对结核杆菌有抑制作用，而且对葡萄球菌、链球菌、鼻疽杆菌、炭疽杆菌、猪出血性败血症杆菌，以及须疮癣菌、絮状表皮癣菌、石膏样小芽胞癣菌、羊毛状小芽胞癣菌等常见致病性皮肤真菌亦有抑制作用。俗话说："一物降一物，蜈蚣把蟒捉"，在自然界中，生物或生物、微生物或微生物之间互相制约的关系，是一条永恒而普遍的法则，如果我们广泛地开展这方面的研究，趋利避害，利用此规律为人类造福，将是一件大有学问的工作。

亲爱的读者，如果你有兴趣的话，是否可以到冬虫夏草的故乡作一次旅游性的实地考察，看看这种"冬在土中，身为老蚕，有毛能动，至夏则毛出土上，连身僵化为草"（《植物名实图考》）的奇特生物究竟是怎样生活的，该是多么的有趣呀！

艰难困苦　玉汝于成

——天麻漫话

　　在甘肃陇南山区的崇山峻岭中，有一大片茂密的森林。这里千峰竞秀，万木争荣，云海苍茫，流水叮咚。到这绿色的宝库中，攀悬崖，越峭岭，跨深涧，登险峰，觅取治病救人的各种药草，是一件多有意思的事啊！采药探路贵涉远，无人迹处有奇观，"入之愈深，其进愈难，而其见愈奇"，看那密林深处，怪石卧波，瀑布飞泻，花香鸟语，百卉仙药，俨然一绝妙世界。在这里，我们可以尽情地欣赏那无数的奇花异草，古柏苍松，以及栖息于其间的许多珍禽异兽，听老乡们讲各种有趣的神话、传说和动人心弦的故事，但更有兴味的是采药。

　　采挖名贵中药天麻，就是其中一件令人心往神驰的趣事。天麻的原植物究竟是怎么个样子？她是怎样繁殖生长的？传说"天麻会走，种下没有"，是真的吗？在野生品被大量采挖，生态遭到严重破坏，商品远远供不应求的情况下，如何变野生品为家种品而进行人工培育？对于伪品到底怎样去辨别呢？近年来国内外有一股"天麻风"，说天麻能治许多病，真的是这样吗？对于一般人困惑不解的这些问题，作出探索性的回答，更是趣中之趣。

美丽而奇特的植物

　　天麻，为兰科天麻属植物天麻（*Gastrodia elata* Blume），是一种多年生的过着真菌营养性寄生生活方式的草本植物。药用部分为肥厚的地下块茎，横

189

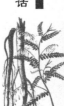

生，肉质，长圆形或椭圆形，长约 10 厘米，直径 3~4.5 厘米，颇像茄科茄属植物马铃薯（洋芋）（*Solanum tuberosum* L.）的块茎，外表面有不甚明显的环节。茎单一，扶摇直上，圆柱形，色赤黄，稍带肉质。就在这美丽的茎干上，长着一片片膜质的呈鳞片状的叶片，基部成鞘状抱茎，淡黄褐色。真有点稀奇古怪，一般的叶片都是绿色，她却反其道而行之，这是什么原因呢？原来这透明晶亮的膜质叶片，不含叶绿素。夏天，六至七月间的陇南山区，真是"好水好山看不足"①，在"泉眼无声惜细流，树阴照水爱晴柔。小荷才露尖尖角，早有蜻蜓立上头"②的一派绮丽风光中，天麻就开花了，那顶生的穗状

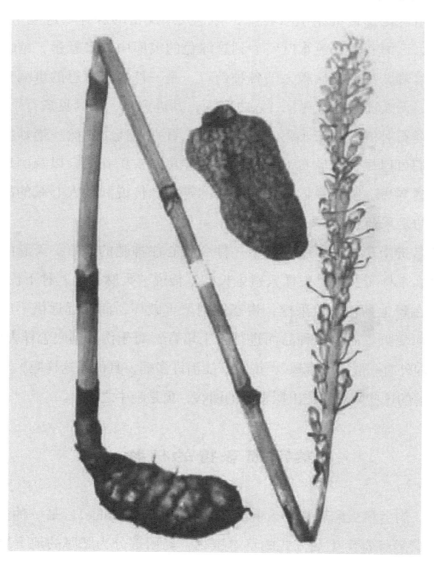

总状花序，虽然无牡丹之艳丽，水仙之素雅，玫瑰之芳香，月季之纷繁，但样子却十分奇特，别是一番景致，自成一种风格，一串（约有 10~30 厘米那么长）黄赤色的小花，不整齐的花冠，口部向一边倾斜着，基部膨大，很像一把把歪壶，苞片亦为膜质，披针形至窄长圆形。善于自行裂开把种子撒出来的蒴果，长圆形至长倒卵形，亦为红黄色。种子多而细小，状若粉尘，甚不为人所注目。

这么一个红茎、红叶、红花、红果的一身红彤彤的植物，真够别致的了，难怪在《神农本草经》中将她的原名称为"赤箭"。《〈神农本草经〉集注》的作者梁人陶弘景曾谓："……其茎如箭杆，赤色……"可以说是对赤箭最早的解释。到了唐代，在苏恭等人写的《新修本草》中则有了更为确切的描述："……茎似箭杆，赤色，端有花，叶赤色，远看如箭有羽。"经过三百多年，到宋太祖开宝年间，道士马志等九人所写的《开宝本草》，方有"天麻"之名，但该书只言天麻，不言赤箭，然据其"当中抽一茎，直上如箭杆"的文字记载来看，似乎所说天麻即为赤箭。经过一百一十多年，到宋哲宗元祐年间，阆中医士陈承《本草别说》谓："今翰林沈括最为博识，尝云：古方用天麻不用赤箭，用赤箭不用天麻，则天麻、赤箭本为一物明矣。"在此基础上，又经过五百年，到明代李时珍之《本草纲目》问世，始将"赤箭"与"天麻"合而为一，指出："天麻，即赤箭之根"，"《本经》止有赤箭，后人称为'天麻'。甄权《药性论》云：赤箭芝一名'天麻'，本自明白。宋人马志重修本草，重出'天麻'，遂致分辩如此。沈括《笔谈》云：《神农本草》明言赤箭采根。后人谓其茎如箭，疑当用茎，盖不然也。譬如鸢尾、牛膝，皆因茎叶相似，其用则根，何足疑哉？"真是学者所见略同，陈承与李时珍都引用了我国历史上北宋时代杰出的科学家、政治家沈括（1031—1095 年）的高见，特别是经李时珍此一权威人士的论述，关于赤箭为何物？天麻为何物？从《神农本草经》到《开宝本草》，其间相距八百四十多年的一个众说纷纭、莫衷一是的悬而未决的问题，一下子得以解决。

药苑漫话

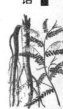

天麻与蜜环菌

天麻，可能与她的名字的第一个字——"天"字多少有点瓜葛吧，从古以来，人们就对她过分地神化了，三国名医华佗的大弟子吴普，在《吴氏本草》中称她为"神草"，东晋葛洪的《抱朴子》称她为"独摇芝"，唐人甄权的《药性本草》《药性论》称她为"定风草"，陶弘景谓："赤箭亦是芝类。……有风不动，无风自摇。如此，亦非俗所见。"《新修本草》亦说："赤箭是芝类。"所谓芝，古人分青、赤、黄、白、黑、紫六种③。放过余芝不言，只说紫芝吧，紫芝者，即今之真菌类植物正品灵芝草也④。李时珍谓："昔四皓采芝，群仙服食，则芝亦菌属可食者……"⑤转弯抹角地说出了天麻与真菌的关系。这真菌，即通常所说的蜜环菌［*Armillaria mellea* （Vahl.ex Fr.）Quel］。它是天麻的寄主，天麻即以蜜环菌的菌丝或菌丝的分泌物为营养来源，借以生长发育。真是无蜜环菌，即无天麻。这究竟是怎么一回事呢？为使一般人不仅能知其当然，又能知其所以然，还是让我们"打破砂盆子璺到底"⑥，从头说起吧。

为了透彻地了解这一问题，我们不妨请教一下深谙天麻的"天麻通"——西北大学生物系的张维经老师吧。在他写的《天麻与蜜环菌》一文中⑦，对天麻奇异的生活方式、营养的供应者——蜜环菌、天麻与蜜环菌之间的生死搏斗、天麻的一生等，作了生动形象的描述。

奇特的植物，必然有她奇异的生活方式。我们通常所见的高等植物，都有根、茎、叶三个部分，天麻虽然也是高等植物，但从她身上却看不到绿色的叶和根，只有茎和茎上长着的一些鳞片。没有从土壤中吸取水分和养料的根，没有进行光合作用的绿色叶片，那么天麻到底是怎样生存的呢？原来这个植物界的"怪物"，在进化过程中，学会了一套特殊的本领，专"吃"来犯之敌——蜜环菌，过着真菌营养性的寄生生活⑧。哪里有蜜环菌，哪里才会有天麻，没有蜜环菌的地方，是断然找不到天麻的。由于蜜环菌分布在潮湿的森林间或其边缘，所以在这些地方才可能找到天麻。山高谷深，水系远长，雨量充沛，气候湿润的陇南林区，给各种动、植物的生长繁衍创造了极为优越的条件，名贵的天麻也就诞生繁殖在这里。陇南民间有"青枫树下卧天麻"之说，意思是在逐渐腐烂的壳斗科栎属植物槲栎（*Quercus aliena* Blume）、辽东栎（*Q.liaotungensis* Koidz.）及栓皮栎（*Q.variabilis* Blume）等的树根底下常有天麻生长[⑨]。

在植物界过这种奇异的寄生生活方式的不只天麻一种，天麻属中的其他几种天麻，兰科中的很多种，以及双子叶植物中鹿蹄草科水晶兰属植物水晶兰（*Monotropa uniflora* L.）、松下兰属植物松下兰（*Hypopitys monotropa* Grantz）等也是这样生活的。根据目前的统计，地球上的植物约有四十万种（其中低等植物约十几万种）。种类如此繁多的植物，它们的生活方式真是五花八门，千奇百怪，像天麻的这种真菌营养性的寄生生活方式是在进化过程中逐步形成的，是被子植物中生活方式演化的一个方向。且莫要小看这个一身红彤彤的植物既没有绿色的叶又没有根，可是她的这种生活方式还是比较高级的哩！

为了让读者进一步了解天麻的这种比较高级的奇异的生活方式，我们还必须把她的营养的供应者——蜜环菌作一简单的介绍。

蜜环菌是一种真菌，它的生长发育可分为子实体与菌丝体两个阶段。子实体就是我们平常所说的"蘑菇"，甘肃陇南地区民间称作"包谷菌"。蜜环菌的蘑菇菌盖呈蜂蜜色，菌柄上有环，所以叫"蜜环菌"。蘑菇的出现，表明蜜环菌已发育到成熟阶段，即结"子"的时期。由菌盖的皱褶中散发出来的又细又多的"子"，植物学上称作"孢子"。它们随风飘荡，一个个寻找自己寄宿的地方，当落到潮湿的枯枝败叶或生活力不强的树根及朽树桩上后，就会萌发起来，长成白色的菌丝。菌丝在树皮内和木质部积极活动，从中吸取养料，进行繁殖。当菌丝繁殖到一定程度时，遇着空隙，又集结为深褐色或深红色的根状菌索。菌丝和菌索，总称为"菌丝体"。二者可以互相转变，即菌丝可以变为菌索，菌索又可以变为菌丝。子实体、菌丝和菌索，三者的关

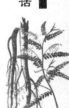

药苑漫话

系，如果用图来表示，即为：

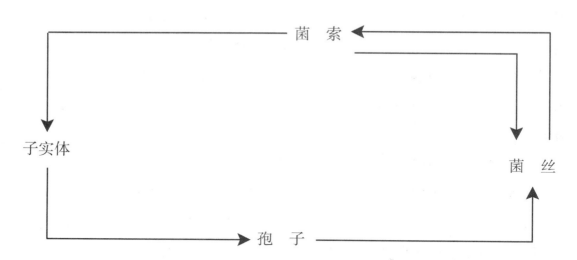

蜜环菌的适应性很强，在地球上分布极广，热带和温带的森林地区几乎都可以找到它。由于它的足迹遍布于如此宽广的地方，所以天麻的分布也很广，在我国除西南一带的四川、云南、贵州、西藏等省区有大量分布而外，陕西、甘肃、河北、湖北、安徽、江西及东北各地亦有分布；在同一地方，就垂直高度而言，据甘肃省武都专区医药站五马药材试种场的调查和实践来看，海拔 1200~3000 米的高山上都有野生天麻生长，范围相当广泛。莫要小看这个小小的蜜环菌，它的活动能力可强哩！它以菌丝的形式在树根、树干的皮下到处钻孔子，瓦解植物的组织，并从中吸取养料；又以菌索的形式到处乱窜，寻找新的"粮仓"。遇上新的寄主，又拼命地往里"钻"。菌索"钻"到新寄主皮下，很快转化为菌丝分散开来。蜜环菌就这样周而复始地疯狂地到处寻找市场，进行掠夺，实是森林中的一大害物，遇到植物保护工作者，还想狠狠地消灭它哩！天麻，以及前面说过的水晶兰、松下兰，这类无叶绿素的植物，也免不了受它的袭击，不过这些"古怪"的植物，在与它作斗争的过程中，"练"就了一种专"吃"蜜环菌的本领，所以蜜环菌攻击天麻等，无异于送货上门，自投罗网。天麻和水晶兰等，摆出一幅稳坐钓鱼船的架势，有时还会悠哉悠哉地唱起"没有吃，没有穿，自有那敌人送上前"的歌来。天麻块茎的大小，是与她所"吃"的蜜环菌的多少成正比的，从这个意义上来说，天麻是以获得战利品而来维持自身的生活和生命的。

天麻与蜜环菌间的这一场生死搏斗，一般来说，天麻都以赢得难以逆转的胜利而自居。那么，她究竟凭什么厉害的武器而战胜对方的呢？如果切开天麻的块茎，放在显微镜下观察，就可以看到在皮层区以内有一层由体积比周围细胞大的消化细胞所组成的消化层。这个消化层就是天麻与蜜环菌搏斗的强有力的武器。

贪得无厌的蜜环菌菌索，遇到天麻后，也像遇到衰老的树根与朽木桩一样，紧贴在她的表面，并不断地向天麻发出分枝和向里"钻"，当"钻"到皮层处后，菌索即摇身一变，分散为菌丝，如入无敌之境，沿着消化层以外的一、两层细胞到处横行，然后"钻"到一个个皮层细胞里，牢牢地守住阵地，占领一个，吃空一个，一个生长季中，几乎将所有皮层细胞中的原生质和细胞核都吃得空空如也。同时，另一方面，这些菌丝又贪婪地向里"钻"，进入消化细胞层后，就是蜜环菌自取灭亡的时候了。天麻的这一道防御工事相当坚固，简直就跟铜墙铁壁一般，消化细胞不仅能限制菌丝在其中发展，而且能使侵入的菌丝解体。当此之时，解体的菌丝即释放出大量的物质，这些物质被天麻的消化细胞消化、吸收，作为一种必需的营养品，源源不断地输送到正在生长的块茎中去。再狡猾的野兽，也难以逃过老猎手的枪口，蜜环菌正是在它与天麻进行的你死我活的剧烈斗争中，把它从别的树根或朽树桩上得到的营养物质拱手送给了天麻。所以蜜环菌虽然活动能量很大，但一遇到劲敌天麻，菌索就不能迅速繁殖了。因此，在栽培天麻的窝中，天麻丰产了，菌索却稀少了。真是：种瓜得瓜，种豆得豆，害物害己，自取其咎。

佛家说："道高一尺，魔高一丈"，在天麻与蜜环菌的殊死战斗中，天麻并非百分之百的胜利者，蜜环菌有时也会转弱为强，一跃而为胜利者。因为蜜环菌对环境的适应性很强，而天麻却弱不禁风，娇气十足，冷不得，冻不得，干不得，旱不得，湿不得，润不得，举凡冷冻、干旱、湿度太大和透气不良等不利因素，都会使天麻减弱斗争力量，这时蜜环菌即有机可乘，它的菌索以强制弱，迅速突破消化层这道防线，长驱直入地捣乱了天麻的心腹之

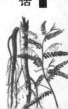

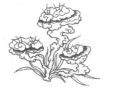

地，使天麻块茎受到严重创伤，而不能得到正常生长。

天麻的一生，真是不寻常的一生，在和蜜环菌作斗争的过程中，她付出了多大的代价啊！这里用得着我们祖先讲的八个字："艰难困苦，玉汝于成"。正因为她的一生是在艰难困苦的环境中度过的，才成就了她这样一个名贵的药物。

她的一生，除了开花结实以外，都是默默无闻地在地下和蜜环菌作斗争而生活的。世界上有许多有趣的事情，比如敌对的双方，常常是"相反相成"就是其一，蜜环菌袭击天麻，结果反被天麻所"吃"掉，成了天麻赖以生长生存的重要营养物质，不正是以其相反达到相成吗？基于天麻与蜜环菌之间的这种相反相成的特殊关系，中国医学科学院药物研究所杨云鹏、岳德超、霍泽民三先生，开动机器，解放思想，发前人之所未发，"近年来，……根据天麻如果缺少蜜环菌就不能生长繁殖的特性，估计天麻的药效可能与蜜环菌有关系，于是大胆提出培养蜜环菌代替天麻的设想。自 1971 年起……与有关单位协作，进行了 600 多例中西医临床试用，发现蜜环药片有与天麻相同的疗效，但它的药理实验正在进行，还没有得出最后的结论。现已研究出深层培养和固体培养两种方法进行繁殖。"[10]在解决天麻药材奇缺这一问题上，用蜜环菌代替天麻，可能是途径之一，我们应该庆贺这些有作为的科学工作者所迈出的可喜的一步。

怎样培育天麻

名贵中药天麻，虽然在我国第一部本草学著作——《神农本草经》中早有了记载，距今已有两千多年的历史了，但过去一直处于野生状态，由于她的生活习性特殊，又不易找到，从前许多人一再尝试栽培，终因不得其法而宣告失败。因此人们对天麻能否变野生为家种感到十分困惑，民间且有"天麻，天麻，天生神麻"、"家种会飞，家栽会跑"、"天麻会走，种下没有"等种种古里古怪的传说。难道真的是这样吗？自从科学研究人员，经过无数次观察，终于揭示了天麻靠蜜环菌生长的秘密后，人们才从这种神秘的状态中解放出来，认识了种植天麻的规律，取得了"天麻不走，种下就有"的生产主动权。看今日神州，从巍巍长白山，到滚滚白龙江，从莽莽秦岭，到郁郁桂林，到处都传来人工栽培天麻的丰收捷报。如陕西省宁强县天麻科学研究所及该县农民普遍种天麻的先进事迹；甘肃省武都专区医药站五马药材试种场郝继荣等，数十年如一日坚持种天麻取得显著成绩的动人事迹；甘肃省康县阳坝乡被号称为"天麻迷"的刘家院山村之农民天麻技术员赵彦平，试用禾本科玉蜀黍属植物玉蜀黍（*Zea mays* L.）的秆（俗称"玉米秸"、"包谷秆"）代替木棒做菌材栽培天麻，一人一年包产四千元产值的迷人事迹；广西壮族自治区资源县中学壮族优秀生物教师廖智贤，坚持教学与科学实验相结合，在低海拔地区勇于闯"禁区"、天麻获高产的感人事迹等等。[①]那么，他们究竟是怎样培育天麻的呢？现在让我们作一介绍吧：

一、选择环境

选择适宜的自然环境，对天麻的生长是一个有利的条件。天麻喜凉爽湿润的自然环境，宜选疏松、富含有机质的腐殖质土壤，以通气、排水良好的上述沙质土壤为最适宜。温度在18℃~25℃时生长发育较快，在难以透气的黏性土壤里，温度在30℃以上生长困难。

二、采集菌种

天麻是靠"吃"蜜环菌为生的，培养好蜜环菌对天麻的生长起着决定性的作用，正像鱼是靠水生长的，离开了水鱼就无法生长一样。因此，在培育天麻之前，首先必须培养好蜜环菌，要培养好蜜环菌，就得采集菌种。那么，到底怎样采集菌种呢？所谓菌种，就是蜜环菌的菌索（菌根）。在没有菌种的情况下，可采天然菌种。在天麻产地，在高山森林地的腐烂的树根或朽木桩上（以槲栎、辽东栎、栓皮栎等的树根或朽木桩上为多），溪沟两边湿润的地方，以及从前所谓"刀耕火种"砍树烧山一、二年后的荒山坡上，常见到一

197

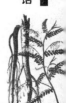

药苑漫话

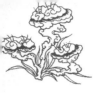

层棕红色或褐色的网状丝——菌丝体，即蜜环菌，搜集带菌树根或树干就可以作菌种。亦可挖生长过天麻的烂树根，在夜间观察如发光，即证明有蜜环菌存在，可用作菌种材料。此外，天麻的母子上也有不少菌丝，亦可作菌种。

三、培养菌材

如果要大面积生产天麻，少量菌种显然是不够的，那么就应该大量培养菌材。所谓菌材，就是染有蜜环菌的木材。怎样培养菌材呢？勤劳智慧的劳动人民与科技人员，在这方面创造了丰富多彩的经验和方法，可供我们选择。最常见的有以下两种方法：

其一，是砍伐蜜环菌能寄生的树根或树干。据甘肃省武都专区医药站五马药材试种场的经验说：在青枫、椴、臭椿等木材上接菌效果最好[12]，其他不带芳香和油脂的树木次之，带芳香和油脂的树木最差。部分地方亦常用白桦、东北白桦、坚桦、桤木或柳的木材作菌材[13]。选上述任何一种或几种植物的木材，取直径 6~12 厘米粗者，截成 30~100 厘米长的小段（以表皮未受任何损伤的木棒为宜，若使用破烂木材育菌，给杂菌和木材紧密结合提供了方便；与此相反，亦有在菌材上砍些刀口，以利接菌者），择荫蔽潮湿处层层堆积，把带菌木材砍成碎屑，每放一层菌材，撒一层带菌木屑（习称"接菌"），并用腐殖质土壤填满空隙，堆积 60~100 厘米高，四周及上面均用腐殖质土壤盖 6~10 厘米，再盖些枯枝败叶和杂草，保湿防晒，若遇天旱应适量浇水，以利菌丝体生长。温度以 8℃~20℃时生长迅速，超过 30℃则停止生长。一般经五十天左右，菌丝即可培养长成，以供使用。

其二，是选上述易接菌的木材，砍成碎屑，与腐殖质土壤堆在一起，接上菌种，用枯枝败叶和杂草等盖好，保持湿度，待菌丝长满作菌材备用者。

四、两种方法

天麻的繁殖与栽培，可分为"有性繁殖"与"无性繁殖"两种。前者又名"种子繁殖"，后者又名"块茎繁殖"。现在常用的方法是块茎繁殖，这种方法虽有生长快的优点，但要花费掉一些块茎，种子繁殖虽然生长缓慢一点，但比较经济，故可谓春兰秋菊，各有千秋。现分而述之。

1. 种子繁殖

我们的祖先早就认识了天麻的有性繁殖，九百多年前宋仁宗时苏颂的《图经本草》谓："茎中空……。其子至夏不落，却透虚入茎中，潜生土内。"过了六十多年，至宋哲宗时陈承《本草别说》又谓："……苗则结子成熟而落，返从杆中而下，至土而生……"这种说法一直延续到明代，杰出的医药学家李时珍在其巨著《本草纲目》中说："天麻子从茎中落下，俗名'还筒子'。"至今民间还有把天麻子叫"还筒子"的，说它茎中空如筒，其子生于茎而还原于茎，故名。在事物的微观方面，我们的祖先由于历史条件的限制，虽然显得粗疏一些，有些说法也是欠妥或错误的，但上面几种说法，却都说明了天麻种子成熟，在原地又生长天麻的道理，"透虚入茎中"、"返从杆中而下"、"从茎中落下"，现在看起来并不足信，但有一点倒是十分可贵的，即古人已认识到离开被蜜环菌侵染的这一特定环境，天麻种子是不会长成天麻的。那么，天麻的种子到底是怎样进行有性繁殖的呢？现在让我们揭开这个秘密吧。

原来天麻的种子非常非常的细小，还不到1毫米那么长，外面是一层非常薄而木质化了的膜状种皮，里面有一个未分化的胚，尖的一端是柄，胚由几十个细胞构成，被一个囊状被膜包裹着，但是没有贮藏营养物质、在种子萌发时供作胚的养料的胚乳，即缺少萌发所必需的营养物质，所以，在自然条件下发芽时，必须有蜜环菌的侵染。因种子特别特别的微小，侵染初期的细节至今还不大清楚，只是大概地知道，开始是胚有柄的一端先被蜜环菌侵染，另一端逐渐膨大而成营养茎，其上还能分枝。营养茎正在形成的过程中，蜜环菌只能侵入到已分化出消化层的部位。尚未分化的"幼小"细胞，正在健康旺盛地生长，蜜环菌是不能侵染的。当整个营养茎已分化完成后，各部位就都能同化蜜环菌了。在营养茎主干和各个分枝顶端，各形成一个小小的块茎，这一个个小块茎，就是我们通常说的"麻米"。麻米正在成长的时候，

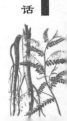

药苑漫话

因其代谢作用强烈，抗病力强，蜜环菌是无法附在其上的。因此，由种子长成幼苗这个阶段中，只能依靠营养茎来消化蜜环菌，以供麻米的生长。

为了使这种有性繁殖能够有效地进行，最近，中国医学科学院药物研究所徐锦堂、冉砚珠与陕西省宁强县天麻科学研究所王孝文、李恩芳四位先生联名撰写了《天麻种子成熟度对发芽的影响》一文[14]。这些辛勤的科学工作者，为了探索这一问题，运用对比试验的方法，得出结论说："天麻种子成熟后，果实开裂前采收，发芽率都高于裂果的种子，天麻种子适宜的采收期在果实开始由硬变软到还未开裂之前。"他们把种子成熟度分为以下三个标准："嫩果种子：果实表面有光泽，纵沟凹陷不明显，指捏果实稍软，剥开果皮大部分种子已散落，未散落的种子不易抖出；种子乳酪色。将裂果种子：果实表面光泽暗，有明显凹陷的纵沟，但果实未开裂，指捏果实质软，剥开果皮种子易散落；种子淡蜜黄色。裂果种子：果实纵沟已开裂，种子向外飞散；种子蜜黄色。"试验结果证明：果皮开始由硬变软至开裂前，具有生活力的种子比例高，嫩果种子和将裂果种子分别为 87.9%~99.2% 和 84.4%~98.9%，而果实开裂后具有生活力的种子则大大减少，其比例仅为 1.2%~7.7%。所以，采集嫩果种子和将裂果种子进行繁殖，将会大大提高天麻的生产效率。

我们在探讨、介绍了天麻种子有性繁殖的基本原理和种子成熟度对发芽的影响后，就应该谈谈用天麻种子如何进行繁殖的问题了。甘肃省武都专区医药站五马药材试种场的科技人员与工人们，对此一问题是颇有些实践经验的。他们在七月下旬至八月初，当地天麻种子成熟，果实快裂口时预先用纱布包住果穗，以防果实开裂种子散落，然后连同茎秆果穗全部采回悬挂在阴凉通风处，待全干后抖出粉状种子，与潮湿的细沙拌匀备用。在选好的地面上，挖深约 15 厘米左右的坑，置菌材于其中，将种子均匀撒在菌材上，薄薄盖一层腐殖质土壤及枯枝烂叶，保持湿度。天麻既然是一种多年生的过着真菌营养性寄生生活方式的草本植物，在生长过程中，当伴种菌材养分逐渐耗尽没有蜜环菌"吃"的时候，她就不能生长了，所以，为了使她有足够的养分，不断繁殖生长，在种植两年后应补充新的菌材。

2. 块茎繁殖

块茎繁殖，即无性繁殖。本文此处所谈的无性繁殖有两层意思：

一是天麻种子繁殖进入到一定阶段，即在营养茎主干和各个分枝的顶端各形成一个小小的块茎"麻米"、由种子长成幼苗的这个阶段中、依靠营养茎来消化蜜环菌、以供麻米生长的时候，这时，如果经过越冬以后，天麻便由有性繁殖时期转入无性繁殖时期。这时营养茎已衰亡了，但麻米仍然健在，可是她不能再往大长了。当蜜环菌开始"钻"进麻米的时候，她就成为一个专门"吃"蜜环菌的营养器官，在她的顶端和旁侧也可发出营养枝，枝上又可分枝，在每级分枝的顶端各长出一个块茎来。这些新长成的块茎，当年是不能"吃"蜜环菌的，当年也不能发出新枝，营养的供应全靠习称为"母子"的老块茎和从上面发出的营养枝来承担。再过一冬后，母子和她上面的营养枝都腐烂了，这些脱离了母子的块茎又开始了一元复始的新"循环"。

一是用块茎繁殖的方法。这种无性繁殖的方法，是用天麻的块茎作种而栽培的一种方法，就如同我们用马铃薯（洋芋）和菊芋（洋姜）的块茎栽培马铃薯和菊芋一样⑮。从外形上区分，天麻的块茎有四种不同的样子：（1）箭麻：即能抽茎开花结果的块茎，个大，顶生芽，芽被鳞片；（2）白麻：为不抽茎出土的块茎，个中等，顶端无芽，有尖圆形生长点；（3）麻米：指2厘米以下的小白麻，形态与白麻相同；（4）母子：箭麻抽茎开花结果后或白麻长出新天麻后，原体老化腐败，体内有很多蜜环菌的块茎。以上四种块茎都可作种用⑯，其中以白麻与麻米较好。但无论哪一种，都必须注意不要碰伤，否则容易腐烂。

当准备好无病虫害、无损伤的白麻或麻米后，可于早春二至四月，或初冬十至十一月栽培（夏季易腐烂，深冬天寒地冻难整地），供栽培用的块茎（习称"麻种"），以随采挖随栽培成活率高。栽培前要用带蜜环菌菌索的原土盖好，再用树叶、鲜苔遮护，防止碰伤、撞烂或晒干。如果不能及时栽种，采挖后须埋于细沙和锯末各半的沙土里，保持湿润。假若要由甲地调运乙地栽培，更应注意保护。综合各地实践经验，其栽培方法大致有以下六种：

201

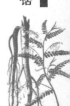

药苑漫话

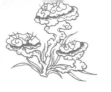

（1）穴栽法：整好地面，在行距 130 厘米、穴距 30 厘米处开穴，穴的大小以能平放菌材为宜，一般长 100 厘米、宽 15~50 厘米、深 30~50 厘米（太深，地温低，发育慢；太浅，土层薄，易干旱），挖好后可将已培养好的菌材数根平放穴底，覆盖少许腐殖质土壤，使菌材露出一半，再将白麻或麻米放在紧挨菌材处，每穴 3~5 个，然后覆盖腐殖质土壤，踩实，整平，上盖枯枝烂叶，经常保持湿润，天旱浇水。

（2）窖栽法：在选好的地面上挖 30~50 厘米深的窖，大小依菌材长度而定，不拘形式。挖好后窖底垫一层腐殖质土壤，上放一层菌材，再把白麻或麻米用"丁"字形栽于靠近菌材处，每窖可放白麻 6~8 个，或麻米 12~20 个，然后用腐殖质土壤填满空隙，上面再放一层菌材（习称"二层楼"，这样上下都接菌，更有利于天麻的繁殖和生长），再用腐殖质土壤填满空隙，平整地面，盖些枯枝烂叶和杂草，以保持湿润，如遇天旱可酌量浇水，但应注意在四周开好排水沟，以防湿度太大，使天麻块茎腐烂。

（3）沟栽法：在选好的坡地上横向开沟，宽 60 厘米，深 30 厘米，长度以菌材和地形而定，一般是 1.5~3 米，麻种间距是白麻（或箭麻）12 厘米左右，麻米 10~12 厘米，其他方法同"窖栽法"。

（4）树根、树桩周围栽法：在生长天麻的树根、树桩周围开沟，将白麻或麻米埋置在贴近树根或树桩处，并放入一些菌材或已烂的天麻母子，以补充老菌材腐败后蜜环菌的不足，再覆盖周围的腐殖质土壤，踩实，苫一些枯枝落叶或杂草，保持湿润，如遇天旱，可适量浇水。

（5）"三下锅"栽法："三下锅"是甘肃陇南民间的俗语。所谓"三下锅"栽法，就是当找到白麻、麻米或箭麻等天麻块茎，事先没有培育好菌材时，可把野生菌材、新砍木材和麻种同时下坑栽入。

（6）木箱、竹筐栽法：这种方法宜于气候严寒和酷热的地方在室内栽培，可以人工调节气温。用木箱、竹筐等木、竹容器，有易透气、易搬动的优点，设以温度计经常观察温度，热则放凉处，冷则置热处。先将木箱或竹筐洗净，排除杂菌，以 1:2 细沙和以锯末，用煮过马铃薯（洋芋）的水拌湿，四周和底层垫些青苔，放入菌材，将白麻或麻米置其上，再将已拌和好的沙土、锯末填满空间，如上法再放一层菌材与麻种，上盖青苔，干燥时则用煮过马铃薯的凉水浇灌。

以上两种方法，都必须注意以下几个关键性的问题：选择适宜的自然环境，培育菌材，选好种子或麻种，同时也要注意消灭病虫害，如用鼠药诱杀地老鼠，在土壤中拌入适量的农药如666药粉进行消毒，杀死蛴螬等。

我们从天麻的有性繁殖和无性繁殖过程中，可以看出天麻的一生成长过程。古语说得好："自古雄才多磨难，从来纨绔少伟男"，人物虽殊，其理一然，触类旁通，举一反三，我们也可以这样说："自古隽品磨难多，从来渣滓不尤物"。天麻的一生，真是饱经忧患、备尝艰苦的一生，"艰难困苦，玉汝于成"，大自然这个造物主，在对待这个"苦命儿"上，正是以其相反达到了相成啊！

"考之不良兮，求福得祸"

中药材，有常用药、少常用药和非常用药之分；有奇缺药、短缺药和非缺药之别；有名贵药、一般药和廉价药之异。靠"吃"蜜环菌过着真菌营养性寄生生活方式的天麻，由于生长条件相当严格，在野生品被大量采挖，生态遭到严重破坏，资源日趋枯竭的情况下，目前虽已有人工培育品源源上市，但因系常用中药，至今依然远远供不应求，由奇缺品一跃而变为珍贵品，深深被众多中医所看重，常常派一个重要的用场：患者肝阳上亢，头晕目眩，医生望闻问切，辨证施治，说："眼黑头旋，风虚内作，非天麻不能治"，病家只好东奔西跑地到处去找；小儿高热惊厥，四肢抽搐，医生察言观色，处方用药，说："祛风镇痉，平肝熄风，惟天麻为良药"，病家亦只好托人说情地到处去找。真是"一人害病，全家找药"，跑来跑去，"药"终于找来了，可是服上后不但不治病，反而使病情加重了。这究竟是怎么一回事呢？原来请有鉴别经验的人一看，全都是一些假药，劳民伤财，白生一场怒气。

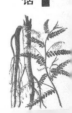

药苑漫话

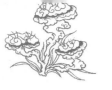

　　书读得越多，懂得的道理自然越多，还是北宋时代那位读书万卷"最为博识"的翰林先生沈括说得好："医，诚艺也；方，诚善也；用之中节也。而药或非良，奈何哉？"翻译成我们今天的话说：医生确实是医术高明的医生，方子确实是好方子，用起来完全合乎中医理法方药的原则，但是所用的药有时候却不是好药，怎么能治好病呢？这不是一个明明白白的问题吗？多好的医生，多好的方子，如果所用的药不好，仍然不能治好病，何况假药呢！难怪比沈括早二百七十多年的唐代大文学家柳宗元（773—819年），在患病买药上当受骗之后，非常气愤地写了一篇《辨伏神文并序》的文章，序曰："余病痞且悸，谒医视之。曰：'惟伏（茯）神为宜。'明日，买诸市，烹而饵之，病加甚，召医而尤其故。医求观其滓，曰：'吁！尽老芋也。彼鬻药者欺子而获售，子之慵也，而反尤于余，不以过乎？'余戚然惭，怆然忧。推是类也以往，则世之以芋自售而病乎人者众矣，又谁辨焉？"从柳宗元时代到现在，已经过去了整整十一个多世纪，但卖假药的人依然继承了他们骗子祖宗的衣钵，至今还在招摇撞骗，所不同的是：柳宗元买茯神时，买到的是老芋，而今天的一些病家买天麻时，买到的是紫茉莉的根、羽裂蟹甲草或双舌蟹甲草的根状茎、马铃薯的块茎等。

　　为了制造这些名副其实的假天麻，利令智昏的投机倒把者，确实是绞尽脑汁，煞费苦心，花了一番功夫的，或则以白矾水煮之，或则反复蒸而晒之，正如柳宗元氏所说，在"刮肌刻貌兮，观者勿疑"后，引诱人们上钩，其中有些伪品还具有毒性或大毒，"误而为饵兮，命或殆而"！因此，我们一定要仔细辨别，莫作"考之不良兮，求福得祸"的人。

　　吴承恩写的神话小说《西游记》中有这样一段故事：齐天大圣孙悟空与杨戬二郎初次交锋，格斗三百余合，不分胜负，后来各变戏法，互相捉弄，正当孙悟空被二郎赶得走投无路之时，趁着机会，滚下山崖，伏在那里变成一座活灵活现的土地庙儿："大张着口，似个庙门；牙齿变做门扇，舌头变做菩萨，眼睛变做窗棂。只有尾巴不好收拾"，突然眉头一皱，计上心来，灵机一动地"竖在后面，变做一根旗杆"，洋洋乎，沾沾也地立在那里，自思自想，只觉得这一下可以瞒过二郎的眼睛了，可是这二郎也是个机灵鬼，"急睁凤眼，仔细看之，见旗杆立在后面，笑道：'是这猢狲了！他今又在那里哄我。我也曾见庙宇，更不曾见一个旗杆竖在后面的。断是这畜生弄喧！'"⑰小小一个破绽，终于露出了马脚。这段很有风趣的故事，给我们以很大启发，大凡假的东西，尽管伪装得惟妙惟肖，逼真无二，但只要你仔细观察、分析、研究、判断，终会使其原形毕露的。中药中的伪品亦是如此，何况到了二十世纪八十年代，除了自己和前人积累的许多直接和间接的经验鉴别方法而外，还有物理和化学的鉴别方法等，只要我们拿出十八般武艺，没有不被识破的。历史赋予我们这一代人正本清源、拨乱反正的任务，一定要义不容辞地去完成，再不能让那些鱼目混珠的伪品以假乱真了。

那么究竟怎样识别真天麻和假天麻呢？下面谈谈笔者自己和综合他人的一些经验。

天麻：药用的块茎长扁椭圆形，稍扁缩而略弯曲，大小不等，长者可达10厘米以上，大的两端钝圆，小的下端稍尖；上端有的带红嫩芽，即所谓"鹦哥嘴"或"红小辫"，系冬麻（秋末冬初至翌年二、三月间采挖者，质佳）的红色芽苞，有的残留着茎基，系春麻（春末夏初采挖者，质次）的残茎，皆为草质，下端有一凹陷的圆脐形痕。天麻之炮制至为重要，炮制品和非炮制品不仅在外观上有明显区别，可供鉴别之用，就其质量而言，亦大为悬殊。非炮制品极易虫蛀霉烂，虫蛀霉烂后，徒有天麻之名，而无天麻之实，不堪药用。炮制品不仅外观漂亮，且无虫蛀霉烂之弊，尤宜于长久保存。其炮制方法为：将采得之鲜品立即用清水洗净，竹刀刮去外皮，以糯米，或白面、或豆浆汁煮十五分钟左右，取出用竹筷捅数个孔眼，放出其中之热空气，然后用石片边压边晒至充分干燥，制成表面黄白色或淡黄棕色、半透明角质样之"明天麻"，因颇似小山羊之嫩角色，故又称"羊角天麻"，亦即李时珍《本草纲目》中所指的"……肉色坚白，如羊角色，呼'羊角天麻'……"者，有不规则皱纹，或常留有栓皮样残痕；如果将鲜品蒸后晒干，则可制成李氏所说的"黄皱如干瓜"的"酱瓜天麻"。无论羊角天麻，抑或酱瓜天麻，

205

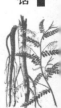

药苑漫话

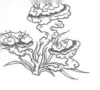

质地均甚坚硬，不易折断，折断面略平坦，角质，黄白色或淡棕色，有似磁光样光泽（俗称为"宝光"），尤以羊角天麻为甚；气特异味甘，嚼之发脆；以肥大质坚实沉重者为佳。非炮制品，常留有十余圈由多数小点组成的横环纹，冬麻皱纹细而少，春麻皱纹粗而多，均显灰褐色，体松而轻，断面常中空，有时有虫蛀霉烂痕。无论炮制品或非炮制品，浸水横切时皆有伸展性。如用理化鉴别法鉴别：可取本品粉末1克，加水10毫升，浸泡一小时，随时振摇，过滤，滤液加碘试液二滴，可显紫红至酒红色（以与淀粉相区别）。亦可取本品粉末1克，加45%乙醇10毫升，浸泡四小时，随时振摇，过滤，滤液加硝酸汞溶液（取汞一份，加发烟硝酸一份溶解后，加水二份稀释制成）0.5毫升，加热，溶液显玫瑰红色，并发生黄色沉淀。

紫茉莉：为紫茉莉科紫茉莉属一年生或多年生草本植物紫茉莉（*Mirabilis jalapa* L.）。文字记载最初见于明代高濂的《遵生八笺》。作为观赏植物广泛栽培于全国各省市区，以及我省各地庭园中。夏、秋开紫红、粉红、白、黄，或红黄夹杂的喇叭状花，采正开放的紫红或粉红色花，置手中揉捻，可将手染红，亦可代胭脂涂抹口唇或面颊，故笔者故乡——甘肃省靖远县———一带，称为"胭脂花"；瘦果球形，熟时黑色，有细纵棱及疣状突起，形似地雷，又名"小地雷"；种子白色，内部充满白粉状胚乳，干后加香料，可制成化妆用香粉，故兰州等地又称为"粉花"。她也是一种药用植物，以根、茎叶及种子入药，具有清热利湿，活血通经，消肿解毒之功，有小毒！根多用治扁桃体炎、月经不调、白带、子宫颈糜烂、前列腺炎、泌尿系感染、风湿性关节炎等病证；鲜根或鲜茎叶捣汁外敷治乳腺炎、跌打肿痛等；根、茎叶及种子又具泻下作用。根粗壮，用白矾水煮后晒干，为常见的假天麻之一，误服可致泻痢而引起中毒。伪品呈扁圆锥形，上端带木质化之类方形残茎，下端较尖；外表灰白色，常具纵纹，散在明显的须根凹痕，无横环纹；质坚重，不透明，折断面类白色。水浸后有皂性黏液，切成的饮片常有空心，多拣去空心及棕黑部分充"天麻"出售。

羽裂蟹甲草：为菊科蟹甲草属多年生草本植物羽裂蟹甲草（唐古特蟹甲

草）[*Cacalia tangutica* (Maxim.) Hand.-Mazz.]。分布于陕西、甘肃、青海、山西、河北、湖北、四川等省，甘肃省陇南地区山谷沟边潮湿处有大量野生，尤以林缘之山沟间更多，天水市郊亦甚多见。因其为蟹甲草属，掌状或心形之叶片作二回羽状深裂，故名"羽裂蟹甲草"。为民间草药，以根状茎入药，《全国中草药汇编》下册与《陕西中草药》分别以"猪肚子"与"水葫芦七"之名收载[18]。此二名均以根状茎之形状而起，因其肥大呈块茎状，形如猪胃，故称"猪肚子"；又像水葫芦，有类似参三七活血祛瘀、消肿止痛之功效，故名"水葫芦七"。根状茎之鲜品色白，颇类白鸡娃头，所以甘肃省陇南地区天水一带又称"鸡朵罗"。《全国中草药汇编》在其别名项下称"羊角天麻"，与李时珍称加工炮制后的明天麻为"羊角天麻"同名而物异，系误用原因之一。《陕西中草药》说它的性味功能为"味辛、微苦，性凉。顺气化痰，止咳，有泻下作用"，主治"胸胁胀满，咳嗽"。伪品多原药晒干出售，或常蒸后晒干出售，状似天麻，略弯曲，上端较尖，无"鹦哥嘴"，但常有残留之木质化茎基，下端稍钝，无凹痕；外表淡黄棕色或青白色，具纵纹和散生的明显须根痕（小点突尖）；节明显，呈稍隆起的线状环；质轻，折断面淡黄棕色或青白色，无角质样。

双舌蟹甲草：为菊科蟹甲草属多年生草本植物双舌蟹甲草（*C. davidii* Hand.-Mazz.）。主要分布于四川西部和云南东北部一些地方，故又称"西南蟹甲草"，此外，陕西东部亦有少量分布。生山坡草地和林缘。它和羽裂蟹甲草虽是同胞所生之亲兄弟，但"一娘养九种，模样各不同"，它们相象而不相同：羽裂蟹甲草之叶片掌状或心形，二回羽状深裂，裂片3~4对，或窄或宽作矩圆形，双舌蟹甲草之叶片为五角形或正三角形，先端渐长而尖，基部截形或宽心形，边缘具大三角齿和小突尖，此其一；第二点呢？羽裂蟹甲草有2~3个舌状花，而双舌蟹甲草仅有2个舌状花，所谓"双舌蟹甲草"亦即因此而得名。粗大的根状茎形如块茎状或萝卜状，很像羽裂蟹甲草的根状茎，《全国中草药汇编》下册和《中国高等植物图鉴》第四册两书，都根据四川老乡的叫法称它为"角角天麻"[19]。名不正，则言不顺，言不顺，则理不通，这

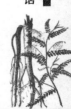

药苑漫话

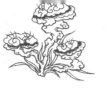

一称法叫法就害事了，误称往往是误用的根源。在全国各地出售的假天麻中，它至今仍风行一时，但只要我们略加辨别，就不难剥去它的伪装的：貌似天麻，呈纺锤形，两端均较尖，上端无"鹦哥嘴"，常有残留之木质化茎基；加工后外表黄棕色，有较深纵沟，无横环纹；质坚，折断面淡黄棕色，无角质样。

马铃薯[20]：因其浆果圆球形，光滑，直径约有 1.5~2 厘米那么大，状如马项之铃，而地下块茎又颇似薯类块茎，所以起了这么个好听的名儿。原产南美洲，因其块茎富含淀粉和对人类营养极为重要的蛋白质、糖类、矿物盐类及维生素 C，为一理想的食粮和蔬食品，又可作工业的淀粉原料及酒精，同时又可作家畜的主要饲料，真是一个"宝贝蛋"，便被人们到处引种，广植于全世界温带地区。我国北方各地均有栽培，称作"洋芋"，意思是这个块茎状如芋头的东西，是从外国引种来的，究竟最早是从哪一国引进的，因无文字查考，已不得而知，但据"荷兰薯"的别名来看，也许是从西欧的那个"低洼之国"——荷兰王国——引进来的。因为它喜生长在冷凉干燥的阳面山坡上，为一阳性植物，故又称"阳芋"。也有称作"土豆"、"山药蛋"、"宝贝蛋"诸名的，都是以它的生境、形态、用途方面而命名的。地下块茎呈圆、卵、椭圆等形，有芽眼，皮色或黄、或白、或红、或紫。投机倒把商贩，苦思冥想，算尽机关，竟选择皮色黄白的这一极类天麻块茎的块茎，黑手随手修饰，恶意着意加工，乔装改扮成一扁圆形的假天麻，以其形似，摹其神似地来哄骗人们。但须知"山外有山，天外有天"，能人之中有能人，只要让有鉴别经验的人一鉴别，其真相自然暴露无遗。将这个包藏着祸心的伪品放在了光天化日之下，只见它：无"鹦哥嘴"；外表淡黄至黄棕色，较光滑，上有细小的芽眼痕，无横环纹；质硬，入口不脆，有粉性而无香味；浸水横切时无伸展性及黏液。

以上是目前各地最常见的几种假天麻，除这些而外，尚有菊科大丽花属植物大丽花（*Dahlia pinnate* Cav.）的块根、百合科黄精属植物卷叶黄精（*Polygonatum cirrhifolium* Royle）的块状根状茎（习称"老虎姜"）、列当科丁座草属植物丁座草（枇杷芋）（*Xylanche himalaica* G. Beck）的块茎、天南星科魔芋属植物魔芋（*Amorphophallus rivieri* Durien）的块茎，以及商陆科商陆属植物商陆（*Phytolacca acinosa* Roxb.）的根等。其中卷叶黄精的块状根状茎和丁座草的块茎有小毒，魔芋的块茎与商陆的根有毒，辨之不清，"误而为饵兮，命或殆而"！

"药"，本作"藥"，从"草"（艹）从"樂""樂"声，是一个会意兼形声字[21]，意思是人们患病时服了应服的中草药后[22]，癫者苟痒绝焉而美肥，跛者轻若飞焉而善驰，顿若新生，乐以忘忧，以此而造成这字。但若上当受骗，误服假药，变"治病"为"致病"，则有生命之危险。所以，我们在真、假天麻面前，一定要保持清醒的头脑，千万莫作"考之不良兮，求福得祸"的人，甚至使自己或他人"幽潜重泉，徒为啼泣"。

中医中药是我国人民几千年来同疾病作斗争积累起来的宝贵财富和遗产。她对于保障我国历代人民的身体健康，对于中华民族的繁衍昌盛，作出了巨大的贡献。中医和中药是不可分割的有机整体。中药是中医治疗疾病不可缺少的重要武器。她不同于一般商品，在和平时期，她是"治病救人"的宝贵药品；在战争年代，她又是"救死扶伤"的极端重要的战略物资。我国人民，特别是农民，对于副作用小、针对性大的中药，有着极为深厚的特殊感情，患病时大都喜欢服用中药。据统计，在我国用中药治病的人约占全国总人口的百分之八十。中药不仅在国内人民心目中享有很高的声誉，同时，传统中药中的某些出口品，在国际市场上也极受欢迎。

可是，由于一些假药的不断流散，不仅大大地影响了祖国医学的信誉，而且往往会造成"欲治其病，反误人命"的不良后果。

正因为如此，所以，我们一定要保证用药的正确性和安全性。昔者，"炎皇辨百谷，尝百草，而分别气味之良毒"，明人李时珍"伏念本草一书，关系颇重"，便"苦志辨疑订误"，古人尚且如此，时至今日，我们怎么能对"人命所悬"的伪品视而不见、听而不闻、袖手旁观、无动于衷呢？又不迎头痛击、杀以回马枪呢？如果继续听之任之，让其危害人们的身体健康和宝贵

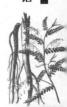

药苑漫话

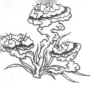
生命，而熟视无睹、置若罔闻，能对得起众口皆碑的我中华民族独具特色的伟大的中医药学吗？能对得起孕育和发展这一伟大的中医药学的文明古国吗？能对得起生于斯、长于斯的我们可爱的祖国吗？能对得起子元元、忧民民的圣人贤哲吗？不能！不能！！祖国啊！您是我们民族医药学——东方医学的摇篮啊！

天麻能治百病吗？

近年来，在国内外掀起了一股"天麻风"，似乎天麻能治百病，一时间，价格飞涨，伪品充斥，使一些浑水摸鱼的投机倒把商贩，榨取了大量钱财。有些人一旦得到些许真品，欣欣然，视若珍宝，不知如何用之为好。

人们会问：天麻真的能治百病吗？不！她确实是一味好药，能治许多病，但世界上绝无包治百病的良药，天麻也是这样。人们对天麻的迷信，由来已久，远在《神农本草经》中就有"久服益气力，长阴肥健，轻身增年"的赞语，且把她排在青、赤、黄、白、黑、紫诸芝之后，在植物药中而名列第七，为上品中之上品；《开宝本草》又有"久服益气，轻身长年"的美言，也许为了强调或别的原因，既写了赤箭，又第一次提出天麻之名而写之；沈括的《梦溪笔谈》里，更有这样一段异乎寻常的文字："草药上品，除五芝之外，赤箭为第一，此养生上药。世人惑于天麻之说，遂止用之治风，良可惜哉。"沈氏显然是受上述两本草之影响，为天麻仅作治风之药缩小了她的使用范围而鸣不平，才颇有感慨地发了这样一通议论。中国人一听补药，就迷信得不得了，特别对具有"增年"、"长年"、"养生"作用的药更是崇爱之极，正如俗语所说的"人参杀人无过，大黄救命无功"，只要是补药，哪管它对己有用无用，总要想方设法地买点吃点，甚至以奇货可居而囤积居奇之。那么，天麻的化学成分是什么？药理作用有哪些？究竟能治哪些病呢？

根据现代科学研究，已知天麻的块茎含有香荚兰醇（即香草醇）、黏液质、维生素 A 样物质，灰分中有氧化钙、氧化镁。又据报道：还含有甙类及微量生物碱。也许因为她特别名贵的缘故吧，一些科研人员并不满足于此种粗略的分析，对她的成分还作了进一步的测定：据中国科学院云南植物研究所报道：从块茎中分离得到一个酚甙，为对羟基苯甲醇-β-D葡萄吡喃糖甙（即天麻甙），并含对羟基苯甲醇、对羟基苯甲醛、琥珀酸及β-谷甾醇等，其中天麻甙已被该所合成，提供药理试验及临床观察。又据中国医学科学院药物研究所报道：从块茎中亦分离得到天麻甙、对羟基苯甲醇和β-谷甾醇；此外，还分离得到胡萝卜甙、柠檬酸、柠檬酸单甲酯、棕榈酸等。

关于天麻的药理作用，目前虽然已做了许多试验，但主要有下列三项，通过动物实验证明：（1）对豚鼠实验性癫痫病有效，并可防止其剪毛所致的休克或死亡，它抑制癫痫发作的作用开始较苯妥英钠稍缓，但却比较持久；（2）可对抗戊四氮引起的小白鼠阵挛性惊厥的作用，可减少其发作次数，并推迟其发作时间；（3）对小白鼠实验性疼痛有镇痛作用。

看看天麻的药理作用，使我们对我们的祖先关于天麻的认识不由得不表示衷心的赞叹和钦佩，几千年来，通过大量的临床实践，他们对天麻的认识和今日的药理实验多么吻合啊。她味甘性平；有平肝熄风，祛风定惊，除湿止痛之功；主要用于小儿惊风癫痫、中风、破伤风、头痛眩晕、高血压病、耳源性眩晕、肢体麻木、手足不遂等病证。归纳起来，可用"三抗"、"三镇"加以概括，即抗癫痫、抗惊厥、抗风湿，镇静、镇痉、镇痛。今人常从以下诸方面加以论述之：

一曰治肝风内动，惊痫抽搐诸证。天麻功能熄风止痉，为治肝风内动之要药。《药性本草》称之为"定风草"，浅学之人用《名医别录》"有风不动，无风自摇"之句解释，实际上大为不然，观天下古今中外之天麻，断无一株有此特征。所谓定风草者，乃从功效方面而得名，因天麻能平静镇定，平熄内风，故有"定风草"之名。定风者，定其内动之肝风也。正如李时珍所说："天麻乃肝经气分之药。《素问》云：'诸风掉眩，皆属于肝。'故天麻入厥阴之经而治诸病。按：罗天益云：眼黑头旋，风虚内作，非天麻不能治。天麻乃定风草，故为治风之神药。"凡属惊风抽搐之证，不论寒证、热

211

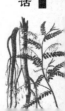

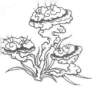

证，皆可配用，如小儿惊风、中风等。治小儿惊风，方如《太平惠民和剂局方》之天麻防风丸，为天麻配以防风、人参、甘草、朱砂、雄黄、蝎尾、僵蚕、牛黄、麝香，共研为细末，炼蜜为丸（朱砂为衣），薄荷汤化下，对小儿惊风、喘粗身热、多睡惊悸、手足搐搦、精神昏愦、痰涎不利及风邪温热者可多获良效；又方如《魏氏家藏方》之天麻丸，为天麻伍以全蝎、天南星、僵蚕，共研为细末，酒煮面糊为小丸，按年龄大小以荆芥汤送服，因其性温，可以常服，对小儿诸般惊风常获良效；治小儿急惊风，方如《证治准绳》之钩藤饮，为天麻佐以钩藤、防风、人参、蝉蜕、麻黄、僵蚕、蝎尾、甘草、川芎、麝香（另研，冲服），共研为细末，用生姜汤温服，寒重者酌加附子，对小儿脾胃气虚、吐利虚风、惊慢天钓、猝然惊悸、眼目翻腾、身热足冷者颇效；治小儿慢惊风，方如《类证普济本事方》之醒脾丸，为天麻合以厚朴、白术、硫黄（入豆腐中，煮三、五沸）、全蝎、防风、肉桂、人参各3克，共研为细末，制丸，温米汤送下，对小儿慢脾风，或吐利后虚困昏睡、欲生风痫者甚效；治小儿风痰搐搦、急慢惊风、风痫，方见《本草汇言》，为天麻偕以胆南星、僵蚕、天竹黄、雄黄，共研为细末，和匀，加半夏曲（研末），打糊为丸，用薄荷、生姜汤调服每效。儿童是祖国的花朵，人类的未来，儿童的身体健康状况如何，对他（她）一生的发育影响极大，作为一个救死扶伤的医务工作者，应该"俯首甘为孺子牛"，为儿童的保健事业作出贡献。小儿风证，为常见、多发之病，天麻在此方面有独到之功，实为小儿风证必备之良药。她又为中风患者的要药，可治中风后手足不遂、筋骨疼痛、行步艰难、腰膝沉重之证，方如《圣济总录》之天麻丸，为天麻与地榆、没药、玄参、乌头、麝香配伍而成，先将麝香与没药细研，再将余药研末，和匀，蜜丸如梧桐子大，于晚饭前以温酒调服即可。破伤风，为破伤风杆菌引起的急性危重病，因其病菌的芽孢常存在于人体和家畜（马、驴、骡最易得病）肠道内及土壤中，当破损的皮肤或黏膜被污染，尤其深的创口被污染，或新生儿由于切断脐带时被污染，芽孢侵入即可致病（在卫生条件不良的情况下，极易感染此病，尤其是新生儿，俗称为"四、六风"或"七日风"者即是）。临床表现有牙关紧闭、口撮唇紧、苦笑表情，轻微刺激即可诱发抽搐，现阵挛性痉挛、身体强直、角弓反张、呼吸困难等症状。现代医学用破伤风抗毒血清、青霉素、镇静剂和镇痉剂等治疗，虽然疗效极佳，但如用中西两法治疗，则更不致为患。祖国医学对本病早有认识，清人沈金鳌的《沈氏尊生书》说得很明确："惟跌打损伤，疮口未合，贯风而成，乃为真破伤风。"属于外风为患，其治法当以搜风定搐，导邪外出为主，《外科正宗》之玉真散，为治本病之通剂，不论初起或已发痉，均可应用。其方为天麻与天南星、防风、白芷、羌活、白附子各等份所组成，共研为细末，热酒调服，外敷伤处，若牙关紧急、腰背反张者，可用热童便调服，虽内有瘀血亦愈，至于昏死心腹尚温者，连进数服亦可取效，可见本方之力大；并治疯狗咬伤。因本方效佳，为便于读者记忆，兹将其歌诀附录于后：

　　　　玉真散治破伤风，牙关紧急反张弓，

　　　　星麻白附羌防芷，内服外敷一方通。

　　二曰治头痛、眩晕诸证。天麻有良好的平肝潜阳功能，举凡肝阳上亢所致的高血压病有头痛、眩晕、失眠等症状者均可用之，方如天麻钩藤饮，为天麻与钩藤、黄芩、川牛膝、茯神、桑寄生、杜仲、益母草、夜交藤、栀子、石决明所组成，水煎服之。又可治风痰上扰的眩晕、头痛，方如《医学心悟》之半夏白术天麻汤，为半夏、白术、天麻、茯苓、橘红、甘草所组成，加生姜、大枣煎服，于补脾燥湿，化痰熄风之中，以治痰饮上逆、眩晕头痛。本方实系二陈汤加白术、天麻而成，对于风痰眩晕、头痛等证确有卓效。李东垣之《脾胃论》说："足太阴痰厥头痛，非半夏不能疗；眼黑头旋，虚风内作，非天麻不能除。"《医学心悟》眩晕门亦说："有湿痰壅遏者，书云头旋眼花，非天麻、半夏不能除是也。"可知半夏、天麻二药，诚为祛痰熄风之上品，故历代医家常用为眩晕头痛的要药。医者之妙，善于权变而已，如头痛甚者，增以蔓荆子，气虚者，加以人参、黄芪，则可使本方收喜出望外之效。天麻还可治偏正头痛，方如明人周定王橚所撰的《普济方》之天麻丸，以天麻与川芎二药组成，共研为细末，炼蜜为丸，饭后茶酒任下，有消风化痰，

药苑漫话

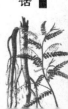

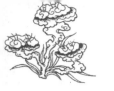

清利头目，宽胸利膈之功，治心忪烦闷、头晕欲倒、项急、肩背拘倦、神昏多睡、肢节烦痛、皮肤瘙痒、偏正头痛、鼻齆、面目虚浮等多种病证。古人于病，一病多方者有之；古人于方，一方多病者亦有之。本方则属一方多病之典型方，李东垣谓："肝虚不足者，宜天麻、芎藭（川芎）以补之。其用有四：疗大人风热头痛、小儿风痫惊悸、诸风麻痹不仁、风热语言不遂。"可见其应用范围之广。若治偏正头痛、首风攻注、眼目肿疼昏暗、头目旋运、起坐不能者，则可用《圣济总录》之天麻丸，在天麻与川芎配方的基础上，合以附子、半夏、荆芥穗、木香、肉桂心，共研为细末，再加入乳香，和匀，制丸服之。民间在治偏正头痛方面，常以母鸡肉炖天麻食之，据云效果甚佳，真可谓肉药并用，独出心裁，扶正祛邪，攻补兼施之良方。

三曰治风湿痹痛，肢体麻木之证。天麻又有祛风胜湿、止痹痛的功能：治风湿脚气，筋骨疼痛，皮肤不仁，方如《圣济总录》之天麻丸，为天麻配伍麻黄、草乌、藿香叶、半夏、白面而成，各等量，将前五味研末，与面和匀，滴水丸（朱砂为衣），茶酒送下；治妇人风痹，手足不遂，方如《十便良方》之天麻酒，为天麻与牛膝、附子、杜仲所组成，各等量，细锉为末，装入生绢袋中浸酒七日后服药酒，每服温饮一小盏；治腰脚疼痛，方如《卫生易简方》所介绍之一外用方，为天麻配伍半夏、细辛而成，各等量，布袋二个，分药各半装入，放热锅上煨热交互熨痛处，汗出则愈，数日再熨。此一外用之法，无服药之苦，有愈病之妙，尤为可贵。

天麻既治内风，又治外风，上疗头面，下疗四肢，熄内风而定风以止惊止痉，逐外风而驱风以除湿除痛，举凡外风引动内风，或内风兼挟外风者，皆能随机应变，奏其所效。一身而二任，实为中医风病之良药。然而，但凡阴虚及无真中风者却均应禁用，以免药不对证，枉投之而害命伤财。目前，对这味贵似黄金般的隽品，为了不致造成浪费，使少量之药发挥较大效益，已将从前水煎服之法改为研末吞服，常用量为每次1.5克，亦属中药史上一大进步。

也许是我对天麻特别偏爱的缘故吧，才写了这样长长的一篇传奇似的传记性文章，极尽赞美之能事，"爱吾爱以及人之爱，美吾美以及人之美"，成天麻之美，扬天麻之善。天麻，的确有点像两千年前战国时期杰出的思想家孟轲说的那样："天将降大任于斯人也，必先苦其心志，劳其筋骨，饿其体肤，空乏共身，行拂乱其所为，所以动心忍性，增益其所不能。"在艰难困苦的环境中，玉成了这样一味钟灵毓秀之品，如众星捧月般地得到了千百万人们的钟爱。为此，笔者特作一赞曰：

天麻隽品，卓尔不群；

艰难困苦，玉汝于成。

救死扶伤，自我牺牲；

何以媲之？天之大任！

【注释】

①见岳飞《池州翠微亭》一诗。

②杨万里《小池》诗。

③见《本草纲目》菜部第二十八卷"芝"："青芝，一名'龙芝'"、"赤芝，一名'丹芝'"、"黄芝，一名'金芝'"、"白芝，一名'玉芝'"、"黑芝，一名'玄芝'"、"紫芝，一名'木芝'"。

④灵芝草：又名"灵芝"、"菌灵芝"、"木灵芝"，为担子菌类多孔菌科灵芝属植物灵芝 [*Ganoderma lucidum* (Leyss.ex Fr.) Karst.] 或紫芝 [*G.japonicum* (Fr.) Lloyd] 的子实体。

⑤同③，见该药之"释名"项下。

⑥ "打破砂蓝子璺到底"：俗作"打破砂锅子问到底"。"蓝"（gǔ）：亦作"盐"，器皿，见《说文解字·皿部》，系一种炊具，形状像锅，比较深，多用砂土烧制。璺（wèn）：陶、瓷、玻璃一类器物上出现的裂纹。扬雄《方言》谓："秦、晋器破而未离谓之'璺'。"钱绎笺疏："今俗尚有'打破砂盆璺到底'之语，正读如'问'。"按："砂盆"，亦作"砂锅"；"璺"，谐声为"问"，意为追问到底。

⑦见《植物》杂志 1978 年第 2 期。

⑧有的书把天麻与蜜环菌的关系称为"共生"关系：二者虽互为寄主，但天麻只依蜜环菌而生活，而蜜环菌则除天麻一寄主而外，尚有其他植物亦作自己的寄主。

⑨槲栎：俗名"细皮青枫"、"硬脚栎"、"大叶栎柴"；辽东栎：俗名"小叶青枫"、"青枫柳"、"柴树"；栓皮栎：俗名"软木栎"、"粗皮栎"、"白麻栎"。

215

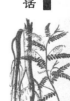

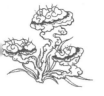

⑩见《植物》杂志 1979 年第 2 期《蜜环菌代替天麻》一文。

⑪赵彦平事迹见《甘肃日报》1980 年 6 月 6 日头版头条爱族写的《为"天麻迷"鸣不平》一文。廖智贤事迹见《光明日报》1979 年 4 月 13 日 2 版该报记者汪远平、王劲松写的《勇于闯"禁区"，天麻获高产—记壮族生物教师廖智贤坚持教学与科学实验相结合取得成果的事迹》一文，在 1978 年全国科学大会上，廖智贤以低海拔引种天麻这项科研成果，获得了优秀科技成果奖。

⑫青枫：即为本文前面所说的壳斗科枥属植物槲栎、辽东栎及栓皮栎等；椴：为椴树科椴树属植物华椴（中国椴）（*Tilia chinensis* Maxim.）、亮绿椴（*T.laetevirens* Rehd.et Wils.）及少脉椴（*T. paucicostata* Maxim.）等；臭椿：为苦木科樗树属植物臭椿［*Ailanthus altissima*（Mill.）Swingle］。

⑬白桦等为桦木科桦木属植物白桦（桦树）（*Betula platyphylla* Suk.）、东北白桦（*B.mandshurica* Nakai）、坚桦（小桦木）（*B.chinensis* Maxim.）及同科桤木属植物桤木（*Alnus cremastogyne* Burk.）（俗名"水青枫"）；柳为杨柳科柳属的多种植物。

⑭载《中草药》杂志 1981 年第 2 期。

⑮菊芋：为菊科向日葵属植物菊芋（*Helianthus tuberosus* L.）。

⑯若用箭麻作种时，要削去顶芽，晾干水分。

⑰见《西游记》第六回"观音赴会问原因，小圣施威降大圣"中的一段。

⑱《全国中草药汇编》分上、下二册，分别由人民卫生出版社于 1975 年 9 月与 1978 年 4 月第 1 版出版，只限国内发行。《陕西中草药》，陕西省革命委员会卫生局、商业局编，科学出版社 1971 年 9 月第 1 版，书中"水葫芦七"一药，将拉丁学名订为 *Ligularia tangutica*（Maxim.）Ling。另外，《中国高等植物图鉴》第四册（中国科学院北京植物研究所主编，科学出版社 1975 年 5 月第 1 版），又将羽裂蟹甲草之拉丁学名订为 *Cacalia tangutica*（Franch.）Hand–Mazz.。

⑲后者列在"别名"项下。另外，四川又将本品称为"红川乌"。

⑳拉丁学名见前。

㉑藥：从"草"从"樂"（乐：读 lè），会意，意即服药草后，使人疾病痊愈，身体康泰而快乐。从"草""樂"（乐）声，"草"为义符，"樂"（乐）为声符（读 yuè），西北方音读"藥"（今简化为"药"）为 yuè，按普通话标准音读 yào，与 yuè 为一韵之转。

㉒中草药中，植物药占绝大部分，故"药"字从"草"，"本草"二字亦源于此。"本"者，根也，意为植物类药材中，根和根状茎类药材又占绝大部分。

漫谈食醋和她的神通妙用

　　醋，自古以来就是我国人民喜爱的酸性调味品。她是由水、醋酸（一般含有 5%）、糖分、氨基酸、醋酸乙酯、乙醛、乙醇等化学成分所组成，不仅有酸味，且有一股鲜味和香气，具有增进食欲、帮助消化及防腐杀菌的作用，在人们日常生活中具有相当重要的地位，成为"开门七件事"：柴、米、油、盐、酱、醋、茶之一。全国各地都有生产，据武汉医学院第一附属医院慢性支气管炎防治小组所写的《漫谈"醋"》一文介绍①，大略有以下诸地名产：

　　山西"老陈醋"：是古晋国地的特产，传说在春秋、战国时期即开始手工制作，经过两千多年世代相传，不断提高工艺，质量越来越高。因为她发酵时间长，醋化温度高（在 40℃以上），各种微生物的活动，使发酵时发生复杂的生物化学变化，给"老陈醋"带来了特殊的风味，深受人们欢迎。如果把她密封起来，经过三个寒暑，不仅不会变坏，味儿反更好了，好就好在这个"陈"字上，陈者，久也，历时长久，其味更美。

　　四川"保宁醋"②：是天府之国阆中的特产，传说有三百多年的历史。1921 年醋商以"保宁醋"参加巴拿马赛会，曾获得金字奖章而驰名国外。1927 年参加成都花会，又获得好评。

　　辽宁"光华牌米醋"：是辽宁安东的特产，又名"速酼醋"，也有数十年的历史了。味道甜酸，调拌食物发出一种沁人的甜酸味。她贵在一个"速"字上，由原料到成品，只需二十四个小时即可完成。色泽洁白透明，又叫"白醋"，有很强的防腐能力，可贮放多年而不变质。

　　武汉"红醋"：是武汉的特产，据说有些是仿照江苏镇江的制作方法而制造的，有的匠工师傅来自镇江，制作技术还保持着原有的特点。

217

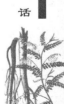

据陈存仁主编的《中国药学大辞典》谓[3]："黄劳逸《新中药》曰：'醋产浙江杭、绍二县者为最佳。'[4]实则以江苏镇江产为最。"

除以上数种名牌而外，在全国许多地方都还有一些地产的名牌醋，如甘肃靖远醋，虽不见于文字记载，但实际上却是上好的优等醋，主要用麦麸制成，因采曲发酵时间长，醋化温度高，有类似山西"老陈醋"的味儿。初呈淡黄红色，味较酢口，贮之愈久，颜色愈深，渐变为深紫红色，味儿亦愈来愈香。

这些酸溜溜、香喷喷的醋，作为调味品，很为人们所喜爱，在烹调中发挥着她特有的作用，如：

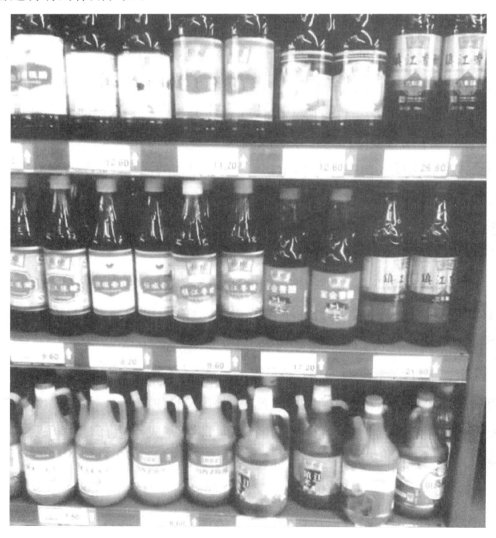

烧牛肉时，放少许醋，容易煮烂；

煮骨头汤时，加些醋，可使骨头中的磷、钙得到溶解，增加汤的营养，味道也更鲜美；

烧鱼时，加点醋，既可解除腥味，又可使鱼骨中的钙、磷溶解出来，提高其营养价值；

炒洋芋时，放点醋，洋芋颜色洁白，且松脆适口；

煮海带时，时间越长反而越硬，如稍加几滴醋，可使海带变软易食；

拌凉菜时，浇上些醋，不仅能杀菌，还可软化蔬菜的纤维，有助于消化；

烹调某些青菜、豆菜时，可适量加点醋，以保护菜中所含的硫胺素、蜡黄素及抗坏血酸等；

泡在醋里的菜，既易于保存，且美味可口；

特别是北方人的酸汤面，于开水中加上大量的醋，再加少量的酱油、盐和微量的花椒面、干姜粉，调以油炸葱花，浇在长长的细面条上，味儿格外好吃，虽是素食，却又有为荤食所不及的特点。如果就着醃韭菜、醃茄子、醃辣椒或凉拌鲜胡萝卜丝吃，真是锦上添花的上等饭食了。

醋，除了作为调味品外，远在梁人陶弘景的《名医别录》中就作为一种药物而加以收载了。《名医别录》是收集《神农本草经》后汉、魏以下名医所用之药编辑而成的，距今已有一千四百多年的历史了。古人将醋称作"酢"、"醯"或"苦酒"。弘景说："醋酒为用，无所不入，愈久愈良，亦谓之'醯'。以有苦味，俗呼'苦酒'。"李时珍《本草纲目》引刘熙《释名》云："醋，措也。能措置食毒也。古方多用'酢'字也。"中国历史悠久，幅员辽阔，随着时间的推移和地理环境的变化，各时各地因物制宜，原料不同，醋的种类和名称也大不相同，大略言之，有米醋、糯米醋、粟米醋、小麦醋、大麦醋、饧醋、曲醋、糟醋、糠醋、杏醋、桃醋、柿醋、葡萄醋等。苏恭等之《新修本草》认为："惟米醋二、三年者入药。余止可啖，不可入药也。"宋人寇宗奭之《本草衍义》亦说："米醋比诸醋最酽，入药多用之，谷气全也，故胜糟醋。"又名"酽醋"。此乃经验之谈，药用以米醋、大麦醋为良。

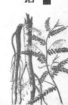

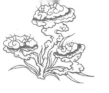

米醋味酸微苦性温，大麦醋味酸微甜性微寒，用时不可不详辨之。

那么食醋究竟能治哪些病呢？说真的，她治的病可多哩。别看《名医别录》将她列为下品，现今许多中药学书上又不收录，这实际上是一种很不公正的看法，从古到今，内、儿、妇、外临床各科都广泛地应用着她，且因其疗效之佳，而受到历代一些颇有见地的医药学家的重视。如春秋、战国时之扁鹊（秦越人）、东汉末年之张仲景、南朝时梁代之陶弘景、唐代之孟诜与陈藏器、宋代之大明与寇宗奭、元代之王好古、明代之李时珍与缪希雍、清代之黄宫绣与王士雄等，均给予应有的评价。

为了叙述方便，笔者从古今诸方面将对食醋的医药用途分门别类地按条列述，以显示她的神通妙用。

一、灭病毒，防感冒

"预防为主"，是祖国医学的一大显著特色，只有坚持"预防为主"，防患于未然，才能取得防病治病的主动权。《内经·素问·四气调神大论篇第二》中说："是故圣人不治已病治未病，不治已乱治未乱，此之谓也。夫病已成而后药之，乱已成而后治之，譬犹渴而穿井，斗而铸兵，不亦晚乎。"可见我们祖先远在两千年前就明确而精辟地提出了预防疾病的意义。《本草衍义》有"产妇房中，常以火炭沃醋气为佳，酸益血也"的记载，盖产妇分娩时失血过多而导致血虚，血虚者常兼气虚，血气双虚则易患感冒，用火炭沃醋气，意在杀病菌，灭病毒，预防感冒。在笔者家乡——甘肃省靖远县平滩堡，民国时期流传着一种貌似迷信实则颇合科学道理的别具风趣的风俗习惯，就是于每年腊月除夕之夜，都要"打醋炭神"，在黄河边石头滩上找三至五枚较鸡蛋略小的光滑滚圆的鹅卵石，在燃旺的炭火炉中烧得通红，然后放在盛有醋的大铜勺或大铁勺中，一边摇动，一边在院子中跑转，一边跑转，一边念祷：

> 醋炭神，醋炭神，封神榜上你为尊，今夜除夕来家内，驱逐邪魔离室庭。一不打天，二不打地，三不打门臣户尉，四不打家神灶君，五不打吉耀财神，六不打福禄寿星，七不打三代祖考，八不打

过路贵人，九不打平民百姓，十单（专）打的是瘟魔疫疠、泼神乱鬼。醋炭有灵，扫除疾病，保佑全家，如意吉庆。

传说这个所谓的醋炭神，就是《封神演义》中的姜太公——姜子牙⑤。笔者孩童时，遵家人命，穿上长袍，戴上礼帽，在一派灯火通明、香烟缭绕的气氛中就曾打过醋炭神。念祷的这个歌叫《打"醋炭神"歌》，至今回想起来，还记得真真切切，每当我将一枚枚（通常是三枚）烧得通红的鹅卵石分别在盛有酽醋的大铜勺或大铁勺中摇动着跑完院子，然后待稍凉时泼出大门时，心里感到有说不出的高兴，似乎完成了过年的第一件大事。这时候，一家人嗅着充满于空气中的那股香喷喷的醋味，都好像打了预防针似的。这个风俗是从祖先时一辈一辈传下来的，年年如此，家家如此，于是一村中便像消了毒。她虽然披着迷信的外衣，但实际上却包含着科学的内核，可惜在1949年所谓新中国成立后在破除迷信的同时，这一良好的风俗也被破除了。如果将这个歌子改一下，还是可以的吧，笔者有感于此，试改如下：

圆石头，圆石头，将你烧红有用头，今夜除夕打醋炭，鞭炮声中驱病愁。一打污浊之空气，二打疫疠之所留。醋炭有用，消灭病毒，保人健康，促人长寿。

《远西医方名物考》谓："疫疠流行之时，烧石浇醋，以其蒸气熏蒸居室，善能驱逐传染之疫气。"足见此法之可贵。

今天以食醋蒸熏预防感冒的方法，也许就是从这种风俗中得到启发而用于临床的吧。近几年来，全国各地多有以此法预防感冒的。河南省项城县人民医院气管炎防治组就曾开展了食醋蒸熏法对预防感冒的研究工作。他们采取了以村庄为单位，全民集中于室内，将门窗密闭，每间房约30立方米，用食醋250克加等量水同放于锅内，将锅置于炉上，为防止烟火呛人，选用柴油炉、蜂窝煤炉、红芋秧烧火蒸发食醋，待醋蒸发完后，人们再停留10~20分钟，然后开门外出，每隔六日集体蒸熏一次（对未参加食醋蒸熏的群众，每次均以贯众汤补服，每人每次9克，水煎两次兑匀顿服）。自元月下旬至三月中旬结束，共进行六次集体食醋蒸熏，对预防感冒取得了一定效果，从观

221

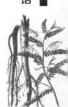

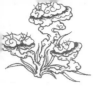

察组和对照组发病人数上看，观察组发病人数显著减少⑥。

武汉医学院第一附属医院气管炎防治组、武汉市国营第四棉纺织厂卫生科对于用食醋预防感冒却又采取了另一方法。在武汉"红醋"中，加蒸馏水，配成10%的溶液，又加入适量的香料及糖精，制成"食醋滴鼻剂"。滴入鼻孔后，有清香微甜感，一般无刺激感和酸味，滴完后顿觉鼻孔通畅，为人们所欢迎。对照组系用蒸馏水加适量香料及糖精制成"无醋滴鼻剂"滴鼻。他们选择棉纺织厂细纱与布厂两车间工人为对象。感冒是棉纺织厂工人的一种常见病，慢性气管炎发病率较高，由于车间温度高，工作紧张，工人一旦走出车间，如不留意穿戴衣帽，极易受凉感冒。按照工厂三班制，每班连滴三天，休息四天，每次双侧鼻孔各滴2~3滴，观察时间为一月。观察结果表明：对照组452人，发生感冒人数为61人，占13.5%；预防组550人，发生感冒人数为22人，仅占4%。前者发病人数较后者高出3倍以上，经统计学处理，二者有显著差异。其典型病例如下：

布厂车间男工组张××、肖××，细纱车间黄××，平时每逢值夜班经常感冒，自从采用"食醋滴鼻剂"滴鼻后，自述一月中从未感冒。

另有穿机车间安××，一家七口人，均先后感冒发烧，在此段时间内，因他用"食醋滴鼻剂"滴鼻而未患感冒。

用"食醋滴鼻剂"滴鼻预防感冒，是一种很好的方法，每500克食醋稀释后可供500人一月用量，方法简便，易于推行，在感冒好发季节，不论工厂、农村、部队、机关、学校，均有推广试用价值⑦。

二、溶钙质，软骨头

根据食醋在烹调中对鱼骨和其他牛、羊、猪骨头中所含的钙、磷物质的溶解作用；根据人们食酸杏等酸物有齿软之感的事实⑧；根据人们日常生活中经验证实：珍珠、蝲蛄石、珊瑚、牡蛎壳、禽蛋壳等，浸于酽醋之中即可变软的事实，医生们从中得到了启发，遂将食醋用于治疗输尿管结石（溶钙质）和骨质增生病（软骨头）。

据江苏省仪征市人民医院综合外科《食醋治疗输尿管结石》一材料报道[①]，该院采用民间"喝醋法"治疗输尿管结石，取得了满意疗效。其典型病例如下：

霍××，男，40岁，因发作性右腹绞痛，伴恶心呕吐，而于1975年3月21日入院。体格检查：一般情况好，痛苦貌，呻吟不已，巩膜无黄染，心肺无异常，腹平软，肝肋下0.5厘米，边锐，脾未触及，右侧输尿管部位有明显压痛。尿常规化验：蛋白（±），红细胞（++++），白细胞（++），经肌肉注射阿托品、654-2三天，疼痛好转。但尿常规多次检查均有红细胞（++~++++），活动后，可见肉眼血尿。临床印象：泌尿系结石。9月3日，作静脉肾盂造影，提示两侧输尿管相当于膀胱入口处各有黄豆大结石一枚，左侧大于右侧，伴有左输尿管扩张。

9月24日起，口服食醋（市售）150毫升，一日三次。至10月1日晚8时，患者忽觉下腹作胀，有尿意，但不能排出，约半小时后，尿急，使劲排出尿液（未注意有无结石），顿觉舒畅。10月7日复验小便已正常。摄腹部平片未见输尿管阳性结石。计服食醋750克。

刘××，男，23岁，工人。1975年7月23日，突感右腰绞痛，向会阴部放射，小便浑浊，无畏寒发热，恶心，呕吐食物两次，立即前来门诊。体格检查：神情痛苦貌，呻吟，巩膜无黄染，心肺无异常，腹平软，肝脾未触及，脐右侧有压痛，无反跳痛和肌紧张，肠鸣音正常。血常规化验：血色素13克，红血球418万/立方毫米，白血球6400万/立方毫米，中性70%，淋巴28%，嗜酸性2%。尿常规化验：黄色，清，酸性反应，蛋白（+），红细胞（++++），白细胞（+），上皮细胞（0~3）。经肌注阿托品0.5毫克、654-2一支，口服合霉素，次日疼痛好转，惟感右腰部酸胀不适。半月后再次复发，治疗同上。

10月26日，第三次发作，摄腹部平片，提示尾骨右缘可见黄豆大致密阴影，X线诊断右侧输尿管开口处有结石。当日起即口服食醋150毫升左右，连服六天，共服600克。自觉似有物嵌于尿道，排尿不畅。三小时后，突感

223

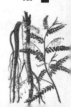

药苑漫话

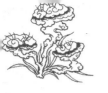

尿急，但不易解出，用力后随尿排出椭圆形如黄豆大棕黄色结石一枚。此后再未见腰痛发作，多次尿常规化验均正常。12月6日再摄腹部平片，未见原致密阴影。

尿结石含尿酸钙、草酸钙、磷酸氨镁等成分。治疗尿结石的方法，一般对尿的酸碱度应加以调节，给予酸性或碱性药物。如系尿酸盐、磷酸钙结石，应给以高酸药物；如系氨基酸结石，应给以高磷药物。但临床所见结石多为混合性结石，以上述三种成分为多，治疗应以酸性药物为主。食醋治疗尿结石的作用，可能因食醋中含有"醋酸"，醋酸和尿酸钙作用后，形成醋酸钙，醋酸钙的溶解度比尿酸钙大，故能使尿酸钙由尿中排出。与此同时，醋酸是否对泌尿系平滑肌有松弛作用，更有利于结石排出，则尚待进一步研究。

尿结石是我国城乡各地人民的常见病，运用食醋治疗，完全符合简、便、廉的要求，可减少病人手术中的痛苦，很值得今后在临床实践中不断探讨验证，并从而加以推广。

骨质增生病，也是近年来的一种常见病，一些医务人员已研究制造出了"骨质增生丸"和"骨刺片"等药[10]，对此病的治疗虽起了一定的作用，但因人而异，效果有时尚不十分理想。不少颈椎病患者，由于颈椎骨质部分增生，压迫神经，以致手指、胳臂疼痛麻木，肌肉痿缩，痛苦不堪，严重地影响了健康与工作，除了采用理疗中的牵引疗法拉开颈椎，使神经不受压迫外，在一些有条件的医院又采用了低频直流电陈醋离子导入疗法，将陈醋离子用低频直流电导入，以软化增生的骨质部分。两法并用，再适当地服一些药物，常可取得比较理想的治疗效果。在群众中还流传着一种土办法，即将麦麸装在纱布袋中，蒸热后涂上好陈醋，敷在骨质增生的颈椎部位上，坚持敷用，也有一定效果。

三、散瘀血，止出血

醋可理血，既能溶解凝血，而有散瘀血之功，又能酸涩敛血，而有止出血之效。举凡妇人心痛血气、产后血晕、症块坚积及跌打损伤瘀血积滞而致疼痛者，用之可消红肿，止疼痛；举凡鼻中出血、口中出血、七窍出血、下痢便血、妇人崩漏等多种出血证，用之可凉血热，敛血出。方如：

1. 妇人心痛血气，刺不可忍：《证类本草》载：妇人心痛血气，刺不可忍者，"失笑散"治之，以净好五灵脂与蒲黄各等份为末，每服二钱，用好醋一勺熬成膏，再入水一盏，同煎至七分热服，立效。

2. 跌打损伤瘀血积滞而致疼痛：《远西医方名物考》载："醋有溶解凝血之效，故跌打损伤，血络破裂，其血泛溢皮中，发而为青紫斑及诸焮肿者，用此自能消肿止痛。法于水中滴醋少许，微温，布片湿透贴，频频替换；或加烧酒，并研和硝石、硇砂各少许用之，亦妙。金疮洗涤，醋中须多冲温水，否则刺戟太甚，必发焮热。"

3. 鼻中出血（衄血）：《千金方》载：以醋和胡粉半枣许服。又法：用醋和土，涂阴囊，干即易之。另据《远西医方名物考》载："棉花蘸醋深纳鼻孔中，立止。或以布片蘸醋敷头上，亦佳。"

4. 口中出血：《远西医方名物考》载：醋水含漱，即止。

5. 七窍出血：七窍出血（或称"五窍出血"），就是眼、耳、口、鼻一齐出血。此证非常危险，医书上叫作"上虚下竭"，死在顷刻，每有不及用药者，《便易经验集》载："先将冷水当面喷几口，用粗纸数层，冷醋浸透，搭在囟门，其血即止，随用当归补血汤（炙黄耆一两，当归三钱）加沉香、童便服，血自归经。再用调补。照式速救，多有活者。"

6. 下痢便血：《本草纲目》引《医说》载：曾鲁公痢血百余日，国医不能疗。陈应之用盐水梅肉一枚研烂，合腊茶，入醋服之，一啜而安①。按李时珍之说，"盖血得酸则敛"也。

7. 妇人崩漏：《远西医方名物考》载："妇人崩漏，孕妇及产后血崩：醋内加水冲淡，以水唧注入子宫，自愈。或产后子宫不收缩，血崩不止：布片蘸冷醋贴腹部，效。"

8. 外伤轻出血：《远西医方名物考》载：用醋涂之，良。

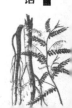

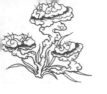

四、驱风寒，逐湿邪

米醋性温，有驱风寒，逐湿邪之效，甘肃民间常用含有附子、肉桂等药的醋糟外敷，治疗风湿性诸疾患，确有良效。此为祖国医学中物理疗法的一种，各地所用药物的配方不甚相同，现介绍其二，方如：

1. 风湿性关节炎、风湿性肌炎、类风湿性关节炎：《实用理疗学》载[12]：用"酒醋疗法"可治疗上述诸疾患。所谓酒醋疗法，是用中药乳香、没药、荆芥、防风、胡椒各等量研为细末（一剂各约9克），75%酒精和食醋（或醋酸）各若干，加热后作用于体表的一种物理疗法。取所研药物，按 1:2 之比加入酒精和食醋（亦可酌加少量开水），调成糊状，加温备用。按治疗部位之大小，将药物涂布于纱布上（约0.5厘米厚），覆盖于治疗部位，再在其上敷以蜡饼或铁砂袋，间接加热，然后用毛毯包裹保温。如采用红外线照射，只将加温的药物涂敷于受治局部，照射即可，每次治疗时间为30分钟，每日一次，十至十五次为一疗程。其治疗作用，主要是药物作用和温热作用：乳香、没药活血行瘀，乳香重在活血止痛、舒筋生肌、消肿化瘀，没药重在行气活血、消肿止痛；荆芥、防风辛温解表，荆芥重在发表散寒、祛风止痛、散瘀止血，防风重在祛风发表、胜湿止痛；胡椒温里，重在搜风散寒；酒精活血散瘀；食醋消坚破结。合而用之，对风、寒、湿三气侵袭所引起的风湿性疾患，有驱风逐湿之效，辅之以温热，可对体表起到温热的刺激作用，使局部血管扩张、皮肤充血、局部血液循环加强，促进渗出液吸收，有利于药物渗入和吸收，更好地发挥药物的治疗作用；同时温热的直接作用，又能降低肌肉和神经的兴奋性，有镇痛、解痉之效。此方还可用于腰部扭伤及劳损，关节韧带扭挫伤，原因不明的腰痛（无器质性病变存在者）等病。但严重心脏病，皮肤感觉迟钝者，以及孕妇的腰部，则不宜用之。

2. 脱疽：《便易经验集》载：用土蜂房煅研细末，以醋调搽，可"应手而愈"。此病多由严寒涉水，或受冻引起下肢血行不畅，郁阻经络，致使阳气不能下达所致。初起患肢寒凉麻木，怕冷喜暖，抬高则立现苍白，下垂则立呈紫暗，病进即渐上至膝，色黑内陷，痛不可忍，以致脚趾逐节脱落而成残废。亦有发于手者。

五、涂疮毒，消痈肿

祖国医学所说的多种痈、肿、疮、疖、疽、疔等，即现代医学所谓的外科感染，是指细菌（如葡萄球菌、链球菌、大肠杆菌、结核杆菌等）通过局部或血循环，进入人体组织，引起局部或全身的炎性反应，用食醋治之，多获良效，明人缪希雍在其所著《本草经疏》中就曾指出了食醋对此类疾患的治疗作用，他说："……其味酸，气温无毒。酸入肝，肝主血，血逆热壅则生痈肿，酸能敛壅热，温能行逆血，故主消痈肿。"观介绍如下，方如：

1. 咽中生疮：《金匮要略》载：治少阴病，咽中生疮，声不出者，以苦酒汤治之。用半夏（洗，破）十四枚、鸡子（去黄，纳醋于壳中）一枚，上二味，纳半夏于醋中，以鸡子壳置刀环中，放火上令三沸，去滓，少少含咽，不愈，再取三剂服之。

2. 疔肿初起：《本草纲目》载：取面粉少许，以冷开水拌成泥状，将疔肿圈住，以消毒针刺疔肿部位数个孔眼，铜器煎醋令沸，候凉，倾入圈中，冷则再换倾入，如法三次，疔肿即消。

3. 痈疽不溃：《肘后方》载：以醋和麻雀粪如小豆大，敷疮头上，即可溃破。

4. 痈疽发背：《增订经验集》载：治"痈疽发背，大如盘，臭腐不可近"，用白桐（能结果者）叶醋蒸贴上，有退热止痛，生肌收口之效，且评价很高，谓为"极验秘方也"。白桐，即桐树，为玄参科泡桐属落叶乔木桐 [*Paulownia tomentosa* (Thunb.) Steud.]，我国辽东半岛、河北、河南、山东、江苏、安徽、江西各地均有栽培。

5. 奇疡恶毒：《海上奇效方》载："奇疡恶毒，用生肥皂去子弦及筋，捣烂，酽醋和敷，立愈，不愈再敷，奇验。"且曰："用之确有神功，幸勿轻视。"生肥皂，即无患子科无患子属落叶乔木无患子（*Sapindus mukorossi*

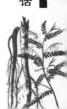

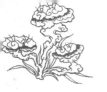

Gaertn.），核果球形，肉质，果皮含无患子皂素，代肥皂用，俗称"洗手果"，分布于长江以南各省区，台湾及湖北西部亦产。

6. 无名肿毒：《食疗本草》载：以醋调大黄末涂之。

7. 多种疮毒：《串雅外编》载有"拔毒异法"之方，用"铁屑研细，以好醋调之，煎二、三沸，捞取铁屑铺患处，将上好磁石一大块，频频吸之，则其毒自出"。福建中医研究所认为"铁屑醋煎有消肿、软坚、收敛和抑菌等作用……。撒在疮口，与机体组织接触，形成蛋白变性，收敛成痂"。

8. 身体猝肿：《千金方》载：以醋和蚯蚓屎敷之。

9. 舌肿不消：《千金方》载：以醋和釜底墨（百草霜），厚敷舌之上下，脱则再敷，须臾即消。

10. 木舌肿强：《普济方》载：以糖醋时时含漱。

11. 乳痈坚硬：《千金方》载：以罐盛醋，烧热石投之二次，温渍之。冷则再烧石投之，不过三次即愈。

此外，民间治疗疮、发背、乳痈、脑疽、附骨疽、臀疽、腿疽，及一切恶疮，常用"蟾酥丸"研醋涂之，其效甚佳，有"不起者即发，痛甚者即止，未成者即消，已成者即溃"之功，然药力较猛，气血虚弱之人慎用，孕妇亦应忌服。

六、治烫伤，愈瘢痕

水火烫伤是人们常见病之一，祖国医学用中草药治疗它，已积累了丰富的经验，临床用药极多，食醋即是其一。食醋具有抗绿脓杆菌的作用，0.5~2%的食醋溶液，即可用于绿脓杆菌的创面冲洗，治疗水火烫伤，不仅能促使创面迅速愈合，且有不留瘢痕的优点。古人早就认识了这一点，方如：

炭火灼伤：孙光宪《北梦琐言》载[13]：一婢抱儿落炭火上烧灼，以醋泥敷之，旋愈无痕。《本草纲目》中亦介绍了此方，不过在方法上稍加改进罢了，李时珍说："汤火伤灼：即以酸醋淋洗，并以醋泥涂之甚妙，亦无瘢痕也。"

七、疗皮肤，美肌理

皮肤病种类颇多，危害匪浅，于疼痛、奇痒难忍之际，常常损害皮肤，使人失去美丽之肌理或容颜、绵软之手足或臂腿，甚至置人于死地；有些皮肤病，虽不至损人性命，但却极为人们所深恶痛绝。以食醋一味，或以食醋与他药配伍治之，可多获显效。方如：

1. 面黯雀卵：《肘后方》载：以醋渍白术常常拭之。

2. 手、足癣：《医海拾零》载⑭："手、足癣患者用醋浸泡患处，每日两次，每次 15~30 分钟，连用两周可愈。"

3. 风瘰、麦瘰：《三谈食醋的药用》载⑮："风瘰、麦瘰为春秋季节农村的常见病，有红色丘疹样斑点，甚痒，以米醋 100 毫升，加明矾 3 克，先在皮肤瘙痒后搽上，效果良好。

4. 疣赘：《江苏医药》载⑯：近年来国内报道，用"新鲜鸡蛋煮熟后，敲碎蛋壳，浸入食醋（镇江醋）中 24 小时，于每日清晨空服两枚，并服食醋两匙。连服二至三周"。在近期内治愈疣赘 10 例，"一般在十天左右便见疣赘大部分脱光，方法简便，无不良反应"。

5. 足上冻疮：《本草纲目》载："以醋洗足，研藕敷之。"

6. 鸡眼胼胝：《远西医方名物考》载：以食醋适量外敷，可使其变软而消散。

7. 腋下狐臭：《外台秘要》载：以三年酽醋和石灰敷之。

八、解食毒，理诸药

俗话说："病从口入"，食物虽可补益于人，然食之过多，或食霉烂变质之物，皆可中毒，大明《日华诸家本草》说醋"杀一切鱼、肉、菜毒"，正合刘熙《释名》所谓"醋，措也。能措置食毒也"之意。此外，醋又可理诸药中毒，举凡服硫、砒等药而中毒者，皆可解之，"唯中毒甚者，须先服吐剂，令得大吐，后再用醋。"（《远西医方名物考》）方如：

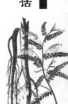

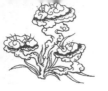

1. 食鱼中毒：《北梦琐言》载：又一少年，眼中常见一镜。赵卿谓之曰：来晨以鱼鲙奉候。及期延至，从容久之。少年饥甚，见台上一瓯芥醋，旋旋啜之，遂觉胸中豁然，眼花不见。卿云：君吃鱼鲙太多，鱼畏芥醋，故权诳而愈其疾也。

2. 食鸡蛋中毒：《广记》载：饮醋少许即消。

3. 饮酒中毒：《远西医方名物考》载："醋、橙汁、及醋之制剂，并解酒醉，醋内加水服之，或涂鼻孔，皆良。"《医海拾零》亦谓："饮酒过多，酌饮醋有解酒作用。"

4. 服硫发病：《千金方》载：醋和豆豉研膏敷之，干则更换。

5. 中砒石毒：《广记》载：饮酽醋，得吐即愈。不可饮水。

6. 中阿片毒：《远西医方名物考》载："服阿片瞑眩者，饮醋亦奏速效。"

九、杀虫毒，止疼痛

人们生活于天地之间，万事万物既为人所用，万事万物又常为人害，各种毒虫于人正是如此，为害时常常造成严重损害，甚至丧人性命，故应及时抢救治疗。在未送往医院进行急救前，或症状较轻者，常可用食醋或与他药配伍治之，以解燃眉之急。方如：

1. 毒蜂螫伤：《济急方》载：急饮清醋一、二碗，令毒气不散，然后用药。

2. 蝎刺螫伤：《食医心镜》载：以醋磨附子汁敷之。

3. 蜈蚣、蜘蛛咬伤：《箧中方》载：以醋磨生铁敷之。

4. 蛟子咬伤：民间验方常在红肿处迅速涂上醋二滴，轻轻揉之，以减轻痛痒。

5. 狂犬、蝮蛇等咬伤：《远西医方名物考》载：用醋俱有速效。

6. 虱出怪病：《奇疾方》载：临卧浑身虱出，约至五升，随至血肉俱坏，每宿渐多，痛痒不可言状，惟吃水，卧床昼夜号哭，舌尖出血不止，身齿俱黑，唇动鼻开。但饮盐、醋汤十数日，即安。

此外，治诸虫入耳，据《篋中方》载：凡百节、蚰蜒、蚁入耳，以食醋少许注入耳中，诸虫即出。

十、驱蛔蛲，灭滴虫

食醋用于治疗蛔虫病、蛲虫病，其疗效已为众所公认，又可用于杀灭阴道滴虫和除尽头发中虱卵，方如：

1. 驱蛔虫：《漫谈"醋"》载："用食醋50毫升温服，6小时一次，可用于驱蛔虫。"《医海拾零》亦谓："蛔虫引起的腹痛或胆道蛔虫症，每次温服5毫升醋，能安虫止痛。必要时，每6小时重复一次，同时加服驱虫剂。"

2. 胆道蛔虫症：本病是农村中较常见的急腹症，临床表现与祖国医学中的"蛔厥"相象，上腹部剑突右下方发生阵发性剧烈绞痛，如钻在钻，坐卧不安，满床打滚，淋漓大汗。民间有用食醋50毫升加温开水，日服三至四次治之者；亦有用食醋50毫升加温开水，放上好花椒数粒以煎服者。如于其中加少许黄连、黄檗，效更佳。皆取柯韵伯"蛔得酸则静，得辛则伏，得苦则下"之旨，与张仲景《伤寒论》"乌梅丸"方义吻合。

3. 驱蛲虫：《漫谈"醋"》载："食醋30毫升，加冷开水100毫升，灌肠，治疗蛲虫病。"

4. 阴道滴虫：《漫谈"醋"》载："用0.1~0.2%溶液冲洗阴道，配合灭滴虫药，治疗阴道滴虫。"

此外，据《医海拾零》载："灭头虱时，虱卵在头发上难以除尽，可用加热到27~30℃的食醋洗头，使虱卵软化，即可梳洗干净。"

十一、治霍乱，疗痢疾

祖国医学所称之"霍乱"，泛指剧烈吐泻、腹痛、转筋等症，包括现代医学所称的"霍乱"及"急性肠胃炎"等。多由感受暑湿疫疠之气，饮食生冷不洁之物，肠胃消化功能紊乱所致。因见症不同，而有寒霍乱、热霍乱、湿

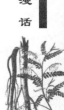

231

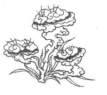

霍乱、干霍乱之分⑰。痢疾一病，每发于夏秋季节，为常见的传染病之一。以醋治疗此二病，多获良效，方如：

1. 霍乱吐利：《如宜方》载：盐、醋煎服甚良。

2. 霍乱烦胀：《千金方》载：未得吐下，可用好醋三升饮之。

3. 痢疾：《医海拾零》载："醋炒马齿苋晒干备用，可治痢疾，每次30~60克，水煎服。"

此外，夏秋季节多吃点醋，特别是凉拌菜里醋放得重一点，具有一定的消毒杀菌作用，对预防肠道传染病确有功效。

十二、助睡眠，降血压

高血压病患者，常伴有失眠症，愈是失眠，血压愈高，血压愈高，失眠更甚，二者往往形成一恶性循环，食醋有催眠降压之功，用治二病，可获一箭双雕之功。方如：

1. 失眠：民间验方谓：睡觉前倒一杯冷开水，加一汤匙醋，喝完后片刻即可入睡。

2. 高血压病：《三谈食醋的药用》载：沈阳市民间将新鲜鸡蛋煮熟后，敲碎蛋壳，浸于食醋中24小时，每天吃一枚，治疗高血压病有效。亦有用花生米浸醋，每天吃七粒，以降血压者。

十三、疗妇人，安小儿

妇女，由于生理上的特殊，病种多而病变杂，其中以经、带、产病居多且杂而难治。"小儿之病，古人谓之哑科。以其言语不能通，病情不易测，故曰：'宁治十男子，莫治一妇人；宁治十妇人，莫治一小儿。'此甚言小儿之难也。"⑱祖国医学在疗妇人诸病，安小儿诸疾方面，均独具特色，以醋治之者甚多。现举数例如下，方如：

1. 调经止痛：如"四制香附丸"，将香附分成四份，分别用盐、醋（或谓为姜汁）、黄酒、童便浸泡，制丸内服，治月经不调。气虚者与四君子汤并用，血虚者与四物汤并用。

2. 赤白带下：《增订经验集》载："贯众一个全用，刮去毛皮……，以米醋蘸湿，慢火炙熟，为末，空心米饮下，每服二钱"，治湿热引起的妇女赤白带下，诸药不能得效者，用此"屡试有验，永不再发"。

3. 胎死不下：《子母秘录》载：胎死不下，月未足者，可用大豆煮醋服三升，立便分解。未下再服。

4. 胞衣不下：《太平圣惠方》载：胞衣不下，腹满则杀人，以水入醋少许，噀面，神效。

5. 小儿脾虚疳积，每多腹有痞块：《河北省医药集锦》载：用"五倍子六钱，为细面，用醋调成糊状，摊在布上，将头发剃光，贴在囟门上，贴至自掉为止。重者二付即愈"。又据《食疗本草》载：以醋煎生大黄服，治痃癖甚良。

6. 小儿口内流涎：《串雅外编》载："天南星一个为末，醋调两足心，过夜即安。""据山东莱阳县中医医院报道，采用本方治疗 60 例，疗效很好。一般敷二至四次痊愈。每次敷 12 小时。但因口疮引起流涎者无效"。

十四、止诸痛，安心身

疼痛于人，常常使人心身不安，烦躁欲死，尤以剧烈疼痛为甚，故而必须止痛，痛止烦除，心身乃安。常见的疼痛如以部位而言，有头痛、胸痛、腹痛、心痛、胃痛、腰痛、腿痛等等。祖国医学早有以食醋治头痛、心痛之方，如：

1. 头痛：《远西医方名物考》载："剧烈头痛，以醋温热，使频嗅之。或醋内加水，研和硝石、硇砂各少许，布片蘸贴，或周匝头部，有奇效。"

2. 猝心痛、血气痛：《食疗本草》载：以醋磨青木香，取汁服之，止猝心痛、血气痛。

233

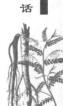

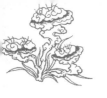

十五、治癌症，可试用

癌症是当今严重危害人类健康与生命的疾病之一，社会上常有"谈癌色变"、"宣布死刑"之说，人人畏之。医学科学工作者在奋力攀登这一险峰上不断向"自由王国"迈进，已经取得了一些可喜的苗头，我国各地医务人员在用中草药探索性治疗癌症方面亦是如此。《福建中医药》所刊载的福建中医学院附属医院肿瘤科用"桑皮苦酒（醋）煎"治疗3例食管癌、2例胃癌的初步疗效即是其一[19]。法为"取新鲜桑根白皮（不去粗皮）50克，加入米醋150毫升，炖服。起初每日炖服三次，一周后改为每日二次，并调入适量葡萄糖以减轻酸味"。治疗结果是3例食管癌与1例胃癌得到症状缓解与好转，1例胃癌无效。《三谈食醋的药用》一文在转载了此条内容后，作者周明道谈他使用本方的体会说："经我使用后，噎食初起，体征轻微，而正气未伤者，用之有效，食道癌或胃癌的中后期患者，使用后呕吐能止，而产生腹胀，不宜继续服用。"

十六、于急救，有效用

在民间医学上，醋确独具特色，用之于急救，颇有效验。方如：

1. 烟气所熏，而致呼吸窒塞者：《远西医方名物考》载："为烟气所熏，致呼吸窒塞者，饮醋少许，立效。"又据《秘方》载：狼烟入口，以醋少许饮之。足见食醋对烟气所熏中毒之解救效用。

2. 头旋、眩晕，或昏冒、猝倒：《远西医方名物考》载："速令嗅醋，或以醋涂搽鼻孔，或以醋喂其面，便能醒解，此因醋性窜透故也。"

十七、诸多病，奏奇功

食醋药用之功不能尽述，食醋医疗之用不能尽言，除上述各条外，她还能治疗下列诸病，且常获奏奇效而为人们所青睐。方如：

1. 黄汗：《金匮要略》载："问曰：黄汗之为病，身体肿，发热汗出而渴，状如'风水'，汗沾衣，色正黄如檗汁，脉自沉，何从得之？师曰：以汗出入水中浴，水从汗孔入得之，宜耆芍桂酒汤主之。"耆芍桂酒汤，即黄耆芍药桂枝苦酒（醋）汤，方为"黄耆五两、芍药三两、桂枝三两"组成，以醋一升，水七升，相和，煮取三升，温服一升，当心烦，服至六、七日乃解。"若心烦不止者，以苦酒阻故也"。所谓"黄汗"病，与"风水"病相似，但风水脉浮而黄汗脉沉，风水恶风而黄汗不恶风，此则为二者不同之点。其汗沾衣，色正黄如檗汁，为黄汗病的特征。就得病之因而言，系出汗时洗澡，汗液排泄障碍所致。此为张仲景之名方，后世医家用之屡获显效，无不叹服。

2. 热病：《远西医方名物考》载："凡患热病者，虚罢（疲）烦渴，津液燥竭，以醋一匙至二两服之，颇佳。"

3. 口疮：《食疗本草》载：以醋浸黄檗含之。

4. 呃逆：俗称"打嗝"，饮醋一小杯，一口气喝下，即可停止此一现代医学所称的"横膈肌痉挛"的恶作剧。

5. 便秘：每日酌情喝醋开水（开水中滴数滴醋）少许，可缓解其症状。

6. 浮肿：长期饮服少许醋开水，有很好的消肿作用。此与《名医别录》所言"散水气"之功用相符。

7. 晕车、晕船：出发前喝醋开水一小盅，可减少乘车、乘船时眩晕。

8. 鱼骨鲠喉：喝几口醋，鱼骨往往即下。

通过上述诸类诸条七十余则单方、验方、秘方、名方、土方的罗列陈述，我们对家家户户必不可少的酸性调味品——醋——的医疗价值该当如何认识与评价呢？也许会有这样一种感觉吧，天天吃醋，竟不知醋之大用也！

但天下之物，万无十全十美之物，天下之品，万无十全十美之品；至上至美之食物，亦不可过食，至上至美之药物，亦必须对症。醋之于人亦如此。陶弘景说："多食损人肌脏。"陈藏器说："多食损筋骨，亦损胃。不益男子，损人颜色。"李时珍说："酸属木，脾病毋多食酸。酸伤脾，肉胝而唇揭。"王士雄说："性主收敛，风寒咳嗽、外感、疟、痢初起皆忌。"《远西医方名物考》谓："醋能使骨变软，硬骨变如软骨，故骨伤者，外敷过久，

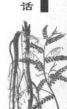

药苑漫话

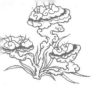

骨遂失其坚刚之质，不能复元。患佝偻病之小儿，如给以酸味之饮食物，诸骨倍形软弱，而增加其疾病。"就其配伍宜忌而言，《本草纲目》谓："服茯苓、丹参人，不可食醋。"《中国药学大辞典》谓："反蛤蛎、炉甘石、蚬壳、石灰。"《远西医方名物考》谓："醋虽溶解凝血，然遇乳汁或脂油质，则立即凝结，故服乳汁者及乳养之儿，不可服醋，饮则乳汁必凝结胃中而不消化，停滞而为酸败之液，致起病患。"本草一书，关系颇重，生命相关，不可不慎，上述诸多禁忌，用之者务请戒之。

食醋除了食用、药用外，尚有其他许多妙用，如：滴于衣服上的果汁痕迹甚难洗掉，如能滴几滴醋在上面，用手轻轻搓揉几次，然后冲洗干净，痕迹即可除去；在磨墨的时候，加少许醋，书写出来的字，显得很有光泽，墨迹也不易褪色；在清水里放些醋，用软布蘸此溶液擦拭木器家具，可增添光亮。诸如此类等等，无不显示着食醋的种种用途。

我中华民族，上下八千年，纵横万里余，雄居亚洲东方，鹤立世界之林，其历史之悠久，文化之发达，医学之昌明，药学之兴盛，自古泊今，无不赞美，由东至西，莫不羡慕。上古有神农、黄帝，中古有元化、仲景[20]，下古有时珍、其濬[21]，贤哲启明，良工用心，人才辈出，继踵不绝。沛医心医术于九州之中，蔼药政药声于率土之远。留情民瘼，倡修司命之书，遂有《内经》、《伤寒》问世[22]；关心人寿，著成昭代之典，遂有《本经》、《纲目》传代[23]。养身以养天下，书当如日月经天；寿国以寿万民，典当若江河行地。即以此食醋一药而言，源于民间，流于典籍，传之于历代本草，用之于万世人民。古人尚且如此重视，我辈岂能等闲视之，此则为笔者之用心也。

【注释】

①见武汉医学院医教处所编的 1975 年第 1 期《科研资料选编》（防治慢性气管炎专辑第二期）。

②保宁：府名。元至元十三年（1276 年）升阆州置。治所在阆中（今县）。辖境相当今四川阆中、苍溪、南部三县地。明、清逐渐扩大，清时相当今四川南部县以北的嘉陵江流域和平昌县以北的渠江流域地。1913 年废。

③《中国药学大辞典》：中国医药研究社编辑，陈存仁主编，世界书局出版，1935 年 4 月初版，同年同月三版。

④杭、绍二县：即今浙江之杭州市与绍兴县。

⑤姜子牙：《封神演义》中人物。名尚。曾在昆仑山从元始天尊学道，后奉师命下山辅佐周室。八十岁时在渭水边为周文王访得，拜为丞相，后又助武王起兵伐纣，统帅许多道术之士，经过与纣军的激烈斗法，终于完成兴周大业。最后又奉命发榜封神。按：姜尚，即历史人物吕尚，在《鹖子》（《太平御览》三百一引）、《六韬》、《金匮》、《搜神记》等书中，已逐渐加以神化，至《封神演义》而达于极致。

⑥见河南省卫生局防治气管炎办公室所编的《防治感冒资料选编》（1973 年 6 月）。

⑦同①，见该刊《食醋滴鼻预防感冒的临床观察》一文。

⑧寇宗奭《本草衍义》亦谓："今人食酸则齿软，谓其水生木，水气弱，木气强，故如是。"此乃寇氏对食酸齿软的朴素解释。

⑨见《江苏医药》1976 年第 4 期。吉林化学工业公司职工医院所编的 1976 年第 2 期《吉化医药卫生》一刊摘要转载了此文。

⑩骨质增生丸：又名"壮腰丸"。为淫羊藿、肉苁蓉、鹿衔草、鸡血藤、莱菔（注：莱菔子的"莱菔"二字，本当为"来服"，今讹为"莱菔"。）子、骨碎补各等量组成；共研为细末，炼蜜为丸，每丸重 9 克。每日二次，每次一丸，温开水送下。对于老年人骨质增生，有减少疼痛之效，连续服用三个月后，效果始显。

骨刺片：西安三桥中药厂出品者处方为：熟地、威灵仙、肉苁蓉、骨碎补、鸡血藤、淫羊藿、鹿衔草、莱菔子。功能与主治为：补肾活血，祛风软坚；用于骨质增生引起的颈椎壮大、腰椎肥大，以及四肢关节增生等症。

⑪见《本草纲目》果部第二十九卷《梅》篇。

⑫《实用理疗学》：中国人民解放军广州部队总医院主编，参加编写单位有解放军第一六九医院、一八一医院、一五七医院、一九九医院。人民卫生出版社 1974 年 9 月第 1 版。

⑬孙光宪《北梦琐言》：参看本书《"瓜果之城"颂冬果》一文注⑱。

⑭《医海拾零》：《知识与健康》丛书，人民卫生出版社编辑部编，人民卫生出版社出版。本文此条内容引自该书第四辑（1982 年 7 月第 1 版）沙文写的《醋的妙用》一文。下同。

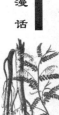

药苑漫话

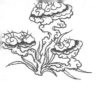
⑮见浙江省科学技术局情报研究所、浙江省医药卫生科技情报站编辑的《科技简报》（医药卫生部分）1978年第5期（医总第101号），1978年5月20日出版。本文作者为周明道。下同。

⑯见该刊1977年第9期。《三谈食醋的药用》一文转载了此条内容。

⑰寒霍乱：见便下清稀如米泔水、肢冷、舌苔白腻等；热霍乱：见吐泻酸腐热臭、发热、烦渴、舌苔黄腻等；湿霍乱：见吐泻剧烈、螺瘪眶陷等；干霍乱（亦称"绞肠痧"）：见腹中绞痛、欲吐不吐、欲泻不泻、烦躁闷乱、面青甲紫等。

⑱见明代著名医学家张介宾《景岳全书》卷四十《小儿则总论》一文。作者针对一般医生过分强调小儿疾病的难治，提出小儿之病"最易"治的观点。此段引文写于该文首段，旨在由反入正进行论述。

⑲见该刊1965年第3期。《三谈食醋的药用》一文转载了此条内容。

⑳元化、仲景：为东汉末年杰出的医学家华佗和张机的字。

㉑时珍、其濬：即明代和清代杰出的药物学家李时珍和吴其濬。

㉒《内经》、《伤寒》：即《黄帝内经》和《伤寒杂病论》。

㉓《本经》、《纲目》：即《神农本草经》和《本草纲目》。

一枝红杏出墙来

——评介《药苑漫话》

谢海洲

说明：本文原刊登于《光明日报》（1987年10月1日）；作者谢海洲（1921—2005），男，河北秦皇岛人，字鸿波。生前为北京中医药大学名誉教授；中国中医研究院资深研究员；现代中医药大师；1990年荣获国务院"有突出贡献专家"称号。

甘肃中医学院副教授吴正中所著《药苑漫话》是一本介绍中药知识的科学小品集子，通过一些富有情趣的神话、传说、故事、典故、医案、医话，对中药名称、性味、功效、主治、疗效诸方面一一探究，同时褒扬历代杰出的医药学家的成功业绩，于讲求科学性、知识性之同时，特留意于趣味性，尤注重学术价值，诸如本草之考证、民间灼见传闻之节录，俾使读者知其来龙去脉、是非真伪，从而开阔视野，增长知识，达到运用。

本书从药疗与食疗并重的角度出发，收载红藤、款冬花、何首乌、党参、当归、杏仁、白果、冬虫夏草、天麻与西瓜、冬果梨、食醋等20种药物与食物，就该品的名称来历、传闻故事，进行娓娓动听的描述，谈医说药，妙趣横生，笔者读后深有"祖国山河无限好，一草一木都是宝"之感，对这枝杏林奇葩尤加喜爱并乐于向读者推荐。

《药苑漫话》不仅讲药物知识，还特别注重褒扬历代杰出的医药学家和无数劳动人民对促进祖国医药学的发展、保障中国人民健康和中华民族繁衍昌

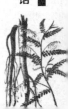

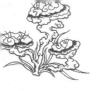

盛的伟大贡献。并通过褒扬前贤以激励后进，情真意切，有些段落写得十分感人。使读者能在认识到祖国医药学历史悠久、内容丰富、形式多样、疗效卓著的同时，大大增强爱国之情。

本书把我带到那村舍间、瓜田间、山野间，使我闻到了一股泥土气味、瓜果气味、草木气味。诸如一种药物的民间认识，一味药物的民间用法、民间特殊疗法等，作者都做了大量的研究工作，将一些民间的真知灼见、传闻轶事，如实地记录下来。这些民族气息，乡土气息，使本书具有中国独特的气质与韵味。

作者治学严谨，言之凿凿，引古证今，皆有出处。如《"瓜果之城"颂冬果》一篇中治猝得咳嗽的一张方剂，传于魏征的母亲，载于孟诜的《食疗本草》，转于苏颂的《图经本草》，后产于上海药厂，又证于兰州一带民间，至今辗转传用了一千余年，可见其疗效之佳，生命力之强。

通观全书，考据颇多，大大增强了学术价值。另注释均以角号标记，便于前后对照、检索。或另加"附记"补充，均为对正文的说明或阐发。更可贵的是，作者在以古证今，古为今用的同时，留意吸收现代科学知识和国外资料，做到洋为中用，使中药的研究与世界发展同步。

本书在某种程度上可以说是一本药物评价书，评价论值，颇见中肯。如"当归之乡话当归"一文，先以"中国当归甲天下，岷县当归甲中华"之语，评价岷县当归为世界之冠。次从文献上考证，根据《梁书·宕昌国传》记载，天监四年（公元505年），其王梁弥博来朝，献甘草、当归。知今之岷县、宕昌一带，将当归作为地方土特产，距今已有1470多年，历史可谓悠久。

本书从书名到每篇标题，所写每味药的内容，统统以漫话、故事的形式写出，趣味性甚强，深受读者欢迎。作者以文写药，凭借文字之功底，游笔于药苑之中，一可览读历代本草，二可握笔著书立说。他特别强调"言而无文，行之不远"的古训，因之本书十分重视文学性，运用其生花妙笔，使这本20万字的科普读物充满文采。

笔者行医执教以来，深悟医药不分，药学且为医学基础之理，故酷爱药学，大凡药学著作无不览谈，今读《药苑漫话》，被书中浓烈的文学色彩所感染，若醍醐灌顶，甘露洒心，充分认识到文学性的重要性，只有文学性高，才能可读性强，堪称佳作。

本书附有原植物、原动物图21幅，故事梗概图9幅，前者写实，形象逼真，可看图识药；后者写意，生动传神，如临其境，如历其事，如见其人，如闻其声，均达文字难以说明之妙。读后印象深刻，历久难忘。

（本文作者工作单位：中国中医研究院）

《药苑漫话》，中国科学普及出版社出版

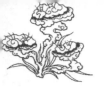

杏林吐芳发新枝

——《药苑漫话》简介

黄 英

说明：本文原刊登于 1987 年间的《甘肃日报》，因报纸遗失，下文以底稿抄录。作者黄英，男，甘肃西和人；原供职于天水师范、天水师专；中国作家协会会员，甘肃著名的民间文学家，代表作有《九眼泉》、《邓宝珊将军传》、《陇右民间传统童谣与游戏》等。

在浩如烟海的医药学著作中，既有学术价值可供专业人员阅读，又有情趣能为一般读者所接受的读物，却为数不多。因此，由中国科学普及出版社出版的甘肃中医学院吴正中老师所著的《药苑漫话》一书，就引起了大家的关注！

这是一本介绍中药知识的科学小品集，共收入 20 篇文章。作者从我国杰出的医药学家李时珍及其伟大的著作《本草纲目》娓娓谈起，不仅对当归、党参、款冬花、何首乌、银杏、冬虫夏草、天麻、合欢……近二十种中药的性味、功效做了详尽介绍，而且对古今多种本草的记载详加考证，使读者知其来龙去脉，是非真伪。同时，作者还从自己采药的亲身实践经验出发，对某些药物的传统记述，做了大胆而又实事求是的纠偏辨误工作。文章广征博引，穿插了许多富有情趣的传说、故事、典故和医话，把严肃的科学性、知识性和生动的趣味性、文学性水乳交融在一起，读来引人入胜，兴味盎然。

作者吴正中，二十世纪 50 年代后期毕业于兰州大学中文系，不仅在民间文学方面有扎实的基础，且对民间医学颇有研究。在"文革"中被迫改行，从事中草药采集和研究。十多年来，他跋山涉水，风餐露宿，勤学苦问，足迹几乎踏遍甘肃大地，这本《药苑漫话》，就是他博览典籍，披沙拣金，悉心探求，厚积薄发的研究成果之一。

　　这本科普读物的突出优点有二：一为贯串全书的执着求实精神，一为文风的畅晓优美。其中的若干篇即使作为散文来读，也朗朗上口，能给人以美的享受。请看作者对款冬花的描述吧："……这时万花凋谢，惟独不畏冰霜的冬花，静静地、安然地在冻土层中孕育着她的花蕾。我们为药用所驱使，破土采蕾，这时你可看见她那美丽的花蕾，仿佛孕育在母体中的胎儿似的，弯着头儿，抱着腿儿，红处紫红，白处雪白，红白相间，煞是好看，俨然憨墩墩的赤子一般……"那笔端灌注着多少深情啊！他所写的岂止是冬花，也是对生命的热情赞歌！……

药
苑
漫
话

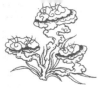

一篇欣赏科学的好辞

——《我爱合欢花》赏析

吴方友

说明：本文选录自《科普创作》杂志（1991 年第六期）；该文又收编于图书《科普创作散论》（吴方友著；黑龙江科学技术出版社；1991 年版）。作者简介：吴方友，中国著名科普作家，现任《连云港科普》杂志主编。

读吴正中的《我爱合欢花》，我的内心蓦然升腾起一种情绪，一种为猎得科学美文而由衷兴奋的怡情。此文的妙处在于，它从两个方面将科学散文创作的行为目的体现得淋漓尽致：一是通过艺术渠道传输科学知识，二是运用艺术手段为科学进行审美，堪称一篇欣赏科学的绝妙好辞。

通篇文章，给人以语言清新洒脱、行文明快流畅、织意形象鲜明和知识广博丰富的印象。在创作精神上，也表现出古典散文载道言志的特点，蕴含着散文追求的以抒情为生涯的情愫。具体地说来，这篇科学散文在四个方面有独到之处，值得一读。

一、巧用艺术相关原理黏合科学知识

所谓艺术相关性原理，就是这一事物与那一事物甚至更广泛的事物间的诸种联系，在艺术创作中的体现。就《我爱合欢花》这篇科学散文来说，它通过艺术的手段，巧妙地将与作品主题相关的事物即各方面知识兼收并蓄融入一炉，这就是遵循了艺术相关原理而组成的佳作。

观《我爱合欢花》，其成功之处正在于此：巧用艺术相关原理黏合科学知识。如谈合欢花的"蠲忿"、"使人不怒、不气，欢乐、愉快"的功能，就引出了清代医家《理瀹骈文》的论述，"酒多伤身，气大伤人"的俗谚，《神农本草经》的科学实践和近现代科学对合欢花药用价值的研究发现。由于艺术相关原理的轴心是"合欢"，因此上述引语非但不嫌多余，反而正可人意。

也有不少科学散文不自觉地运用了艺术相关原理来黏合科学知识，但它们往往以科学趣味作为主线安排知识关系，吴正中的《我爱合欢花》则以抒情为主线，把各方面的知识关系巧妙构建于一文。

二、抒情复抒情　咏叹迭咏叹

科学散文对比起其他科学文艺样式来，是短于知识长于抒情的文体。它有审美周期长、审美选择高和审美意识强的内在特性，使它只能选择那些富有审美意义的科学知识作为题材，以达到欣赏科学的目的。大量新鲜、实用的知识，对科学散文来说并不都能随意用上，这就是短处。然而科学散文的抒情手段却十分高明。一切健康向上，有益于人们陶冶情操、启迪思想、增进修养积累的情愫，都可采撷之，为科学散文创作所用，科学散文只有很好地抒情，才能出情采。《我爱合欢花》的作者显然通晓此道。他以合欢为抒情本体，以"我"对合欢科学价值的理解和感受为抒情线索，来表达合欢受益者们的钟爱。在表现手法上，采用复迭咏叹，以及语气上的重复与变调，达到感情的不断升华和义理的递进。如"合欢花，多好听的名字，多好看的花。我爱这个名字，我更爱这个花"即是例证。这样做不能视为义理繁琐，抒情"枝叶"芜杂，你只要注意文章抒情的愈益深挚和神韵的愈益丰满，就能发觉这种"抒情复抒情，咏叹迭咏叹"的表现手法并非无理之笔。此法正合清初顾炎武所说的"此必须重迭而情事乃尽"，其美妙之处，读者自可体会之。

药苑漫话

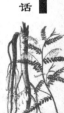

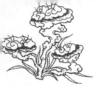

三、俗到极处亦是雅到极处

科学散文甚为讲究趣味。但这趣味是近俗还是附雅？或说：雅俗共赏之。这其实并非易事。吴正中的做法是：移俗释雅，科学若溶俗情，自能成就雅趣。这是很有见地的，因为"雅"从来就藏身于"俗"的绿色底层，前人所谓"俗到极处亦是雅到极处"指的就是这些现象。所以《我爱合欢花》才那样贪婪地吞吃民俗文化的珍肴和美味。像"遇事莫恼，能活到老"、"心宽出少年"等大俗话；像"早晨，迎着冉冉而升的朝阳，一对对亲爱的伴侣似的两侧小叶片便分开了"，"傍晚，随着徐徐而降的夜幕，一双双亲爱的夫妻似的两侧小叶片便合拢了"人间俏语；像"在天愿作比翼鸟，在地愿为连理枝，天长地久有时尽，此情绵绵无绝期"的至亲情话等。这些"俗情"，十分合乎"合欢"的身份与主题，把这些俗情寄托到合欢身上，实际上也代表着高尚的祝愿。你觉得这些祝愿不符合科学便不合理吗？不，科学本身又何尝不是向人们祝福——掌握和运用科学，更好地生活吧！因而作者在合欢这一科学形象身上运用抒情手段是成功的，移俗入雅也是值得推崇的。

或许有人会问：如此"肆意"移俗入雅，会不会把科学弄俗了？请不必过分担心，真正的科学，总有两个支点：一个是雅，一个是俗，俗更接近文化的源流和富有擒众之力，当是更有力的。

四、重象征善借物咏人

以花鸟虫鱼之类作咏物的形象，是散文创作的习见方法，也为科学散文所特别借重。艺术创作的以物喻世，其焦点在塑造形象，这被称之为艺术象征原理。刘勰说得好："岁有其物，物有其客，情以物迁，辞民情发。一叶且或迎意，虫声有足引心，况清风与明月同夜，白日与春林共朝哉！"如果不寄情寄意于物（包括花）的形象，散文（包括科学散文）就会中空而形象苍白。《我爱合欢花》的形象焦点在"合欢花"，对这个形象处理不好，全文必荡然无味，仅存几根科学的骨骼。故作者极力借"半爿花上说人情"来构思立意，以至妙语迭出。如"我奉劝这些'小心眼'的人应该记住南朝时宋人谢灵运《拟魏太子邺中集诗八首序》中说的'天下良辰、美景、赏心、乐事，四者难并'的话，'家家都有一本难念的经'哩，十全十美的事没有"；合欢花"她不是随风摇摆、看风使舵的小草，而是亭亭如盖、巍然挺拔的大树"，"有一种不择地而生、随遇而安的天赋"；"她颇有点像美人的眼睫毛似的，长长的，茸茸的，茸茸的，长长的，里面藏着一颗颗颖慧的眼睛，聚精会神地、一丝不苟地审视着人间——变干戈为玉帛，化乌云成彩虹，叫人一看，似乎从此看到了她那美丽的心灵"。这些咏物成世间灵动之理的话，警句意味很浓，发人深思，给人不少启迪。

《我爱合欢花》的创作，是作者热爱祖国中医药学的真情流露，是近年来以中医药为题材的科学散文成果中的上品。《我爱合欢花》的作者吴正中老师，是一位医古文和中药鉴定方面的专家，现任中华全国中医学会甘肃分会医古文研究会主任委员，还受聘担任河南张仲景国医大学名誉教授。他的优秀科普著作《药苑漫话》，获甘肃省一九八五至一九八六年度医药卫生优秀论著一等奖，并被评为中国优秀科技图书与畅销书；还主编过二十五万多字的《医古文注译解析》和参与主编四十四万字的《中药学》等中医药学学术著作。他的科学散文《当归之乡话"当归"》及游记《雨湖水……——李时珍故乡记行》等，在港台一带产生了不小的反响。当然，这篇文章也有其不足之处，如感情偏于直白式的外露，有的地方抒情发理似嫌牵强。但尽管如此，瑕不掩瑜，仍不失为一篇科学散文佳作。

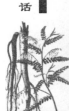

药苑漫话

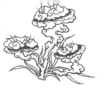

药苑漫话　人文昭彰

　　说明：本篇是选录自《甘肃中医药文化》一书第七章的原文。作者简介：李金田，甘肃中医药大学校长、教授、博士生导师，中医临床基础学科带头人，甘肃省高校跨世纪学科带头人、甘肃省"333科技人才工程"第一、二层次人选。兼任教育部中医学教学指导委员会委员、甘肃中医药学会副会长、民盟甘肃省委常委、政协甘肃省九届、十届委员会常委等职。戴恩来，医学博士。现任甘肃中医药大学教授、主任医师，硕士研究生导师，中西医结合系主任。2010年入选甘肃省"领军人才"，兼任中国中西医结合学会理事，甘肃省中西医结合学会副会长兼秘书长，甘肃省中医、中西医结合高级职称评审委员会委员，甘肃省卫生厅中医、中西医结合科技成果进步奖评审委员会委员，《甘肃中医》、《甘肃中医学院学报》杂志编委。

　　自神农氏为辨别药物性能而不顾自己性命舍身尝百草以来，历代本草著作也是数不胜数，蔚为大观，读其部分则已有"如入金谷之园，种色夺目；如登龙君之宫，宝藏悉陈"之感。而且很多中医药学家文学功底深厚，医儒相融，其著作不仅专业知识内容丰富，且文字简洁优美，合辙呷韵，读来朗朗上口，使人不仅学习了中医药学知识，还加深了文学修养。其突出者，《本草纲目》当首屈一指。而我省当代医古文和中药学专家，甘肃中医药大学吴正中教授亦文亦医，深得其中三昧。

　　吴正中1933年12月生于甘肃省靖远县平堡乡金峡村儒医世家；1958年毕业于兰州大学中文系，曾任天水师范学校语文教员；1973年调至甘肃省新医药学研究所研究中药学，1983年调至原甘肃中医学院讲授医古文。在"文革"中他偷闲钻研中医中药，钻研中国传统文化与医古文，修身养性。后来兴趣转移，借文学药，"晴空一鹤排云上，便引诗情到碧霄"，对于浩如烟海的中草药如获至宝。他在这个"伟大的宝库"中，时而"踏遍青山人未老"，心情如烂漫之山花怒放，时而"细睹芳菲夜攻关"，孜孜汲汲，勤学不倦。以所著《药苑漫话》、《兰山夜记》为代表，医文并茂，为探究陇药文化做出了重要贡献。今撷英以奉诸大家。

一、文采斐然数《纲目》

明代伟大的医药学家李时珍所著《本草纲目》，被誉为"东方医学巨典"、"中国古代的百科全书"。中国有句古话，叫做"言而无文，行之不远"，意思是一篇文章，一部著作，如果缺乏必要的文学性，既不会广泛流传，也不会流芳百世。作为药物学专著的《本草纲目》，如果缺乏必要的文学性，也绝不会这样备受欢迎而广为流传的。现举二例以供鉴赏：

予年二十时，因感冒咳嗽既久，且犯戒，遂病骨蒸发热，肤如火燎，每日吐痰碗许，暑月烦渴，寝食几废，六脉浮洪。遍服柴胡、麦门冬、荆沥诸药，月余益剧，皆以为必死矣。先君偶思李东垣治肺热如火燎，烦躁引饮而昼盛者，气分热也。宜一味黄芩汤，以泻肺经气分之火。遂按方用片芩一两，水二钟，煎一钟，顿服。次日身热尽退，而痰嗽皆愈。药中肯綮，如鼓应桴，医中之妙，有如此哉。——草部第十三卷"黄芩"项下。

又许学士《本事方》治男妇诸般淋疾。用苦杖根洗净，锉一合，以水五盏，煎一盏，去滓，入乳香、麝香少许服之。鄞县尉耿梦得，内人患沙石淋，已十三年。每溲痛楚不可忍，尿器中小便下沙石剥剥有声。百方不效，偶得此方服之，一夕而愈。乃予目击者。——草部第十六卷"虎杖"项下。

尤为使人醉心的是他在写黄精一药时，从汗牛充栋的医药学著作中，引用了宋代注重实践的药物学家唐慎微《经史证类备急本草》（简称《证类本草》）中徐铉《稽神录》里的一则故事：

临川士家一婢，逃入深山中，久之，见野草枝叶可爱，取根食之，久久

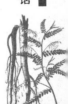

药苑漫话

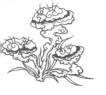

不饥。夜息大树下，闻草中动，以为虎攫，上树避之。及晓下地，其身欻然凌空而去，若飞鸟焉。数岁家人采薪见之，捕之不得，临绝壁下网围之，俄而腾上山顶。或云此婢安有仙骨，不过灵药服食尔。遂以酒饵置往来之路，果来，食讫，遂不能去，擒之，具述其故。指所食之草，即是黄精也。——草部第十二卷"黄精"项下。

短短一段，将故事梗概交代得分分明明，既有情节，又有细节，通过"久久不饥"，"其身欻然凌空而去，若飞鸟焉"，"俄而腾上山顶"等形象逼真、生动细腻的描绘，使我们对黄精"补中益气"、"久服轻身、延年、不饥"、"驻颜断谷"的神奇疗效顿时若有昭然若揭之感。"本草纲目"中之黄精一药，经这段饶有风趣的故事的渲染，自然而然会引起无数读者渴望久食黄精"变老为少"的强烈欲望，其艺术魔力之大，由此可见一斑。

药学当中有文学，散文之中夹韵文。善于独辟蹊径的李时珍，不仅大量地引用了文人的创作，而且又引用了不少劳动人民的口头文学，以他的生花妙笔，巧妙地将不同的学科与不同的文体统一起来，使《本草纲目》在我国本草学历史上当之无愧地戴上了"别开生面"的桂冠。在草部第十七卷"蚤休"项下，李时珍这样写道："俗谚云：七叶一枝花，深山是我家。痈疽如遇者，一似手拈拿。"不仅读起来朗朗上口，便于记忆，且对蚤休治疗痈疽"一把抓"的医疗效果一下子和盘托出，跃然纸上。

草部第十六卷"王不留行"一药项下，又引民谚谓："穿山甲、王不留，妇人服了乳长流。"

类似上述的一些例子，在《本草纲目》这部鸿篇巨制中，真是比比皆是，举不胜举。

二、当归之乡话当归

"中国当归甲天下，岷县当归甲中华"，甘肃岷县的当归，可真称得上畅销全国，驰名中外。

当归问世之历史虽然颇为悠久，而且早已扬名四海了，但是，她热爱故土，不愿离开家乡的情感却远非别种中药所能比得上的。在"当归之乡"的岷县，流传着这样一个耐人寻味的故事：据说民国时期，有个传教士，借传教之名，行发财之实，看中了当归这门大生意，想把岷县当归带到国外去栽培，然而，事与愿违，或则栽而不活，或则活而不堪药用，终是煞费苦心，未获成功。当归这种热爱家乡，非故土不能生存的倔强性格，不正合着它的名字吗？

在当归故乡还流传着这样一个动人的故事：早先年间，当归故乡有位忠厚老实的小伙子，可怜巴巴的，从小就死了爹妈，撇下他一个孤儿，孤苦伶仃地讨饭度日。刚一懂事，就给富户人家放羊、喂猪、扫院、看门；等到十几岁时，已当一个大人用了，磨面、垫圈、赶车、耕田，什么活儿都干。因为他舍得力气，能吃重苦，脑瓜灵活，手脚麻利，许多富户人家都争着抢着要他干活。后来渐渐成了方圆五、六十里出名的种庄稼把式：犁起地来一根线，撒起籽来匀又远，割起麦来当雁头，扬起场来像风扇……小伙子，心眼好，为人厚道，村上村下，庄南庄北，谁一提起，都伸出个大拇指夸一阵、赞一番。可是，年岁不饶人，小伙子已是二十多岁的人了，还没娶上个媳妇，他着急，穷乡亲们也着急。

天下的事巧得很，离小伙子家乡不远的地方，有一个叫"芹"的闺女，命也苦得很：先埋爹爹后葬娘，跟哥哥、嫂嫂一搭里过着恓恓惶惶的苦日子。穷人家的姑娘，死了爹娘，就像低人一肩、短人一头，一不娇，二不惯，上山一双鞋，下山一背柴，粗活、细活、茶饭、针线，样样都能来，叫人打心眼里喜欢。特别是她做的饭，比一个好厨师做得还好吃哩，手艺真高：提起杆杖一张纸，拿起切刀一根线，下在锅里莲花转，捞在碗里赛牡丹，吃起来真可口。懂事的姑娘，上尊哥哥、嫂嫂，下爱侄儿、侄女，是一个贤妹妹、贤小姑，好姑姑。左邻右舍的人，没有一个不说她是天底下难得的好姑娘的。姑娘长到十七八，越长越秀气了，出脱得像山里盛开的百合花一样惹人心爱。财东家托的媒婆婆来了，说张员外家：顿顿是猴头银耳，熊掌燕窝，山珍海味；说李员外家：件件是绫罗绸缎，羽纱缥绡，旗袍马褂。叫姑娘点个头儿。

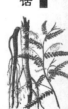

药苑漫话

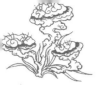

姑娘气得饭不吃，茶不咽，连个脖子也不动一动。日头天天过，月亮夜夜落，媒婆婆越来越多，把姑娘家的门槛踏断了，把姑娘家的炕檐压弯了，油嘴滑舌、伶牙俐齿的媒婆婆，说得天花乱坠，姑娘的耳朵上磨起了厚厚的一层茧，也不能叫员外家的金山银山打动心。聪明的姑娘，后来听哥哥说有个穷小伙子托人提亲，一下子答应了。

穷人家的姑娘嫁穷汉娃，不坐轿，不骑马，大大方方地走到小伙子家，在一间茅草棚里成了亲、安了家。小两口男耕女织，勤勤恳恳，你疼我爱，影儿不离，过着比蜂蜜还甜的日子。村里人都说他（她）们是天生的一对儿，是"月老"下凡亲自用红绳绳儿拴在一起的，一个个都称新娘子叫"芹嫂"。芹嫂，芹嫂，又亲切，又好听，叫的人嘴里含着蜜，甜极了！她的人品也跟名字一样甜，长得白净秀气，小巧玲珑，眼眸子是一汪泉水，嘴唇儿像两瓣桃花。听说她娘家房后的那眼青石井跟天上的瑶池相通，用那水吃喝、洗澡，抚养大的姑娘才会跟天上的仙女一般。老人们打趣地说："小伙子前世烧的长香多，这一世才积遇了这么个好媳妇。'外强不如里壮'，有这么一个好媳妇、贤内助，小伙子一辈子有受用不尽的福气，虽说是一根藤上的两个苦瓜，可甜日子在后头哩！"

俗话说："天有难测风云，人有旦夕祸福"，麻绳绳偏从细处断。突然满天黑云翻滚，一声晴天炸雷，原来是那些头上生疮、脚底流脓，求亲讨了个没趣的财东们，一只只癞蛤蟆想吃天鹅肉，挤眉弄眼，串通勾连，把刚刚结婚不久的新郎抓了壮丁，开到八千里外的边疆上去屯垦。

丈夫走了，芹嫂数着比树叶还稠的苦日子熬煎苦度，天天等亲人归来。爱说的芹嫂不说了，爱笑的芹嫂不笑了，嘴角向下弯着，脸上罩着一层永不消失的愁云。芹嫂啊，芹嫂，人间最苦是孤雁，你是孤雁含黄连。月儿弯弯月儿圆，月儿圆圆月儿弯，一年一年又一年，一去多少年，亲人啊，你怎么没有一丝丝讯息。春天飞来了燕子，芹嫂问："燕子，燕子，你从哪儿来，你见我的亲人在哪儿？"燕子说："芹嫂，芹嫂，我从南方来，南方云蒸气燎，你的亲人我没有见过。"秋天飞来了大雁，芹嫂问："大雁，大雁，你从哪儿来，你见我的亲人在哪儿?"大雁说："芹嫂，芹嫂，我从北方来，北方冰天雪地，你的亲人我没有见过。"芹嫂一听心上像扎着把刀子似的，绞痛绞痛的。清晨她举头听喜鹊叫，喜鹊一声也不叫，扑棱棱飞走了；夜晚她眼巴巴地瞅着灯花，灯花一点也不亮。后来，她日日夜夜地守在村外崖畔上，像个石头人似的，一动也不动地盼着亲人归来。盼星星，盼月亮，望穿两眼，不见丈夫归；只见芹嫂泪汪汪，哭断肠。狂风吹着她的身子，她一动也不动；暴雨淋着她的身子；她一动也不动。日久天长，终于身瘦体弱，泪水滴尽，倒殁崖坡。

芹嫂殁了，村子里笼罩着一片凄楚悲凉的气氛，树上的黄莺不唱了，河里的鱼儿不欢了，岷山绿苍苍的，为她披上了青纱，洮河呜咽咽的，为她低声哀泣。村里人一个个都十分怀念她，天天总有人从崖坡下走过，默默地哀悼她。

春暖花开燕搬家，搬到北方来过夏，三伏一过刮秋风，又回南方去过冬，一眨眼已是雪融花开。第二年春天，崖畔上奇异地长出一种像芹的草来：茎茎儿油绿油绿的，又带着几分紫色，叶叶儿翠绿翠绿的，又带着几分青色，多秀气呀！亭亭玉立，就像当年芹嫂的身姿；盛夏时节，开着一朵朵绿白色的小花，那复伞形的花序，就像那一年满头缀着鲜花的新娘子——芹嫂的首饰，昂首翘望着远方，专等丈夫归来；到了秋季，便结出许许多多个小果实来，说也奇怪，这小果实总是成双成对地联在一起。这草馥郁芬芳，香气袭人，像马尾形的根又肥又嫩，香气更浓。老人们说：这是芹嫂身后化成的香草，专等亲人归来，就取名为"当归"；那成双成对的果实，意思是"愿天下有情人，都成眷属"，千年万代永不分开，永不分开，是芹嫂对世人的一片希望；那香气浓郁的马尾形根，为调经种子的良药，是芹嫂献身为世人做的一点贡献。

从此以后，人们怀着对芹嫂感恩不已和永久纪念的心情，一传十，十传百，百传千，千传万，在当归故乡一下子传遍了当归的名字，种满了当归这种药草。当归故乡至今还流传着这样一支"花儿"调的山歌：

253

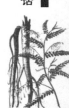

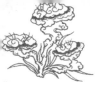

岷山山高啊洮河水长，

芹嫂的恩情永不忘，

百病不离当归治，

药乡无处不飘香。

这是一个多么好的故事，一方面歌颂了中国人民坚贞不二的爱情观；同时又巧妙地将花叶似芹，古人称当归为"芹"这一正名与别名有机地结合起来。

三、说古道今话党参

党，地名，古时上党之地，即今山西省长治市及长子、屯留、壶关、潞城、黎城、襄垣、平顺等七县一带地方，按地理及山脉而言，属山西省东南部、太行山之南端。公元前 221 年，秦始皇统一中国，分全国为三十六郡，设上党郡，为党参之最早发现地，故名"党参"。唐武德初年，将上党郡改为潞州，故在党参之上加一"潞"字，称"潞党参"，简称"潞党"。后来又在山西省北部五台山区之五台、静乐、宁武等县一带发现野生党参，称"五台党参"，简称"台党"。其品质之优，居潞党之上。

山西省是我国党参的发源地，量大质佳，除潞党、台党等名目外，尚有产于辽县之辽党，产于交城县之交党，皆负盛名。

在山西省北部，今内蒙古自治区大青山山地野生的党参，名"大山党参"，简称"大山参"。产量虽则不大，然品质甚佳，为党参中之又一珍品。

党参分布甚广，产于东北者称"东党"（或称"吉林党"），产于西北者称"西党"。西党之中最有名者为产于甘肃省东南部与陕西、四川两省接壤地区的西潞党与文元党。

甘肃党参，属西党中之最佳品，采种之历史亦颇悠久，既有野生，又有半野生半家种，近年来更有大量家种，既供内销，又供出口，很受国内外市场欢迎，其中最有名者要算西潞党与文元党了。西潞党主产于甘肃省的两当、徽县、天水等地及与两当接界的陕西省的凤县、留坝一带。以两当与凤县为中心，习称"凤党"。凤县，又名"双石铺"，传说即三国时"言过其实，不可大用"的蜀将马谡所失之街亭所在。两当、徽县地处陇南山区，属长江水系，这里山大沟深，森林茂密，向为西潞党之主要产地。所谓西潞党者，因其品质甚佳，颇类潞党，又产于我国西部，从前由河南省商人经销，为使与山西货区别，在潞党之上加一"西"字，统称"西潞党参"，简称"西潞党"。

西潞党有野生与家种两种。野生品称"野党参"，习称"野党"，家种品称"家党参"，习称"家党"。一般来说，野生品较受欢迎，售价亦高。

四、不老仙药何首乌

研究中药名称的来历，真是一项有趣的工作，别的姑且不说，单是研究那些用来纪念某一人物或与之相关的传说故事而得名的中药就很有趣，如禹余粮、杜仲、徐长卿、女贞子、相思子、牵牛子、使君子、天师栗、越王余算、刘寄奴草、主簿虫、金鸡纳皮、何首乌等等，无不包含着一个个耐人寻味、优美动听的传说故事，而何首乌的传说故事，则是其中最耐人寻味、最优美动听的。

李时珍说："汉武时，有马肝石能乌人发，故后人隐此名，亦曰'马肝石'。"可见此药早在汉武帝时即被人们作为药用，因其质坚硬如石，横切面颇像马肝脏之横切面，故有"马肝石"之名。湖南、陕（见154页3行）西人称她为"铁秤砣"，也是从质重坚硬如石而得名的。别看一块小小的何首乌不值多少钱，生长起来可真是缓慢，生长年代愈久，传说其价值愈高，苏颂之《图经本草》中引了明州刺史李远《附录》中的一段话说："…真仙草也：五十年者如拳大，号'山奴'，服之一年，发髭青黑；一百年者如碗大，号'山哥'，服之一年，颜色红悦；一百五十年者如盆大，号'山伯'，服之一年，齿落更生；二百年者如斗栲栳大，号'山翁'，服之一年，颜如童子，行及奔马；三百年者如三斗栲栳大，号'山精'，纯阳之体，久服成地仙也。"把何首乌轻身延年的神奇疗效说得玄而又玄。

这位极有心眼的"太常博士"在其《图经本草》中所收载的《何首乌传》

255

药苑漫话

一文，大有百读不厌之感。苏颂说："此药本名'交藤'，因何首乌服而得名也。唐元和七年，僧文象遇茅山老人，遂传此事。李翱乃著《何首乌传》云：何首乌者，顺州南河县人。祖名"能嗣"，父名"延秀"。能嗣本名"田儿"，生而阉弱，年五十八，无妻子，常慕道术，随师在山。一日醉卧山野，忽见有藤二株，相去三尺余，苗蔓相交，久而方解，解了又交。田儿惊讶其异，至旦遂掘其根归。问诸人，无识者。后有山老忽来，示之，答曰："子既无嗣，其藤乃异，此恐是神仙之药，何不服之？"遂杵为末，空心酒服一钱。七日而思人道，数月似强健，因此常服，又加至二钱。经年旧疾皆痊，发乌容少，十年之内，即生数男，乃改名"能嗣"。又与其子延秀服，皆寿百六十岁。延秀生首乌。首乌服药，亦生数子，年百三十岁，发犹黑。有李安期者，与首乌乡里亲善，窃得方服，其寿亦长，遂叙其事传之云。"

如果将《何首乌传》翻译成现代白话文，即为：

何首乌，顺州南河县人。祖父名叫"能嗣"，父亲名叫"延秀"。能嗣原名叫"田儿"，体弱多病，不能生育，年五十八岁，尚未娶妻成家，常常羡慕思念仙家道术，随师居于深山老林之中。有一天夜间，酒醉后睡卧于山野间，朦胧中看见两株藤本植物，相距 1 米多，苗蔓忽然相交在一起，久而始解，解后又交。田儿见此情状，甚为惊异，次日晨就连根掘回。遍问众人，没有一人能够认得是什么植物的。后来有一位山老忽然走来，田儿出示询问，山老回答道："你既然年老无子，此二藤相距三尺多，苗蔓忽然相交在一起，久而始解，解后又交，实在奇异，这恐怕是天赐的神药吧，你何不服服试试看呢？"田儿便将所挖之根捣为细末，每日早晨空腹时以酒送服一钱。七天后即思念家室，连服数月后更感强健，因此常服不断，又加至每日二钱。一年后所患诸病完全痊愈，原已花白的头发变得乌黑油亮，原已苍老的容颜变得光彩焕发，遂娶妻成家，十年之内，生了好几个男孩，于是将本名"田儿"改为"能嗣"。从此以后，他家即将此药当作传家宝一代一代传下去，能嗣又让儿子延秀依法照服，父子二人都活了一百六十多岁。延秀生儿名"首乌"。首乌依爷爷、父亲之法亦服此药，也生了好几个儿子，活了一百三十多岁，虽为百岁老人，头发却乌黑如漆。有一个叫李安期的人，和何首乌同乡某人关系十分亲密，偷偷地打听到这一秘方服用，也成了一个老"寿星"，于是将这事加以传播，我即将它写成了这篇《何首乌传》。

据此可见，何首乌是根据何家第三代人因服此药延年益寿、发乌容少而得名的。何者，姓也；首者，头也；乌者，黑也。何首乌，即"何头黑"之意；用现代汉语语序表示，则可直呼"何黑头"。年迈人或老"寿星"，古人多用"童颜鹤发"四字形容其面色之年轻发色之雪白，惟独何首乌祖孙三代用"发乌容少"四字形容发色之漆黑面色之年轻，"容少"与"童颜"一意，而"发乌"与"鹤发"则截然相反，久服何首乌，达耄耋高龄以至"百三十岁"、"百六十岁"，头发犹乌黑如漆，光泽油亮，简直是人间一大奇迹，于是以奇效命名，给何首乌取了这么个独一无二的名字。由于她的这个奇特古怪的名字与娓娓动听的传说故事的缘故，今人治"少白头"病，即青年人血虚发白病，则常以何首乌配熟地黄各15克，水煎常服，每获良效，名副其实的何首乌，便因此而为更多的人们所称道。

本无生育能力的何田儿，在年近"花甲"之年，因服了何首乌，"七日而思人道"，"经年旧疾皆痊，发乌容少，十年之内，即生数男，乃改名'能嗣'"，似乎是神话，但发生在明世宗肃皇帝朱厚熜身上的事却是该事可能性的现实注脚。这位皇帝大人"虽有三夫人、九嫔、二十七世妇、八十一御妻，暨后宫才人、乐府妓女"多人，但因患"无生育能力"之病，却无一皇太子继承皇位。在封建社会中，"金口玉牙"，掌握众民"生杀予夺"之权的"真龙天子"无"龙子"继承皇位，可真是一件大事，自然为国人所关注，于是搜肠刮肚、绞尽脑汁的进方献药者便接踵而来，有位老道叫邵应节的"真人"则独邀其功。李时珍在他的《本草纲目》中记载了这件事，他说："此药流传虽久，服者尚寡。嘉靖初，邵应节真人，以'七宝美髯丹'方上进。世宗肃皇帝服饵有效，连生嗣。于是何首乌之方，天下大行矣。"这就是名闻天下、载于史书的"御方"——"七宝美髯丹"的来历。"七宝美髯丹"是万表《积善堂经验方》中的名方，以何首乌、茯苓、牛膝、当归、枸杞子、菟丝

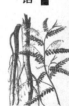

药苑漫话

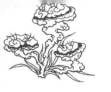

子、补骨脂七味宝药和黑芝麻、蜂蜜等辅料制成，"久服极验"，为"乌须发、壮筋骨、固精气、续嗣延年"的宝方，真有"丈夫再造丸"之力，共奏"续嗣延年"之效。何首乌何以会有如此大的魔力呢？以致使古代医家斩钉截铁般地说出"久服令人有子"的话来。据今人研究，她能治男性不育症，《北方常用中草药手册》中《何首乌》篇说："何首乌单用常服，可治精子生成不良症。"正合古人"坚阳道，令人多子"之意。

五、解忧蠲忿合欢花

合欢花，多好听的名字，多好看的花。我爱这个名字，我更爱这个花。她不是随风摇摆、看风使舵的小草，而是亭亭如盖、巍然挺拔的大树——高可达 6~16 米的落叶乔木。

春天来了：它从容不迫地发出那翡翠般的叶片。"红花虽好，还得绿叶扶衬"，合欢的叶子，真是够漂亮的了，漂亮的叶子，扶衬着美丽的花，使她显得格外美丽。在一枝枝带棱角状的幼枝上，二回双数羽状复叶互生互长，羽片 4~16 对，每片有小叶 10~30 对，一片片镰刀状长圆形的小叶片成双成对地排列在两侧，齐整整的，绿茵茵的，别看她们不会说话，步调、行动可一致啦——早晨，迎着冉冉而升的朝阳，一对对亲爱的伴侣似的两侧小叶片便分开了，仿佛告诉人们说："起来吧，起来吧，快快工作吧！"傍晚，随着徐徐而降的夜幕，一双双亲爱的夫妻似的两侧小叶片便合拢了，仿佛告诉人们说："睡觉吧，睡觉吧，快快安眠吧！"我们的祖先很早就注意到了她的这一朝开幕合的"特异功能"，才起了这么个好听的名字。合欢者，夜合之欢也，夜合则欢，故曰"合欢"。所以又名"合昏"（《唐本草》）花、"夜合"（《日华诸家本草》）花。唐人陈藏器《本草拾遗》谓："其叶至暮即合，故云'合昏'。"说的正是她的这一特征。《中国药学大辞典》亦说："……小叶两列，日暮相叠如睡，及朝，又渐分离，故有'合欢'、'夜合'之名。"俗言"夜关门"。《和汉药考》独具匠心，称她为"有情树"，形象而贴切，有画龙点睛之妙。

物之异也，人必重之，她的两侧小叶片合而分之、分而合之的这一"特异功能"，早就引起了一些科学家探索自然界生物奥秘的兴趣，通过大量类似现象的观察，如：人有天黑就想睡觉，天亮就要起床学习、工作的习性；公鸡于午夜和正午总要叫鸣；猫头鹰、蝙蝠等白天睡大觉，夜里却出来四处觅食；牵牛花朝开午谢等，终于发现了一种秘密：原来生物体内许多器官的功能呈现出近似昼夜交替的节奏变化，或近似月周期、年周期的节律变化。这就是所谓的"生物节律"。它是使生物存在的一个重要表现。前人虽不知其所以然，但深知其当然，他们被这一可爱而有趣的现象所吸引，象征性地起了这么个名副其实的名字，植于庭院，可使一家人朝夕相见，恩爱相处。苏颂《图经本草》谓："崔豹《古今注》云：欲蠲人之忿，则赠以青裳。青裳，合欢也。植之庭除，使人不忿。故嵇康《养生论》云：合欢蠲忿，萱草忘忧。"《中国药学大辞典》亦谓："合欢树植之庭除，使人不忿而欢乐。故有'萱草忘忧，合欢蠲忿'之称。"这样一来，合欢便成了使人不怒、不气、欢乐、愉快的象征性植物，像当归、芍药、远志、萱草等药用植物一样，都包含着一个优美动人的故事和丰富的生活情趣。

六、杏林佳话说杏子

据《神仙传》记载：三国时候，吴国人董奉居江西庐山，他医术高明，为人慈善，每天给人治病，分文不取，凡来求医而被治愈者，重症令植杏五株，轻者植杏一株。数年之后，计十万余株，董"郎中"房前屋后，杏树成林，郁郁葱葱，蔚为壮观，号称"董仙杏林"。他卖杏得钱，除换食物之外，其余全部用来接济贫苦百姓。此后，人们便将医药界的美事，誉之为"杏林佳话"。古今医家，往往称其诊室或医院为"杏林堂"、"杏林医院"，实源于此。后世人则常用"杏林春满"、"誉满杏林"等语来称颂医家，病友感谢医生治病，也常用"杏林春暖"四字表达自己的心意。

中国方块汉字的显著特点是她的表意性，特别是其中的象形字，"杏"和"呆"（"梅"的本字）就是其一。因杏和梅是同科同属植物，果实相像，梅味

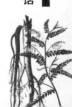

药苑漫话

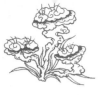

极酸，习称"酸梅"，杏味酸甜，习称"甜梅"，故古人在造这两个字时，一取果实在枝下之形——"杏"，一取果实在枝上之形——"呆"。李时珍《本草纲目》谓杏曰："'杏'字篆文，象子在木枝之形。"谓梅曰："'梅'，古文作"呆"，象子在木上之形。梅乃杏类，故反'杏'为'呆'。"

"子"者，果实也；"木"者，树也，树枝也。虽画出一个果实，却有举一反三、三生万物的意思，象征着果满枝头，丰收在望。从这两个独具匠心的字上，可以看出我们的祖先，对杏和梅是有着多么深刻的了解和研究啊！

杏树，不仅花极漂亮，为著名的观赏植物，果极好吃，为著名的水果之一，而且她的根、枝、叶、花、果实、种仁都可药用，将全身毫无保留地献给了人类的健康事业，是名副其实的。杏林佳话，自然而然地充满着诗一般的语言。

春天来了，请你乘兴去游杏林吧，一簇簇先叶开放的杏花，白色或粉红色的花瓣，衬托着众多的雄蕊，水淋淋的，活像少女慧眼上的眼睫毛，别是一般风韵，简直招人极了。

杏仁作用很大，在古代有许多离奇动人的神话、传说、故事，或广泛地流传于民间，或被小说家搜集于笔记小说中，如《野人闲话》所载的：翰林学士辛士逊，在青城山道院中，梦皇姑谓曰：可服杏仁，令汝聪明，老而健壮，心力不倦。求其方，则用杏仁一味，每盥漱毕，以七枚纳口中，良久脱去皮，细嚼和津液顿咽，日日食之，一年必换血，令人轻健。此申天师方也。又如"去风虚，除百病"的"杏酥法"，及"服之长年不死"的"杏金丹"，或则夸大其词，言过其实，或则荒诞无稽，纯属欺人之谈，读来虽然令人疑惑不解，但对杏仁之大用却不免有些许赞叹。

杏仁有如此大的神通妙用，已毋庸再言，但我们在使用此"灵丹妙药"时，切不可麻痹大意，掉以轻心，疏忽大意、漫不经心地用上能"杀人"的"双杏仁"。造物主想得奇，造得怪，在杏仁中除造了最常见最普通的单仁外，还造了一种极罕见极非常的"双仁"。这奇怪而难得的双仁，有剧毒，在我国乃至世界各国历史上第一部药典唐《新修本草》里就有"两仁者杀人，可以毒狗"的恐怖话句。何以如此呢？李时珍在《本草纲目》中补充解释说："凡杏、桃诸花皆五出。若六出必双仁，为其反常，故有毒也。"日本《太和本草》步李氏后尘亦谓："桃、杏双仁者，皆杀人。其花六出，失其常故也。"

杏树全身是宝，眼光远大的三国名医董"郎中"让病家广植杏树，赢得了"杏林春满"、"杏林春暖"、"誉满杏林"的佳话。今天，我们对杏树有了更多更深的了解和认识，难道不应该比董"郎中"站得更高，看得更远，栽植更多的杏树吗？

如果一个个乡间医生，都能向前贤董"郎中"学习，我们可爱美丽的祖国，不是更加可爱美丽了吗？中国原本就是一个杏国，"杏林佳话"，是对我们祖国医药学的最高赞语。看，春天来了，春色满园，怒放的杏花，开得多么美丽，俊俏！"春色满园关不住，一枝红杏出墙来"，我们的中医药事业不正像一枝枝出墙的红杏向全世界迎风招展吗？

药苑漫话